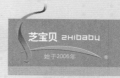

完美怀孕一本通

北京市海淀区妇幼保健院产三科主任、主任医师
李智 编著

U0278424

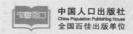
中国人口出版社
China Population Publishing House
全国百佳出版单位

图书在版编目（CIP）数据

完美怀孕一本通 / 李智编著. —北京：中国人口出版社，2013.7

ISBN 978-7-5101-1793-0

Ⅰ.①完… Ⅱ.①李… Ⅲ.①妊娠期–妇幼保健–基本知识 Ⅳ.①R715.3

中国版本图书馆CIP数据核字（2013）第113757号

完 美 怀 孕 一 本 通

李 智 编著

出版发行	中国人口出版社
印　　刷	北京恒石彩印有限公司
开　　本	710毫米×1000毫米　1/16
印　　张	16
字　　数	200千字
版　　次	2013年7月第1版
印　　次	2013年7月第1次印刷
书　　号	ISBN 978-7-5101-1793-0
定　　价	38.80元

社　　长	陶庆军
网　　址	www.rkcbs.net
电子信箱	rkcbs@126.com
电　　话	(010)83534662
传　　真	(010)83519401
地　　址	北京市西城区广安门南街80号中加大厦
邮　　编	100054

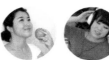

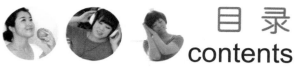

目 录
contents

第一章

孕前准备期的保健计划

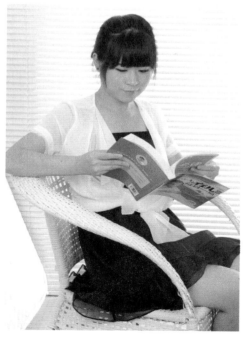

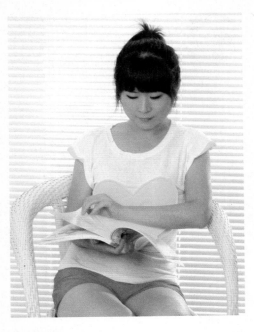

分娩期的实战手册

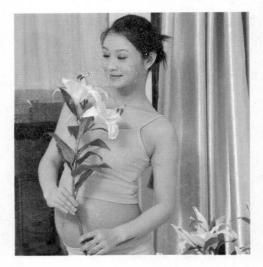

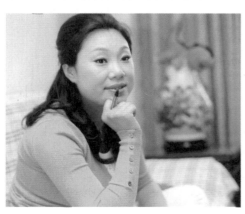

月子期的调养恢复及新生儿喂养

新生儿护理……………………233

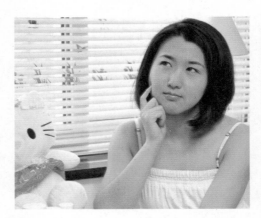

鸣谢：

特邀模特：鼎 鼎 黄煜宸 蒙乐山 王诺含 王露晨之 王云钧美 吴 曈 颜子涵

陈 润 崔晶晶 李晶晶 璐 麓 刘 辉 瞿 力 孙美玲 王梦然

王小丹 闻 芳 吴廷旭 谢 晖 张剑玲

摄影师：郭力绮 郭泳君 李 晋 李 雪 李永雄 武 勇 红 雷 张 磊

杨佳静 Daivd

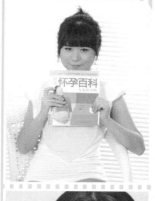

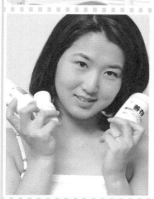

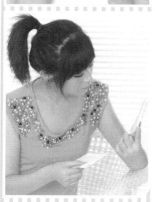

第一章

孕前准备期的保健计划

　　面对生活中的种种压力，我们时常会期待，期待能够获得幸福。其实最能让我们感到幸福的礼物莫过于有一个属于自己的小生命。为人父母，为了那个甜蜜的时刻，认认真真地做些准备是值得的。

女性的检查

孕前应做的必要准备

　　调整好自己的生理和心理状态，适当锻炼身体。远离烟酒至少3个月，不接触有毒有害物质，远离放射线、辐射。服药时要有医生指导。孕前3个月，开始每日补充0.4~1毫克的叶酸以预防胎儿神经管缺陷的发生。

　　此外，怀孕前还需进行口腔保健，这样做可以提前避免孕期发生的口腔

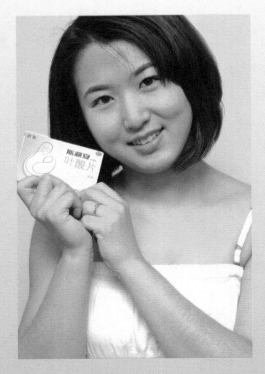

疾患。最后，要到正规医院进行孕前检查，包括优生四项的血液检查，一些传染病的筛查以及妇科盆腔的检查，有超过一年以上性生活的女性还应进行宫颈的防癌筛查（简称TCT）。

开始做孕前检查的时间

　　去医院的妇产科或妇产科专科医院进行相应的孕前检查是很重要的。一般建议孕前3~6个月开始做检查，包括夫妻双方，无论从营养方面，还是接种疫苗方面以及补充叶酸，都留有相应的时间。以便有时间进行干预治疗。所以，至少提前3个月进行孕前检查。

TORCH检查

　　TORCH一词是由数种导致孕妇患病，并能引起胎儿宫内感染，甚至造成新生儿出生缺陷的病原微生物英文名称的首字母组合而成的。其中T指弓形虫（Toxop asma），R指风疹病毒（Rubella Virus），C指巨细胞病毒（Cytomegalo virus），H指单纯疱疹病毒（Herpes simplex），O指其他（Others），主要指

梅毒螺旋体（treponema pa ee idum）。孕妇若被其中任何一种病毒感染可垂直传播给胎儿，造成宫内感染，使胚胎和胎儿呈现严重的症状和体征，甚至导致流产、死胎、死产，即使出生后幸存，也可能导致中枢神经系统障碍等严重先天缺陷。

TORCH检测包括IgM与IgG两种抗体，前者表示新近1～2月的感染，后者表示既往感染，表示具有一定的免疫力，尤其是风疹病毒IgG阳性，认为有终身的免疫力。

孕前TORCH的检测就是要了解女性的免疫状况，是否需接种风疹疫苗或是否对其他病毒具有一定的免疫力，从而指导孕前女性怀孕的时间及注意事项，达到优生的目的。孕前女性进行TORCH检测，如IgG抗体阴性，是没有免疫力的，可以接受风疹疫苗接种，其余项应进行孕早期筛查，以早期发现孕期感染，及早针对不同情况进行处理。

怀孕前应做的防疫方案

风疹疫苗

风疹病毒可以通过呼吸道传播，如果孕妇感染上风疹，有25%在早孕期会出现先兆流产、流产、胎死宫内等严重后果。也可能导致胎儿出生后出现先天性畸形，例如，先天性心脏病、先天性耳聋等。最好的预防办法就是在怀孕前注射风疹疫苗。

注射时间

至少在孕前3个月注射，因为注射后大约需要3个月的时间人体内才会产生抗体。风疹疫苗注射有效率在98%左右，可以达到终身免疫。目前国内使用最多的是麻疹、风疹、腮腺炎三项疫苗，称为麻风腮疫苗，即注射一次疫苗可同时预防这3项疾病。

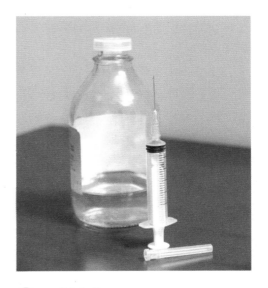

乙肝疫苗

我国是乙型肝炎高发地区，被乙肝病毒感染的人群高达10%左右。母婴垂直传播是乙型肝炎重要传播途径之一。如果一旦传染给孩子，他们中85%～90%会发展成慢性乙肝病毒携带者，其中25%在成年后会转化成肝硬化或肝癌。

⚙ 注射时间

从第一针算起，在此后1个月时注射第二针，在6个月的时候注射第三针。加上注射后产生抗体需要的时间，至少应该在孕前9个月进行注射。免疫率可达95％以上。免疫有效期在7年以上，如果有必要，可在注射疫苗后五六年时加强注射一次。一般3针注射需要4支疫苗，高危人群（身边有乙肝患者）可加大注射量，一般需要6支疫苗。

这两项疫苗在注射之前都应该进行检查，确认被注射人没有感染风疹和乙肝病毒。

还有一些疫苗可根据自己的需求做出选择：甲肝疫苗、水痘疫苗、流感疫苗、狂犬疫苗。另外，卡介苗、脊髓灰质炎糖丸疫苗、百白破三联疫苗、乙型脑炎疫苗（简称乙脑疫苗）、流行性脑脊髓膜炎疫苗（简称流脑疫苗）都已纳入免疫计划中，应该在成年之前注射完毕。但无论注射何种疫苗，都应遵循至少在受孕前3个月注射的原则。疫苗并不是打得越多越好。

怀孕前的口腔检查

⚙ 牙龈炎和牙周炎

女性孕后雌性激素水平明显上升，尤其是黄体酮水平上升很高，会使牙龈中血管增生，血管的通透性增强，很容易诱发"妊娠期牙龈炎"。怀孕前未患牙龈炎的女性，其怀孕后患"妊娠期牙龈炎"的比例和严重程度很低；而在孕前就患有牙龈炎或牙周炎的女性，怀孕后炎症会加重，牙龈会出现增生、肿胀、出血显著，个别牙龈还会增生至肿瘤状，称为"妊娠期龈瘤"，极容易出血，严重时还会妨碍进食。另外，患者牙周袋中细菌毒性增加，对牙周骨组织的破坏也加重，往往引起多颗牙齿的松动脱落。如果是中度、重度的牙周炎，孕妇生出早产儿和低体重儿的机会也会大大增加。

⚙ 龋齿

也就是蛀牙。一旦爆发急性牙髓炎或根尖炎，不但会给孕妇带来痛苦，而且服药不慎也会给胎儿造成不利影响。另外，母亲患有蛀牙，生出的小宝宝患

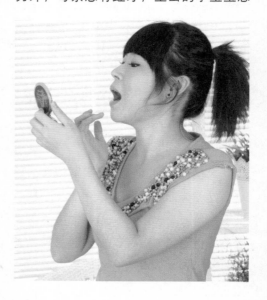

蛀牙的可能性也会大大增加，原因之一就是母亲是婴儿口腔中致蛀牙细菌的最早传播者，孕妇口腔中的变形链球菌就可以通过母婴垂直传播。

阻生智齿

阻生智齿是指口腔中最后一颗磨牙（俗称"后槽牙"），由于受颌骨和其他牙齿的阻碍，不能完全萌出，造成部分牙体被牙龈所覆盖。以下颌第三磨牙最为常见。阻生智齿的牙体与牙龈之间存在较深的间隙（医学上称为"盲袋"），容易积留食物残渣，导致细菌滋生、繁殖而直接引起急、慢性炎症，就是通常说的"智齿冠周炎"。由于智齿多在18岁以后萌出，且智齿冠周炎又最容易发生在20～35岁，而这个年龄段恰好是育龄女性选择怀孕的时间，要想防治这种病的发生，就应该在孕前将口腔中阻生智齿拔除。

遗传奥秘

优生的主要措施

婚检和孕检。婚前检查主要是对男女双方在结婚登记之前进行询问，身体检查，包括实验室和其他各种理化检查，以便及时发现不能结婚、生育的疾病，或其他生殖器畸形等，供当事人婚育决策时参考。

选择最佳生育年龄和受孕时机，为胎儿各方面的发育创造人为的"天时"、"地利"的条件。

进行早孕指导，做好孕期保健，使胎儿健康地孕育生长。

遗传咨询。遗传咨询是指在生了一

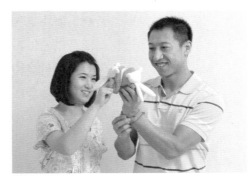

个异常儿之后，应该对孩子进行必要的检查，是否患遗传病。如果是，则要根据详细病史、家谱分析、体检及化验等明确这类疾病再现的可能性有多大，有无产前诊断的方法，然后再决定是否可以生第二胎。

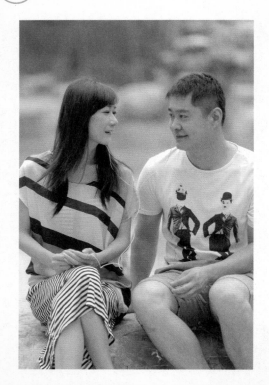

开展产前诊断。在妊娠期间预测胎儿是否正常或有某些遗传病，以决定保留与否。对个别的遗传病还可以通过新生儿筛查加以控制，如先天性甲状腺功能低下、苯丙酮尿症等，这两种遗传病如能在新生儿期及时查出，采用药物或食物治疗就可以使孩子发育正常，否则随着患儿年龄的增长会出现智力低下。

避免有害环境，如大气、饮水、电磁辐射以及其他化学物理因素对胎儿的危害和影响。

加强孕期营养，保持良好的精神心理状态，适当活动和锻炼，在轻松、恬静、舒适的环境里孕育胎儿。

需要做遗传咨询的夫妻

1.确诊为遗传病或发育畸形患者及其家庭成员；

2.连续发生不明原因疾病的家庭成员；

3.染色体平衡易位携带者，以及其他遗传病基因携带者；

4.确诊为染色体畸变者的父母；

5.曾生过多发畸形、智力低下患儿者；

6.两性畸形患者；

7.非妇科性反复流产、有习惯性流产史或不明原因的死胎史者，以及不孕的女性及其丈夫；

8.有致畸物质和放射物质接触史的夫妻，如放射线、同位素、铅、磷、汞等毒物或化学制剂接触者；

9.女性35岁以上；

10.血型不合的夫妻。

应暂缓生育的夫妻

女方有心、肝、肾、肺等慢性病，或者梅毒、淋病等性病未治愈时，均需暂缓生育。

一方患有急性传染病时，如流感、风疹、传染性肝炎、病毒性脑炎等，易造成胎儿畸形。治愈后方可受孕。

女方长期服用某种药物时不宜受孕。受孕前应找妇产科医生咨询，确认所服药物对胚胎无害才能受孕，或者停药一段时间后再怀孕。

不宜生育的夫妻

❀ 患精神病 ❀

包括精神分裂症、躁狂抑郁型精神病，以及其他重型精神病，如偏执性精神病、器质性精神障碍等。这些

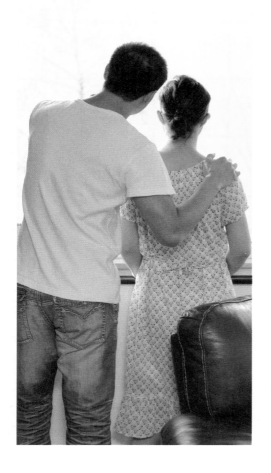

患者在发病期内会失去自控能力，如果是女性患者婚后妊娠，又服用大量抗精神病药物，会影响胎儿健康，如胎儿发育畸形等。

❀ 常染色体显性遗传病 ❀

如骨骼发育不全、成骨不全、马凡氏综合征、视网膜母细胞瘤、多发性家族性结肠息肉、黑色素斑、胃肠息肉瘤综合征、先天性肌强直等，这类遗传病的显性致病基因在常染色体上，患者的家族中，每一代都可以出现相同病患者。且发病与性别无关。患者与正常人婚配，所生子女的发病危险为50％，故不宜生育。

❀ X连锁显性遗传病 ❀

由于患者的显性致病基因在X染色体上，所以患者中女性多于男性。女性患者的后代，不论儿子还是女儿，均有50％的发病危险成为相同病患者，故不宜生育。而男性患者的后代，女儿100％患病，儿子正常，因而可生育男孩，限制女胎。

❀ 多基因遗传病 ❀

精神分裂症、躁狂抑郁性精神病、重症先天性心脏病和原发性癫痫等多基因遗传病，发病机理复杂，遗传度较高，危害严重，患者不论男女，后代的发病危险大大超过10％，均不宜生育。

染色体病

先天愚型等染色体病患者，所生子女发病危险率超过50%，同源染色体易位携带者和复杂性染色体易位患者，其所生后代均为染色体病患者，故都不宜生育。

常染色体隐性遗传病

夫妇双方均患有相同的严重常染色体隐性遗传，如先天性聋哑、苯丙酮尿症、白化病、半乳糖血症、肝豆状核变性等，不宜生育，因为其所生子女肯定均为同病患者。

X连锁隐性遗传病

这类遗传病常见的有血友病A、血友病B和进行性肌营养不良等。由于隐性致病基因位于X染色体上，故患者多为男性。男性患者与正常女性结婚，所生男孩全部正常，但女儿均为致病基因携带者。若女性携带者与正常男性结婚，所生子女中，儿子有50%的危险发病成为患者，女儿全部正常。

其他传染病

如艾滋病等，如果女性患者怀孕可能会传染给胎儿。

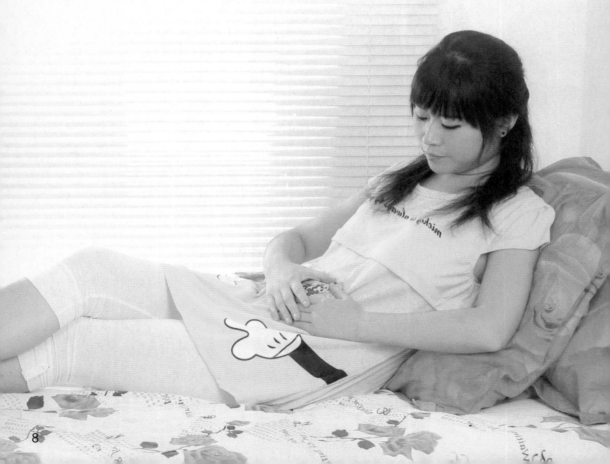

近亲婚配对后代的影响

近亲结婚，由于双方相同的基因（包括正常的和异常的）很多，而且亲缘关系越近，其子代成为纯合子的机会就越大。每个人平均带有6～10个有害基因，这些基因多为隐性，在杂合（一对等位基因，一个是正常的，另一个是隐性致病基因，称为杂合）状态下，一般危害不大，一旦与带有相同有害基因的人婚配，双方就有可能将相同的有害基因同时传递给子女，使子女成为隐性有害基因的纯合子而呈现疾病。亲缘关系越近，其子女患病的可能性也越大。

目前已发现多种遗传病，如先天性耳聋、小头畸形、脑积水、脊柱裂、无脑儿、精神分裂症、先天性心脏病、癫痫、半乳糖血症等，在近亲婚配的子女中发病率相当高。这些患儿的出生，不仅给家庭带来了沉重的精神、经济负担，而且还影响到整个民族的人口素质。这些疾病在治疗上都是很困难的，所以唯一的方法就是禁止近亲结婚。

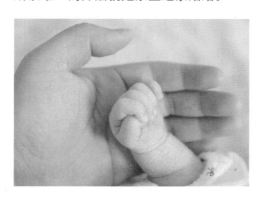

先天愚型儿

先天愚型，也称唐氏综合征（Down's Syndrome），21—三体。它是最常见的一种使人类智力低下的染色体病。

患者严重智力低下，头小而圆，鼻梁低平，眼裂小而外侧上斜，眼距宽，口半开，舌常伸于口外，耳位低（双耳上缘在两眼水平线以下）；颈短粗，指趾短，指内弯，小指褶纹一节，通贯手；拇趾球部出现近侧弓状纹，拇趾与第二足趾间距离增宽呈"草履足"。常可伴生殖器官、心脏、消化道、骨骼畸形，免疫力低下，急性白血病的发生率较一般儿童高20倍左右，一般不能活到成年。

患者有特殊的染色体核型，即第21号染色体多了一条，其中典型的21—三体，即47，XX（XY）+21核型占多数，易位型较少，嵌合体最少。

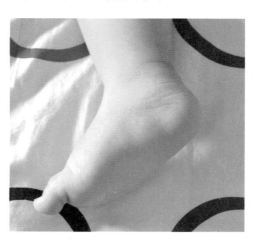

一胎为先天愚型儿，二胎的发病风险如何

典型的21－三体，即47，XX（XY）＋21先天愚型儿几乎都是新突变发生的，与父母染色体核型无关，是同源染色体不分离的结果。如果父母核型正常，第二胎再发风险并不增高。

易位型21－三体，该类21－三体患儿细胞中有一条不平衡易位的染色体。通常是由一条D组或G组染色体与21号染色体长臂通过着丝粒融合而成。Dq21q易位携带者母亲，分娩易位型患儿的风险率为16％，如为父亲，则为5％。21q22q易位的情况与之大体相同。21q21q平衡易位携带者无论是母亲还是父亲，后代100％为21－三体患儿。

对于生过一个先天愚型儿的夫妇，第二次妊娠时要进行产前诊断，避免再次生出类似患儿。对于一方为21q22q平衡易位携带者夫妇不宜生育。

以前怀孕时胚胎停止发育，孕前应做检查

胚胎停止发育临床上称为稽留流产，一般都是胚胎早期的自然淘汰。50％～60％的可能是胚胎染色体异常，可以通过夫妇双方染色体检查排除双亲染色体结构的异常。其次是母体因素，如患有全身性疾病、内分泌的异常、免疫功能异常、生殖器异常等。还有可能受环境因素的影响。

针对上述原因可以相应检查孕前有无全身系统疾病，如严重贫血、高血压、慢性肾炎、严重营养不良等疾病；以及TORCH全项检查，排除甲状腺功能低下、母儿血型不合、女性抗心磷脂抗体及抗精子抗体的存在；排除生殖道的畸形：单角子宫、双子宫、子宫纵膈、宫腔粘连等。一般来说，有过一次胚胎停止发育史的女性，下一次妊娠都可以正常的，所以不必有太多的顾虑。

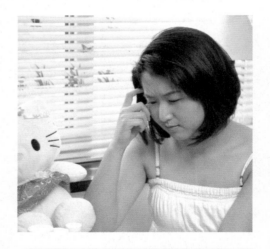

无脑儿与脊柱裂畸形

无脑儿、脊柱裂统称为开放性神经管缺陷。

无脑儿是一种致命性疾病，女性发病率约为男性的1.5倍。这种患儿颅骨与脑组织缺失，偶见脑组织残基，常伴有肾上腺发育不全及羊水过多。约75％在产程

中死亡，其他则于产后数小时或数日后死亡。无脑儿双眼突出，鼻大而宽，舌大，没有颈部，像一只蛤蟆。这种畸形在我国发生率较高，尤以北方为重。

脊柱裂是指部分椎管未完全闭合，其缺损多在后侧，隐性脊柱裂即腰骶部脊椎管缺损，表面有皮肤覆盖。脊柱裂可以使神经根发育异常，并从裂孔长向外方，可致下半身功能障碍。

无脑儿可与脊柱裂合并发生。

🔵 唇腭裂与遗传的关系

孩子出生后，如果口唇由三片或四片组成，则称为"唇裂"或"兔唇"。上唇裂开，上腭部也裂开的称为"腭裂"。唇裂和腭裂可单独也可同时发生；同时发生则称为"唇腭裂"。腭裂俗称"狼咽"，有单纯软腭裂开，也有软硬腭全部裂开与鼻腔相通的。

唇腭裂属多基因遗传病。其发病率为1‰，再发危险为4%。父为患者，后代发生率3%；母为患者，后代发生率为14%。此类疾病发病往往是遗传因素与环境因素共同作用的结果。胚胎在形成时，面部和口腔是有很多突起互相融合而形成的。在胚胎4～6周时，正是这些突起融合的时候，此时如果有什么原因影响了这些突起的融合，就会发生唇腭裂或面的其他部位裂开。如夫妻带有有关致病基因；妊娠最初的三个月，因营养缺乏，如维生素A、维生素B$_2$或叶酸等；感染病毒，如风疹病毒；孕妇精神紧张或损伤后，可以出现应激反应而致内分泌的变化，特别是肾上腺皮质激素的变化可引起胎儿唇腭裂的发生。

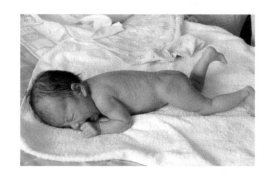

为怀孕做准备

🔵 怀孕前应做的营养准备

孕前应注意科学饮食，为胎儿发育提供足够的营养素。具体来说，应做到以下几方面：

实现标准体重

育龄女性若体重过低，说明营养状况欠佳，易生低体重儿；过于肥胖则易致自身发生某些妊娠并发症，如高血压、糖尿病等，且能导致超常体重儿的出生。据统计资料，怀孕后期的女性体重都会比孕前增加1／5左右，孕前如果体重低于标准值，特别是悬殊过大者，则应当增加饮食量。

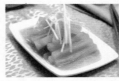
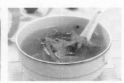
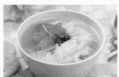
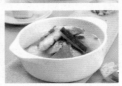

饮食应低脂、低糖、低盐

如机体缺铁，可进食牛肉、动物肝脏、绿色蔬菜、葡萄干等；缺钙可进食虾皮、乳制品和豆制品等。

增加运动

肥胖者应通过运动减轻体重，避免使用减肥药，要避免烟酒及咖啡因。在医生指导下补充对胎儿发育有利的营养物质，如小剂量叶酸0.4毫克／天。

肥胖者的孕前营养

合理安排饮食

在膳食营养素平衡的基础上减少每日摄入的总热量，原则是低能量，低脂肪，适宜优质蛋白（如鱼、鸡蛋、豆制品、鸡肉、牛奶等）和复杂碳水化合物、蛋白质和脂肪所提供热能的比例分别为60%～65%，15%～20%，25%，以减少脂肪（如肥肉、内脏、蛋黄、坚果、植物油等）为主。

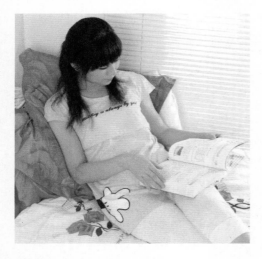

纠正营养失衡

女性在怀孕前应当对自己的营养状况做全面了解，必要时也可请营养师帮助诊断，有目的地调整饮食，积极贮存平时体内含量偏低的营养素。

食谱要广

可以从蔬菜、水果、粮食、奶制品、瘦肉类、鱼、蛋、豆类食物中获取各种营养素，不要偏食。

✿ 运动和锻炼 ✿

以中等或低强度运动为宜，因为机体氧耗增加，运动后数小时氧耗量仍比安静时大，而且容易坚持，如快步走、慢跑、打羽毛球、打乒乓球、跳舞、游泳等。活动30分钟即可耗能100～200千卡。但是，运动要量力而行，循序渐进。

✿ 健康饮食行为 ✿

每餐七八成饱即可，要细嚼慢咽并特别挑选低脂食品，用小餐具进食，按进食计划把每餐食品计划好，可少量多餐完成每日计划，怀孕期间不主张减肥。

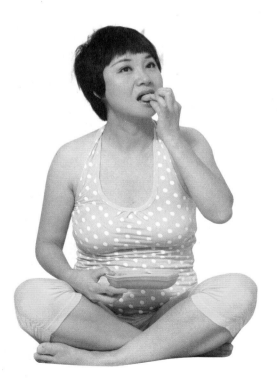

🍼 体重过轻女性的孕前营养

纠正厌食、挑食、偏食习惯，减少零食；停止药物减肥；检查潜在疾病造成的营养不良，如血液病、心血管病、肾脏病、糖尿病、结核病等；检查有无营养不良性疾病，如贫血、缺钙、缺碘、维生素缺乏等，孕前3个月补充多种维生素、矿物质和叶酸，增加碳水化合物、优质蛋白、新鲜蔬菜水果等，脂肪按需要量摄入，不宜过多；禁烟酒及成瘾药物；最好达到标准体重后再怀孕。

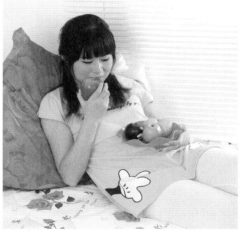

👶 孕育宝宝应具备的基本条件

正常的性生活。如有阳痿、先天性无阴道等问题，就不会有正常的性生活。

有成熟的卵泡，卵泡能破裂，排出卵子。卵子排出后存活16～24小时，只有在排卵期内进行性生活才有受孕的可能。女性每一月经周期只有24小时的受孕机会。

女性生殖道通畅。阴道、子宫颈管、子宫腔、输卵管都要畅通，便于精子的上游。

输卵管、卵巢和腹膜之间没有粘连，输卵管蠕动能力正常，伞端有捡拾卵子的功能，便于卵子进入输卵管。

精子和卵子在壶腹部与峡部连接处相遇，精子有能力进入卵子，结合成受精卵。

受精卵能向子宫腔移行。如滞留，就成为输卵管妊娠，即宫外孕。

受精卵能在子宫内膜着床，子宫的条件适合胚胎生长和发育，直到妊娠足月。

怀孕应早还是应晚

❀ 早怀孕和晚怀孕各有利弊 ❀

怀孕早晚利弊分析

年龄	利	弊
20～30岁	流产的机会少，只有2%～3%。 有关母婴健康的顾虑少；患妊娠综合征，如高血压的机会也较少；婴儿畸形率低。20多岁女性生产先天愚型儿的概率较低，大约是1／1500。 精力充沛，适应夜里照料婴儿的能力也比较强。	会影响与朋友的相处时间及机会。 由于工作时间短，积蓄不充裕，经济压力较大。
30～40岁	产后并发症和产后身体恢复，与20多岁没有很大差别。 夫妻关系更趋于稳定。 工作稳定，经济上比较宽裕。	35岁以后生育能力下降，流产率升高，达4%～5%。 30多岁的畸形儿生育率较高。35岁以上早产情况较多。容易发生高血压、妊娠期糖尿病和其他并发症。

最佳生育年龄

一般认为女性的最佳生育年龄为25～29岁，此时生育不仅符合人体的生理特点，而且有利于胎儿的健康发育。女性到了18岁，虽然性器官已基本发育完成，但性成熟并不代表全身各脏器功能都已健全，像骨骼系统和高级神经系统一般要到24岁才发育成熟。过早生育，母体不仅要承担供给胎儿营养的任务，还要继续完成自身的发育，必定会影响母子的健康。

而怀孕时间过晚，卵子受环境因素的影响较多，卵巢功能开始减退，容易发生染色体畸变，出现智力低下或胎儿畸形。同时怀孕失败率明显增高。

从有利于未来父母的工作、学习、健康、经济实力、体力、精力等多因素考虑，女性在23岁以后结婚，25～29岁生育；男性在25岁以后结婚，25～35岁生育，对胎儿最有利，是最佳婚育年龄。适当晚育有利于青年夫妇，也有利于下一代的健康成长。但晚育也要有一定限度，最好不要超过35岁。

高龄孕妇应注意的问题

随着年龄的增长，女性的生育能力不断地下降，而且下降的速度比男性更快。因而，高龄生育要注意很多问题：

卵子老化

女性的原始生殖细胞在胎儿期就已经形成，如果分娩时间过晚，卵子受环境和污染的影响较多，并且卵巢功能也开始减退，导致畸胎的发生率增高，其后果就是出现畸形及智力低下胎儿。

难产

35岁以上的初产妇在医学上被称为高龄初产妇。年龄过大，产道和会阴、骨盆的关节变硬，不易扩张，子宫的收缩力和阴道的伸张力也较差，这会导致分娩时间延长，容易发生难产。

思想压力

由于年龄偏大在孕期就担心胎儿是否健康正常，终于一朝分娩一个聪明可爱的宝宝，如何教育他，在精力和体力是不是跟得上？年龄的差距较大，在孩子的成长过程中是否会增加更多的不理解？这都是高龄准妈妈要面对和考虑的问题。

孕前停止避孕应注意的事项

✿ 停用避孕药

在想要怀孕前6个月停止服用避孕药，这样在怀孕前至少能有几次正常的月经周期，并且减少避孕药对胎儿造成的危害。然而，女性一旦停止使用避孕药更容易马上怀孕。因此，在停止服药这段期间，应采取避孕措施，如使用避孕套等。

如果在服用避孕药期间怀孕了，应该立即去找医生咨询。有些种类的避孕药含有大剂量的合成孕酮（又称为孕激素），它可能在最初几周内影响胎儿的发育。

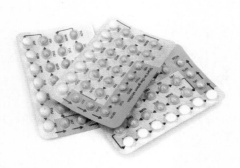

✿ 取出宫内节育器（IUD）

IUD是通过干扰子宫内膜，使受精卵不能着床来起作用。对于准备怀孕的女性，建议取出IUD后，经过正常2～3次月经再受孕为宜。

过度减肥对怀孕的影响

女性每次月经都需要消耗一定的脂肪量。只有维持正常的月经周期才可能具备生殖能力。现代女性唯恐脂肪太多，少吃少饮。成年女性的脂肪过度减少会造成排卵停止或症状明显的闭经。脂肪含量还可以影响雌性激素水平，关系到这些雌性激素是否呈现出活力。身体过瘦时，体内的"性激素失效球蛋白"的含量就愈高，这种蛋白能令雌性激素失效，从而导致女性失去怀孕能力。

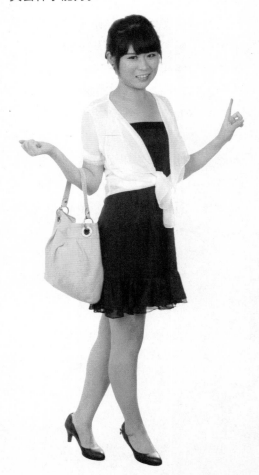

怀孕前是否需要调换工作

某些特殊工种

经常接触铅、镉、汞等金属，会增加孕妇流产和死胎的可能性。其中甲基汞可致畸胎；铅可引起婴儿智力低下；二硫化碳、二甲苯、苯、汽油等有机物，可使流产率增高；氯乙烯可使女性所生的婴儿先天痴呆率增高。

高温作业、振动作业和噪音过大的工种

工作环境温度过高、振动甚剧，或噪音过大，均可对胎儿的生长发育造成不良影响。

医务工作者

尤其是某些科室的临床医生、护士，这类人员经常与患各种病毒感染的患者密切接触，而这些病毒（主要是风疹病毒、流感病毒、巨细胞病毒等）会对胎儿造成严重危害。

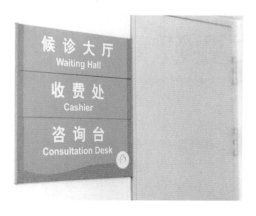

接触电离辐射的工种

电离辐射对胎儿来说是看不见的凶手，可严重损害胎儿，甚至会造成畸胎、先天愚型和死胎。

密切接触化学农药的工种

农业生产离不开农药，已证实许多农药可危害女性及胎儿健康，引起流产、早产、胎儿畸形等。

影响男性生育的药物

激素类药物。雌激素、孕激素及丙酸睾丸酮等药物的应用，可间接抑制睾丸的生精功能。

直接抑制生精子的药物。如二氯二酰二胺类，是一种杀虫药物，但它同时有抑制生精的作用；其他药物，如二硝基吡咯类、硝基呋喃类、抗癌用的烷化剂以及新近研究从棉籽中提取的棉酚等，都有强力抑制睾丸生精功能的作用。

影响精子成熟的药物。如抗雄激素化合物甲基氯地孕酮醋酸脂以及氯代甘油类药物的应用可使精子不能成熟而失去受精能力。

影响射精的药物。如治疗高血压的呱乙啶、甲硫达嗪等药物均可使服药者射精量减少，甚至不射精。有些药物可以抑制射精反射，使之延迟射精，例如，安宁、氯丙咪嗪等。

外用药物。如表面活性剂、有机金

属化合物（醋酸苯汞等）以及弱酸等，有直接杀灭精子的作用。若经常使用这类外用药物治疗女性生殖道疾病，如阴道内塞药等，也必然会影响生育。

准备做父亲，用药的注意事项

很多药物能够通过以下两种方式影响精卵健康结合，用药时需注意：

一是干扰精子的形成。如常见的一些免疫调节剂，像环磷酰胺、长春新碱、顺铂等药物，其毒性作用强，可直接扰乱精子DNA的合成，包括使遗传物质成分改变、染色体异常和精子畸形。还有吗啡、氯丙嗪、红霉素、利福平、解热止痛药、环丙沙星（人工抗菌素）、酮康唑（抗霉菌药）等。可通过干扰雄激素的合成而影响精子受精能力。

第二种方式是这些药物可以进入睾丸，它们可随睾丸产生的精液通过性生活

排入阴道，经阴道黏膜吸收后而进入血液循环，使低体重儿和畸形胎的发生率增高，而且也会增加围产期胎儿的死亡率。

因此，在怀孕前的2～3个月和怀孕期，丈夫用药一定要小心，最好停用一切药物。

准备做父亲，何时戒烟、戒酒

长期吸烟饮酒可以对精液的质量造成一定的影响，增加畸形精子的比例，造成不孕、不育或胚胎异常问题。男性的精液生成周期为80～90天，也就是说每3个月左右生成一批新的精子。因此，至少应该在准备怀孕前3个月戒掉烟酒，从而保证正常的精液孕育后代。

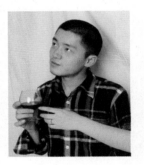

掌握优生要领

最佳怀孕季节

从优生优育的角度来说，应选择在7～9月这段时间内怀孕为好。

在妊娠初期40～60天发生妊娠反应时，正好处在9月或10月，孕妇大多胃口差、爱挑食，但此时蔬菜、瓜果品种繁

多，可以调节增进食欲，保障胎儿的营养需求。

两三个月后气候凉爽，孕妇食欲渐增，对胎儿的生长发育十分有利。此时日照充足，孕妇经常晒晒太阳，体内产生大量维生素D，促进钙、磷的吸收，有助于胎儿的骨骼生长。且八九月时孕妇夜间睡眠受暑热的影响小，休息、营养、各种维生素的摄入都比较充分，均有利于胎儿的大脑发育和出生后的智力发展。

冬天和初春携带着流行性感冒、风疹、流脑等病毒姗姗而来时，胎儿的胎龄已超过了3个月，平安地渡过了致畸敏感期。

相应的预产期为次年的5月前后。分娩之时正是气温适宜之时，母亲哺乳、婴儿沐浴均不易着凉，蔬菜、鱼、蛋等副食品供应也十分丰富，产妇食欲好，乳汁营养也丰富，保证母乳质量的

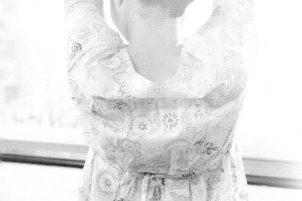

同时，婴儿也可轻装上阵，衣着较少，便于四肢自由活动，有益于大脑及全身的发育。

孩子满月后，时令已入夏，绿树成阴，空气清新，阳光充足，便于进行室外日光浴和空气浴。孩子半岁前后正值金秋十月，该增加辅食时又已避过夏季小儿肠炎等肠道疾病的流行季节。

到了孩子学习走路，开始断奶的周岁，则又是春夏之交，气候温和，新鲜食品充足，为孩子的生长发育提供了有利的条件。而且此时肠胃易于适应，断奶也易于成功。

🐾 掌握受孕规律

多数女性排卵是在下次月经前14天左右。根据精子、卵子成活时间计算，在排卵前2～3天至排卵后1～2天为易受孕期，其余时间则为安全期。夫妻双方为了尽快达到怀孕的目的，在安全期应尽量减少房事，以便"养兵千日，用兵一时"。当易受孕期到来的时候，尽量不要错过房事，这样便极可能达到夫妻间的愿望。

女性一般从18岁开始，卵巢机能和内分泌机能进入活跃的阶段，并能持续30年左右。夫妻间只要感情融洽，生活规律，女方排卵一般都是有周期性的，那么就在这个周期性的排卵中，科学地孕育自己的小宝宝吧。

不同季节受孕需要注意的事项

一般来说，怀孕前3个月往往是整个妊娠最关键的阶段。而一年中的四季又各有其特点，所以在不同季节受孕及度过早孕期，对胎儿的发育会有不同的影响。

春秋季节的气温在我国大部分地区对人都很适宜，人们在户外活动的机会较多，日照时间较长，此时受孕能呼吸大量的新鲜空气，对胎儿的神经系统发育大有好处。但是，春秋季节往往是某些传染性疾病易发的季节。所以，在春秋季节怀孕时要注意预防感冒，少去人口密集的商场、影剧院，并注意与感冒患者的隔离，以减少患病机会。

夏天，食物丰富对营养有利，但是由于天气炎热，出汗较多，使人们常常大量食入冷饮、瓜果蔬菜，即使是鸡鸭鱼肉也愿意吃凉的。在夏季怀孕时，要注意饮食卫生，特别是瓜果蔬菜要洗净，不要食入已变质的食物。

冬季由于天气寒冷，人们尽可能减少户外活动，大部分时间是在有暖气或炉子的屋里渡过。所以，孕妇在冬季既要预防一氧化碳中毒，还要在下午天气暖和时到户外做一些适宜的活动，多呼吸一些新鲜空气，以利于胎儿的发育。

怀孕前要注意的事项

口服长效避孕药的女性最好在停药6个月后怀孕。

取出宫内节育器的女性要有2～3次正常月经后再怀孕。

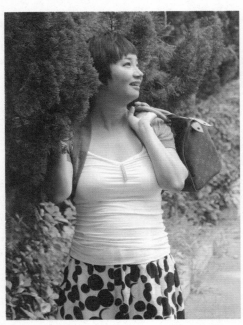

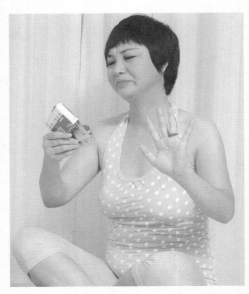

人工流产、早产的女性至少要等3个月后再怀孕，其恢复需3～6个月。

剖宫产后的女性至少要2年以上才能怀孕。若剖宫产术后过早怀孕分娩，容易发生子宫破裂，胎儿死亡和失血过多等一系列严重并发症，甚至危及母婴生命。

患葡萄胎后的女性以往因早孕与葡萄胎后恶变较容易混淆，故建议2年后再怀孕。

吸烟的女性要戒烟2～3月后再怀孕为宜。饮酒后的女性要20天后再怀孕。

X线照射后的女性过4周后怀孕较为安全。X线能杀伤人体的生殖细胞，即使量很微小也可使卵细胞的染色体发生畸形变化或基因突变。

长期服药的女性，要考虑到药物的作用，排泄时间以及对卵细胞的影响，最好在医生指导下确定受孕时间。

计算排卵日期

夫妻双方必须在排卵期性交，才有受孕的机会。如何确定排卵期呢？下面给准备做妈妈、爸爸的人们介绍四种预测排卵期的方法：

推算月经周期

如周期正常者，多在两次月经中间排卵。如周期后延者，排卵时应在下次月经来潮前14天。

宫颈黏液性状

排卵前24小时宫颈黏液量增多，透明无色，呈鸡蛋清样，黏性很强，不易拉断。

测量基础体温

月经周期分为卵泡期、排卵期、黄体期和月经期，在这四个时期内基础体温也随之变化，排卵期发生在最低温度时期者占40%，发生在最低点后一天者占30%，前一天占15%，尚有极少数发生在前后各两天。

做阴道B超

有条件的，可到医院做阴道B超监测卵泡发育，在医生指导下同房，增加受孕机会。

排卵期前后两天为易受孕期，根据上述四种方法综合考虑推测排卵期。计划要小宝宝的夫妻应该选择在排卵期同房，这样可以提高受孕的概率。

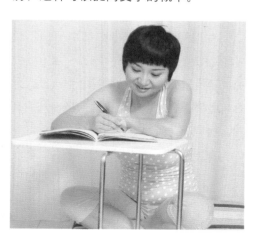

与孕育有关的环境

从医学的角度看，至少有五个重要的因素与孕育相关，决定着新生命的质量，它们决定了新生儿智力、心理、生理的特点和健康水水平的高低。

身体内是否存在着潜伏的病毒感染。身体内环境中的病毒，如风疹病毒、呼吸道和肠道病毒等，是可以导致胎儿畸形的。因此，做孕育前的病毒学检测，是十分重要和必要的。

性器官和性生理状况。在孕育前通过有效的健康准备，使健康者更健康，使非健康者健康，使有问题的人得到帮助，都有助于创造生育的最佳条件。

物质代谢的状况。生命是物质的，新生命的孕育离不开生命中的物质条件。了解重要的营养素水平，了解是否缺乏某种重要的生命物质和生育物质，了解是否存在着潜在的物质代谢障碍，了解不良嗜好、烟、酒对身体的影响，对未来宝宝的生命质量是重要的。

生理和心理健康的总体水平。了解并调适心身健康的水平，拿出一生中很少的，但很重要的时段，好好地为自己、为后代做出很容易但很重要的选择——拥有并保持健康，实为明智之举。

重视环境因素对健康影响。土壤、空气、水、阳光……构成了人生存的自然生态环境；社会环境、人际关系、文化背景、人生目标与信仰构成了人生存的人文生态环境。上述两个生态，均可对人生命的内环境造成影响。人文生态直接影响意识和潜意识活动状态，并通过植物神经和内分泌影响生理，自然生态则直接影响生理活动，并通过植物神经和内分泌影响心理。

生活保障的水平、家庭社会人际关系、特种行业（射线、微波场、化学品、毒物接触）、重大人际压力（亲人过世、离异、迁居、新婚、工作变动、升学、失业等）都会影响人的心理、生理的状态。虽然上述影响因素不是显性和直接的，但常常可以通过一个累积的时间和作用量，决定着一个人的健康水平。要尽量消除和减轻环境因素对健康的负面影响，从而为孕育创造一个好的生命外环境与内环境。

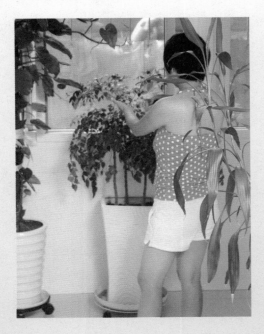

生男生女由谁定

在人体细胞中，有23对染色体（人的遗传物质），其中只有一对是决定胎儿性别的性染色体。这两条性染色体，一条来自母亲，一条来自父亲。如果两条都是X型，将来便会孕育出女孩；如果X型、Y型各有一，便会孕育出男孩。女性卵巢每一个月有多个卵泡生长发育，但通常只有一个成熟卵细胞排出，它们均只含X型的性染色体，这就是说，胎儿的性别不是由母亲决定的。

男性的睾丸不断地产生精子，这些精子可有两种类型，一种含X型、一种含Y型的性染色体，两种精子的数量是相等的。卵细胞与不同类型的精子结合，便决定了胎儿的性别。精子能与卵子结合完全是随机的，并不受人们意志的支配，也和器官的功能没有联系。因此，科学而公正地说，生男生女和夫妻双方都不存在任何"责任"关系。

改变食谱是否能控制生男生女

改变食谱不能控制生男生女，想选择不同食谱，使身体分泌物和生理调整到适于生男或生女的状态，是没有理论基础的，也没有临床实验依据。我们应该怎样吃，应着眼于身体的营养均衡，着眼于对健康有益的方面，否则，将不利于身体健康和胎儿的发育。

不能任意进行胎儿性别鉴定

人类生男生女的规律为人类繁衍做出了最合理、最巧妙、最恰当的安排。男女出生比率一般为1.03∶1～1.05∶1。近年来随着科学的发展和优生工作的需要，可以通过绒毛、羊水、脐血、B超检查等方法对胎儿进行性别鉴定，为诊断性遗传病提供了科学依据。但是，有些人还是任意进行胎儿性别鉴定，这种人为造成的性别比例失调若不及时制止，必将造成长远的社会问题。任意利用医疗技术进行胎儿性别鉴定，不但违背医德，而且也严重干扰、破坏了我国计划生育的国策。

我国《人口与计划生育法》规定：严禁利用超声技术和其他技术手段进行非医学需要的胎儿性别鉴定；严禁非医学需要的选择性别的人工终止妊娠。医

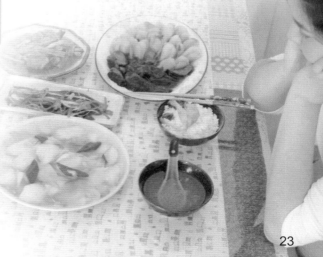

学上确有需要的是指与性别有关的一类遗传病，需要进行性别诊断来避免严重遗传病患儿的出生。

缺乏微量元素对孕妇的影响

缺碘

碘是合成甲状腺素的重要原料，碘缺乏必然导致甲状腺激素减少，造成胎儿发育期大脑皮层中主管语言、听觉和智力的部分不能得到完全分化和发育。婴儿出生后易患呆小病。目前对呆小病尚无特效的治疗方法，因此必须重视预防。缺碘地区的女性在怀孕以后，应多吃一些含碘较多的食物，（如，海带、紫菜、海虾、海鱼等）并坚持食用加碘食盐。

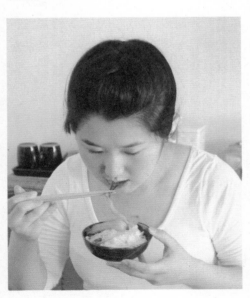

缺锌

锌能参与人体核酸和蛋白质的代谢过程。缺锌将导致DNA（脱氧核糖核酸）和含有金属的酶合成发生障碍。如果女性在孕期缺锌，胚胎发育必然受到影响，形成先天畸形。为防止缺锌，女性在怀孕期间不应偏食，尤其应多食动物食品。孕期还须戒酒，因为酒精会增加体内锌的消耗。富含锌的食物有牡蛎、苹果、植物的种子（葵花子、麦胚、各类坚果）和卷心菜。

缺铜

若母亲在妊娠期间血中铜含量过低，引起胎儿缺铜，胎儿出生后易贫血，常因精神异常、运动障碍和全身动脉血管纡曲而夭折。

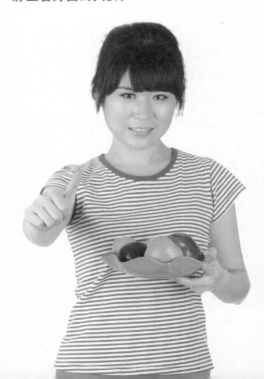

❀ 缺锰 ❀

缺锰可以造成显著的智力低下，特别是女性在妊娠期缺锰对胎儿的健康发育影响更大。一般说来，以谷类和蔬菜为主食的人不会发生锰缺乏，但由于食品加工得过于精细，或以乳品、肉类为主食时，则往往会造成锰摄入不足。因此，孕妇应适当多吃些水果、蔬菜和粗粮。

❀ 缺铁 ❀

人体如果缺铁就会出现低血色素性贫血。孕妇在妊娠30～32周时，血色素可降至最低，造成"妊娠生理性贫血"，在此基础上如果再缺铁，则可危及胎儿。调查表明，患严重贫血的孕妇所生婴儿的红细胞体积比正常婴儿小19％，血色素低20％。因此，建议孕妇多吃一些含铁丰富的食物，如海带、黑木耳、香菇、芝麻、动物血和瘦肉等。

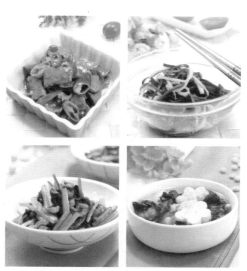

🐻 受孕前能否吃安眠药

有的新婚夫妇靠服安眠药控制失眠、乏力、头昏、目眩等症状，这种做法是十分错误的，它不但不符合科学道理，而且有害身体。据分析，安眠药对男女双方的生理功能和生殖功能均有损害。男性服用安眠药可使睾丸酮生成减少，导致阳痿、遗精及性欲减退等，从而影响生育能力。女性服用安眠药则可影响下丘脑机能，引起性激素浓度的改变，表现为月经期间无高峰出现，造成月经紊乱或闭经，并引起机能障碍，从而影响受孕能力，造成暂时性不孕。

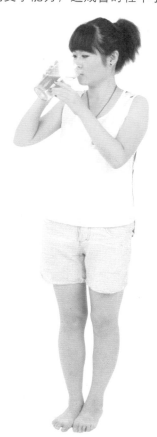

为了避免影响双方的生育能力，新婚夫妻或准备怀孕的夫妻千万不要服用安眠药。一旦发生失眠现象，最好采取适当休息、加强锻炼、增加营养、调节生活规律等方法来解决，从根本上增强体质。

新生儿溶血病

妊娠期间，母儿ABO血型不合可以引起新生儿溶血病。ABO血型系统中，大多数孕妇为O型，丈夫血型为A型、B型或AB型，孕妇可被胎儿的A或B抗原致敏，产生抗体，此抗体可经胎盘进入胎儿血液循环引起溶血。ABO血型抗原广泛存在于自然界中，孕妇可由肠道吸收而在体内产生相应的抗体，故ABO溶血病也可在第一胎发病。

母儿间Rh血型不合不但可以使胎儿在宫内发生溶血，甚至死亡，也可导致新生儿溶血病。由于母亲的Rh抗体是分娩后产生的，所以第一胎婴儿一般不会出现溶血病，除非母亲在以前接受过输血、血液疗法。但在第二次妊娠中，母体血液循环中的Rh抗体随着血浆通过胎盘再流回到胎儿血液中，就与具有Rh抗原的红细胞相结合，发生溶血。可以损伤胎儿中枢神经系统，约10%的胎儿可以死亡。胎次越多，抗体产生的量也越多，胎儿患病的机会越多，而且病情也越严重。

丈夫的检查

丈夫也要接受孕前检查

要想生个健康宝宝，第一步就是要在怀孕前做一个最全面的体格检查，无论是丈夫还是妻子都要参加。孕前检查除了要排除有遗传病家族史之外，还要排除传染病，特别是梅毒、艾滋病等，这些病毒可能通过丈夫传给妻子，再传给肚子里的宝宝，使其出现先天性的缺

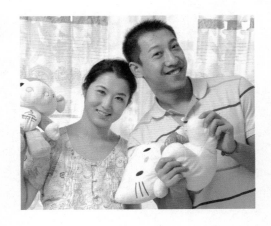

陷。另外，丈夫要接受很详细的询问，比如，自己的直系、旁系亲属中，有没有人出现过习惯性流产的现象，或是生过畸形儿，这些状况对于医生判断染色体出现平衡易位有很大帮助。

不良环境对丈夫的影响

为了宝宝的健康，丈夫要自觉避开一些不利于优生的不良环境。最好先从自己的不良习惯入手，戒烟、戒酒。抽烟喝酒后怀孕出生的宝宝畸形率非常高，这已经成为优生问题上的"反面典型"，准备怀孕的夫妻该引以为戒。

丈夫还要避开不良的物理和化学环境，高温、辐射、噪音、汽油等都是容易使精子畸形的环境因素。挥发性气体，像盐酸、二甲苯等等也很危险，最好避免接触。

患有传染病要暂缓怀孕

病原微生物也是一种重要的致畸因素。支原体、衣原体、巨细胞、疱疹病毒、梅毒病毒，这些病原体会直接把自己的遗传信息整合到人类的染色体上，造成宝宝的DNA出现微小的异常，出生后患癌症、代谢性疾病的危险可能比别的孩子高。如果妻子感染了病毒，出现宫内感染，那胎儿畸形的可能性就更高了。

很多药物也比较危险，有很多治疗传染病的药物会对精子有影响。所以有

传染病的患者最好不要在疾病没完全治愈时要宝宝。此外还有一些精神科的药物也对精子有明显的致畸作用。

丈夫也要补叶酸

叶酸的缺乏可能使染色体出现断裂，造成畸形儿，有人认为妻子需要补叶酸，其实丈夫补一些叶酸对宝宝也有好处。另外锌、维生素A等的缺乏容易使精子数量下降，所以丈夫也要注意合理的补充营养，多吃蔬菜水果，不要喝太多的咖啡和浓茶。

怀孕前丈夫的注意事项

婴儿出生缺陷绝不仅仅与女性的孕期状况有关，与男性也有着同等重要的关系。男性育前保健同女性孕期保健、

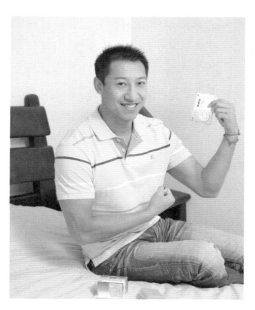

围产期保健一样，值得每一位准备做父亲的男性高度重视。

男性育前保健，关键在两点：一是培养良好的生活习惯。二是避免接触有毒物质。吸烟者应戒烟，嗜酒者应戒酒。酒对精子的损害早为人们所熟悉，烟中含有多种有害物质也会杀伤精子。因为从生精细胞到精子成熟需要长时间的发育过程，高质量精子的生成绝非一朝一夕的功夫。对精子的呵护应该从头开始，以保证最后完成受孕的精子健康完美，为孩子的健康打下一个良好的基础。

其次，饮食营养、体质健康、心情愉快、夫妻恩爱等社会、心理、生理等诸多方面，也应予以重视。

丈夫育前不能滥用药物，不要使用含雌激素的护肤品，因为雌激素、利血平、氯丙嗪等均会影响精子的生存能力，使畸形精子的数目大量增加。

为了优生，丈夫也要做到不偏食。想让妻子怀孕，丈夫在做到"样样食物我都吃"的前提下，适当多吃些富含锌、精氨酸等有利于优质精子形成的食物，如牡蛎、甲鱼、鳝鱼、河鳗、墨鱼等。

丈夫还要保持良好稳定的情绪，若经常忧郁、烦恼或脾气暴躁，会使大脑皮层功能紊乱，造成神经系统，内分泌功能，睾丸生精功能以及性功能不稳定，也影响精子的产生和质量。

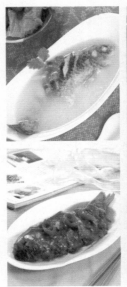
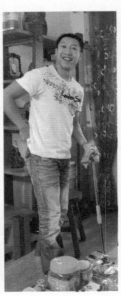

丈夫要做的精液相关检查

如果夫妻有正常的性生活，两年未避孕却没有怀孕，则需要进行不孕症的相关检查。这就要先查男方的精液，排除因男方精液异常导致的原发不孕。另外，如果男方长期吸烟饮酒或接触有害的物质、长期服用药物，最好在准备怀孕前进行精液检查。

影响精子与卵子的人为因素

生育最佳年龄

女性在25～29岁怀孕是最佳受孕与生育年龄，男性25～35岁是生孩子的最佳年龄。

酒对生育的影响

男子饮酒后精液中的精子有70％出现发育不全，此时行房受孕后，有26％的胎儿发生先天性畸形或智力低下。女性酒后行房对排卵和受精卵的发育也有不利影响。

烟的影响

吸烟对优生的影响尤其严重。母体吸烟量越大，胎儿畸形率就越高。

疾病的影响

疾病显然对精子、卵子和受精卵的发育有着不利的影响。因此，无论哪一方身体各器官系统有活动性疾病，都应

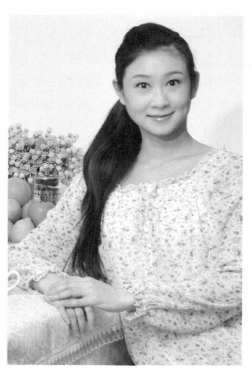

严格采取避孕措施，待疾病治愈或稳定一段时间，身体素质得到恢复以后再怀孕，以确保胎儿健康发育。

对精子有毒害作用的物质

某些化学制剂，如苯、甲苯、甲醛、油漆稀料、二硫化碳、一氧化碳、二溴氯丙烷、杀虫剂、除草剂等等。某些金属，如铅。某些麻醉药品、化疗药品。放射性物质。成瘾性毒品，包括大麻、高浓度烟草、烈酒等。

男性的生殖细胞各个生长阶段都极为脆弱，这些有毒物质可直接侵犯生殖细胞。它们或杀死尚未成熟的精子，或使得精子残缺不全，破坏其遗传基因。

提高精子质量的方法

男性如果需要提高精子质量，可在日常生活中补充下列食物：如鳝鱼、泥鳅、鱿鱼、带鱼、鳗鱼、海参、墨鱼、山药、银杏、冻豆腐、豆腐皮，这些食物中含赖氨酸高，有利于精子生成。

体内缺锌亦可使性欲降低，精子减少。每100克以下食物中含锌量为：牡蛎100毫克、鸡肉3毫克、鸡蛋3毫克、鸡肝2.4毫克、花生米2.9毫克、猪肉2.9毫克。在吃这些食物时，注意不要过量饮酒，以免影响锌的吸收。如果严重缺锌，则最好在医生指导下每日口服醋酸锌50毫克，定期测定体内含锌量。

影响怀孕的疾病

怀孕前应治疗的疾病

贫血

严重贫血，不仅影响孕妇的身体健康，而且影响胎儿的发育，不利于产后恢复。如有贫血疾病，要在食物中充分摄取铁和蛋白质及适当补充铁剂，贫血得到治疗后，可以妊娠。

结核病

结核病能直接传染给胎儿，所以在怀孕之前必须治愈。

心脏病

心脏功能不正常会造成血运障碍，引起胎盘血管异常，导致流产、早产，产妇的身体和生命都会受到威胁。

肾脏疾病

肾脏病患者一旦妊娠，随着妊娠的继续病情加重，引起流产、早产，有的必须终止妊娠。根据肾脏病的程度和症状，请教医生是否可以妊娠。

高血压

高血压患者易患妊娠高血压综合征，而且会成为重症。对自己血压值不太清楚的人，如果有剧烈头痛、肩膀酸痛、失眠、眩晕和浮肿等症状就要去医院检查。

肝脏疾病

妊娠后，肝脏负担增加，如有肝脏疾病，会使肝脏病情恶化，如病情严重就要终止妊娠，如病情不严重，在医生的指导下，可以继续妊娠。

糖尿病

孕妇患有糖尿病，会引起流产、早产，有时会胎死宫内。此外生巨大儿、畸形儿的比率也会增加。应根据患病程度，决定是否可以妊娠。

膀胱炎、肾盂肾炎

膀胱炎可以发展成肾盂肾炎，膀胱炎的症状有尿频、尿不尽及尿痛等。患过膀胱炎的女性，一定要治愈后才能妊娠。

阴道炎

阴道炎有多种，较多是由念珠菌感染引起的。如果带病分娩的话，会感染胎儿，使新生儿患鹅口疮的疾病。

孕前要治疗痔疮

痔是最常见的影响人类健康的疾病之一。由于直肠的静脉无防止血液回流的瓣膜——静脉瓣，血液易于淤积而使静脉扩张，并且直肠静脉的壁薄、位浅，末端的直肠黏膜下组织又松弛，均易导致静脉扩张。此外由于习惯性便秘、妊娠、前列腺肥大及盆腔内有巨大肿瘤等，都使直肠静脉血液回流发生障碍，从而形成痔疮。

女性由于妊娠，机体分泌的激素易使血管壁的平滑肌松弛，增大的子宫压迫腹腔的血管，这样会使怀孕的女性原有的痔疮严重或出现新的痔疮。因此在怀孕前应积极治疗痔疮。

习惯性便秘

有习惯性便秘的女性一旦怀孕会加重便秘的程度，孕妇会在孕早期感到腹胀不适，大便时增加腹压易引起子宫收缩，严重导致流产或早产。

习惯性便秘除加强体育锻炼和多吃新鲜蔬菜水果外，可用常见食物作食疗，效果很好。

红薯糖水：红薯500克，削去外皮切成小块，加清水适量煎煮，待熟透变软后放糖，加生姜2片再煮片刻服食。

冰糖炖香蕉：香蕉2～3根，去皮加适量冰糖，放入水中炖熟服食。

清蒸茄子：鲜茄子1～2个，洗净后放在碟上，加油、盐少许，将碟子一起放入锅中蒸，待熟取出，加味精拌匀服食。

麻油拌菠菜：鲜菠菜500克，洗净，待锅中水煮沸，加入食盐适量调味，把菠菜置沸盐水中烫约3分钟，取出，加入葱姜末、麻油、酱油、醋各适量，拌匀食用。

夫妻一方患有乙肝是否能生育

若是母亲感染了乙肝病毒，就会使血液中呈现出表面抗原、e抗原阳性。抗原阳性尤其是e抗原阳性，表示病毒在身体内的各种体液中存在，如血液、汗液、唾液及乳汁，并在体内进行了复制。由于有胎盘屏障的阻挡，母亲与宝宝的血液不能直接交流，因此，乙肝母子间的传播很少通过这种方式，而主要是在分娩过程中，胎儿吞咽或吸入了母亲的血液、黏液、羊水等，才被感染上的，这样的胎儿几乎95%都有可能被传染上乙肝。由于这种传染方式是由母亲直接传播给婴儿的，这就是人们俗称的"母婴垂直传播"。

然而，最新研究结果表明，若是爸爸感染了乙肝病毒，宝宝也同样可能被传染。因为这些病毒可存在于精子头部的细胞浆中，并且，在此进行繁殖和复制。当父亲的精子进入母亲体内时，病毒可凭借精卵结合之际"混"进卵子中。精子和没有被乙肝病毒感染的卵子结合后形成受精卵，乙肝病毒会一直"赖"在那里，不断地在受精卵中增殖复制、分裂发育，使胎儿成为乙肝患者或病毒携带者，直至出世。由此，形成了子宫内感染，即"父婴垂直传播"。

准备怀孕的夫妻，无论男女任何一方患有乙肝，都应积极进行治疗。待病情治愈无传染或病情稳定后再结婚怀孕。对新生儿应按规定注射乙肝疫苗，对预防乙肝病毒感染十分重要，对乙肝病毒表面抗原和E抗原阳性的产妇分娩的新生儿用乙肝疫苗，其保护率为95%以上；乙肝疫苗与高价乙肝免疫球蛋白联合应用，其保护率达99%。

心脏瓣膜置换后的女性能否怀孕

心脏瓣膜置换手术后，如心脏功能恢复良好，可以结婚，并过上正常的婚后生活。但由于妊娠可使心脏增加30%～45%的负担，因此，是否可以生育，取决于术后心功能状况。

心功能1级者：可以妊娠。

心功能2级者：应慎重考虑是否妊娠，妊娠后密切观察，如出现心脏负担过重现象，则应终止妊娠，以免发生心力衰竭。

心功能3～4级者：应实行避孕或绝

育措施。

由于一些常用口服抗凝药物有时可引起胎儿畸形，因此，妊娠后应加强对胎儿的监测。另外，口服避孕药、雌激素可对抗抗凝药物的作用，服用时应加强抗凝监测。

患了肺结核能否怀孕

肺结核可产生妊娠并发症，使流产、胎死宫内、早产、低体重儿的可能性增大。最近还有报道称，患肺结核的女性在怀孕时，发生严重的结核性脑膜炎、粟粒样肺结核（重症肺结核）和结核性腹膜炎等严重并发症。因此，患了肺结核的女性在结核病还处于活动期阶段应该做好避孕，不要怀孕和生育。肺结核活动期，主要是指有发热、盗汗、全身乏力、咳嗽、咯血以及胸部检查X线发现浸润渗出性病变、血沉降率升高等表现。

若在孕期才发现患有肺结核，则要看肺结核症状的轻重，妊娠是早期还是中后期。如肺结核病灶很大，明显活动（发热、反复咯血、消瘦等），又是在妊娠初期，应及早终止妊娠，如果继续妊娠对母体和胎儿不利。当然如果肺结核症状很轻，是在妊娠后期发病，也可以在积极治疗的严密观察之下继续妊娠。这时，应定期由胸科医生和产科医生随诊。

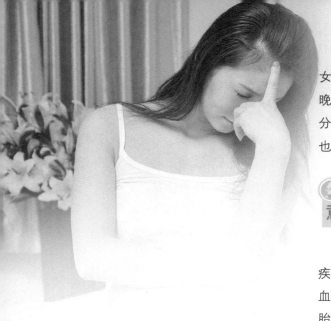

女性，应根据癌症的病理类型、病程早晚、转移情况及全身的整体情况，综合分析并由医生做出决定，怀孕时间最早也应选在手术治疗两年后。

糖尿病患者怀孕前要注意的问题

糖尿病是会给妊娠带来严重影响的疾病，但如果在妊娠期间有效地控制好血糖和糖尿病，就会大大降低流产、死胎及先天缺陷的风险。多数医生建议，至少在糖尿病得到良好控制2～3个月之后才能妊娠。同样最好在孕前使肾脏和血压方面的问题得到控制。这就可能需要一天查好几次血糖。如果有糖尿病家族史，或怀疑自己患有糖尿病，一定要在妊娠前检查清楚。如果确实患有糖尿病，应在内分泌科就诊，并在医生建议下将血糖调整在正常的范围内。

抗痨药物，如链霉素、雷米封、乙胺丁醇、利福平等对胎儿有无不良的影响？这是大家关心的问题。妊娠合并肺结核一般选用雷米封和乙胺丁醇为宜。用量和疗程与非妊娠妇女无大差别。链霉素可以通过胎盘进入胎儿体内，因此，链霉素常见的前庭神经和听神经损害的毒性，可以通过胎盘屏障影响胎儿，造成出生的婴儿出现先天性耳聋症，这是值得注意的。一般认为乙胺丁醇和利福平对胎儿并无不良作用，但亦有报告指出利福平可对胎儿造成肝损害，使用时应谨慎。

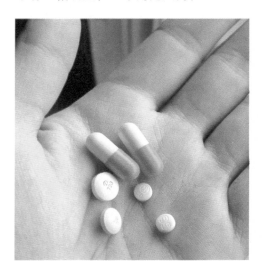

乳腺癌患者能否怀孕

乳腺癌术后怀孕与不怀孕的女性在预后上没有什么差别，因此，专家们认为，对于一些希望生育的乳腺癌术后

哮喘患者能否怀孕

约1％的孕妇会受哮喘的影响。其中，约半数哮喘的孕妇其症状无明显变化。约25％的人妊娠期间哮喘有所好转。另外25％的人则恰恰相反，哮喘在妊娠期间加重。大部分哮喘的治疗措施对妊娠无害。但最好请教一下医生。多数哮喘患者清楚引起自己哮喘的原因，所以妊娠时要避开这些东西，在妊娠前应争取使哮喘得到良好控制。

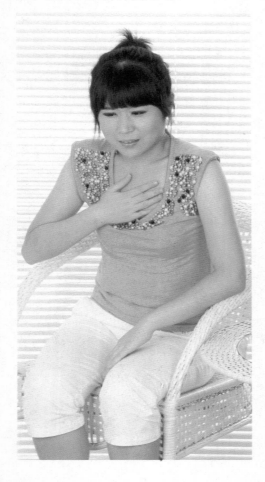

高血压患者能否怀孕

如果在孕前患有高血压，妊娠期间就要密切注意血压。必要时应在家中经常测血压。某些高血压的治疗措施对妊娠无害，另一些则不然。切记绝对不要擅自停药或减量，这十分危险！如果准备妊娠，要向医生咨询用药的安全性问题。

如果血压只是轻度升高，在医生的建议下适当注意休息，低盐饮食，进行药物调整，还是可以怀孕的。如果高血压已经持续一段时间，并且产生了一些并发症，就要暂缓怀孕，密切监测身体状况，待血压及并发症控制后再考虑怀孕事宜。

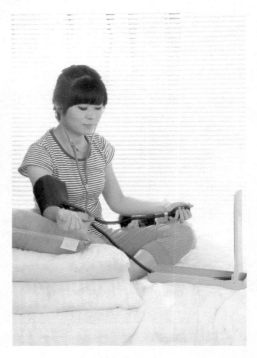

甲亢患者能否怀孕

一般而言，轻症甲亢患者及经过治疗后能很好控制病情的甲亢患者，可以怀孕。重症和不易控制病情的甲亢患者怀孕后，母体和胎儿的合并症则较多。

甲亢患者的血液中存在着一种长效甲状腺刺激素，可通过胎盘进入胎儿血液循环，引起胎儿暂时性甲状腺亢进。在孕妇治疗过程中，若给过多碘，可通过胎盘被胎儿吸收。因此宝宝生下来后可发生甲状腺功能低下或亢进等。母体服用的药物以及病理变化可能影响胎儿，严重者可引起流产、早产、宫内发育迟缓，甚至新生儿窒息。怀孕和甲亢均可使孕妇心脏负荷加重，促使重症甲亢患者发生心力衰竭。而且合并妊娠高血压综合征亦比未患甲亢者高几倍。由于能量贮存减少，易发生子宫收缩无力，使产程延长和产后出血增加。同时，产褥感染的机会也会增加。

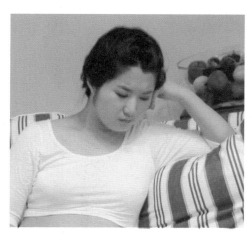

怀孕后甲状腺体积可能轻度增大，甲状腺素也可有轻度增加。必须接受手术分娩的重症甲亢患者，麻醉和手术都有诱发甲亢危象的可能。

正在患甲亢的年轻女性，最好不要急于怀孕。如果已经怀孕，应由医生根据甲亢病情的轻重，决定是否需要终止妊娠。甲亢是一种高代谢的消耗性疾病，严重甲亢病患者往往极度消瘦，怀孕会给患甲亢的孕妇加重负担，使病情加重，即使用药亦难以控制。另外，胎儿的发育得不到充足的营养，药物对胎儿也有一定影响，所以，患有甲亢的孕妇易发生流产、胎死宫内或早产。

精神分裂症患者能否怀孕

精神分裂症是一种多基因遗传病，与遗传有关，并受到环境因素的影响，但遗传因素占80%。寄养于不同家庭中的单卵双胞胎，精神分裂症的同病一致率为65%就可以证明这一点。也就是说，一个人通过遗传，有了精神分裂症的易感基因，有在生活中遇到较大的精神刺激就会发病。同样的刺激，如失恋、晋级失败、工作不顺心等，对一般人而言，并不至于引起精神病，而对有精神病家族史的人，则可诱发精神病。精神分裂症发作期间或病情尚未稳定两年以上者，宜暂缓结婚。已经治愈的精神病患者之间的婚配也应禁止，因为双方均有病，使后代罹患精神病的风险更大。国内统计精神病发病率为0.1%。已经治愈的患者与正常人结婚后，为了避免把精神分裂症遗传给下一代，最好不要生育。有精神病家族史的夫妻，在生育问题上也应慎重考虑。

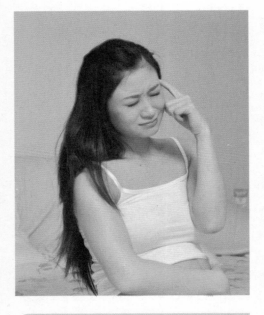

🌐 系统性红斑狼疮患者能否怀孕

系统性红斑狼疮（简称SLE）患者20%～40%在妊娠期间病情可以恶化。在未经治疗及活动期、孕妇妊娠前3个月易发生流产，妊娠末3个月及产后易使SLE患者病情加重。过去曾将SLE作为妊娠禁忌，随着对妊娠合并SLE研究的进展，目前很多学者认为SLE患者可以妊娠，条件为：

病情控制1年以后，即已停用激素1年以上。

SLE属于控制期，患者仍在服用强的松，但每日仅为5～15毫克，基本上无SLE活动表现。

如已伴有狼疮性肾炎，肾脏已被累及，应待肾功能及所有活动期指标得到理想控制后2年，且无其他严重器官病变时再考虑怀孕。

SLE患者怀孕后，应在有相关学科专业的医院进行孕期检查，密切注意病情发展与胎儿的发育情况，以确保母婴平安。

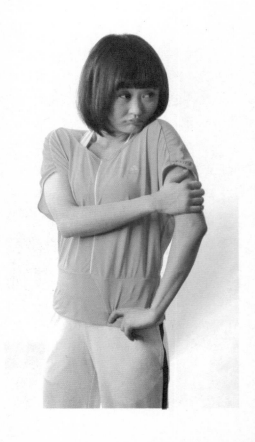

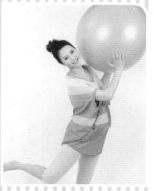

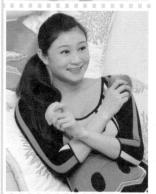

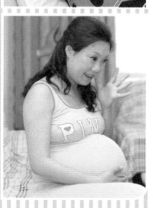

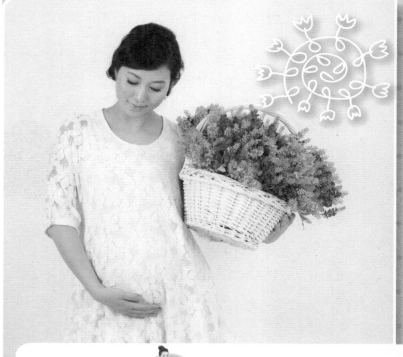

第二章

十月孕期的健康管理

　　幸福像花儿一样在身体里绽放开来，真的要恭喜你了！空气是清新的，阳光是微笑的，没有什么比这更重要了。好好享受这280天的旅行吧！

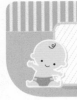
怀孕的信号

如果月经周期正常、身体健康，当月经过期1～2周尚未来潮的同时出现恶心、厌食、乏力等不适时，就很可能是怀孕了。一般在停经40天以上，怀孕的可能性较大。少数人出现少量阴道出血被认为是月经。

检测怀孕的方法

一般有四种方法检测是否怀孕：尿液检查、超声波检查、血液检查和妇科检查。

尿液检查是最常见的检查方法，可通过怀孕试纸在家中或在医院检测，用晨尿检测更准确。尿液检验结果呈阳性，证明已怀孕，如为阴性应在一周后复测。但为排除宫外孕，仍需要到医院检查。

B超检查是诊断早期怀孕快速、准确的方法。阴道超声较腹部超声诊断早孕可提前1周。子宫内出现妊娠囊是超声诊断中最早出现的影像。

医生也可能建议做血液检查，一般用于超过月经来潮一周内。

妇科检查确定怀孕应在停经40天后。

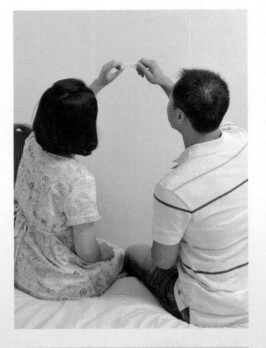

怀孕的第一个信号

怀孕的第一信号是月经停止来潮。有性生活史的健康育龄女性，平时月经规律，一旦月经过期10日以上应怀疑妊娠。停经是怀孕最早、最重要的症状，但不是特有的症状。其他原因也可引起停经，如产后哺乳、情绪波动、环境改变等，一般常见于悲伤、恐惧，包括惧怕怀孕或急切怀孕及环境改变等。

约60%妊娠女性常出现头晕、乏力、嗜睡、尿频、厌食、恶心或伴有呕吐等早孕反应，其中恶心、呕吐常在早晨出现，在数小时内消失，即所谓"孕期晨吐"，也可在其他时间出现。乳房增大、胀痛也是妊娠女性常见症状。

同时应注意孕妇的营养问题，尤其是在妊娠12周以前，很多孕妇会有不同程度的恶心、呕吐、厌食等，少数出现剧烈呕吐，不能进食，所以给孕妇准备一些清淡可口、量少质精的食品是必要的，孕妇应少量多餐，多喝水、多吃蔬菜水果，也可吃一些花生、核桃、瓜子等坚果补充微量元素，必要时到医院进行补液、止吐治疗。

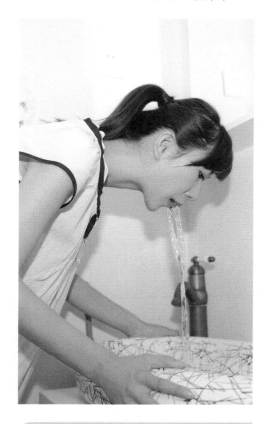

已确定怀孕了

首先一定不要有过多的心理负担，孕早期应该到医院做必要的检查。如果不愿意在医院建围产手册，到医院咨询和妇产科检查是必须的。每次检查时，家属应尽量陪同。

月经已过期，尿液检查却显示没有怀孕

停经不是特有的怀孕症状。如果月经已过期，尿液检查是阴性，有可能是

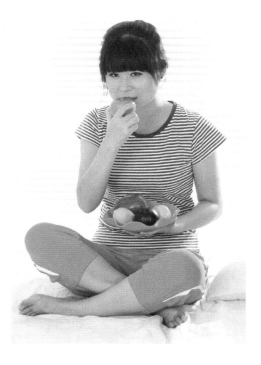

排卵推迟，尿中的激素还没有到达被检测到的浓度，建议1周后复查，如仍为阴性，应及时到医院就诊，进行各项检查。精神因素是停经的最常见原因，如突然或长期精神压抑、紧张、忧虑、情绪波动、惧怕怀孕或急切怀孕、环境改变、过度劳累等引起神经内分泌障碍。垂体、卵巢及子宫本身发生病变也可以引起停经。

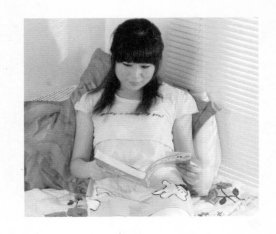

孕期检查

怀上宝宝就要做到定期产检

早期产检也就是孕前3个月的检查，其中包括B超的检查了解胎儿在宫内的发育情况。

孕中期4~6个月，妊娠期的并发症比较多，比如，妊娠期高血压，妊娠合并心脏病，妊娠合并重症肝炎，产前子痫等都直接威胁孕妇与胎儿的生命。

孕晚期7个月至分娩，每周一次特殊内容检查，包括B超，肝功能，凝血机制，血常规，尿常规。这个时候B超可以了解胎儿的胎方位，胎儿的各个脏器是否有缺陷，是否有肾、脑积水。还有一

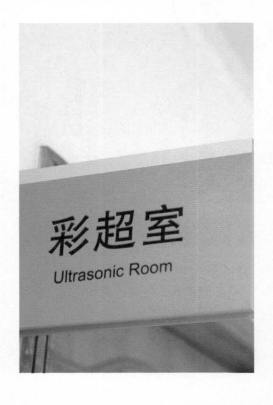

彩超室
Ultrasonic Room

些功能检查是针对孕妇的，如妊娠晚期胎儿的不断增大压迫下肢静脉出现下肢水肿，回心血量负荷增加，容易导致高血压，心脏病等。

第一次检查前需要做的准备

第一次检查前孕妇要了解自己的直系亲属及丈夫家族人员的健康情况。如果有可能一定要丈夫陪同检查，特别是第一次，他应该回答既往健康状况，有无遗传病家族史，同时他也可以咨询、了解与怀孕相关的许多问题，在整个孕期给予孕妇最好的理解和帮助。

第一次检查时间应从确诊早孕时开始。医生一般要做双合诊检查，了解子宫大小与孕周是否相符，作为预测预产期的依据。月经规律，但子宫大小与停经月份不符，则应进一步检查明确原因，必要时给予治疗。同时医生会做测量基础血压，检查心肺，验血、尿常规及相关检查，指导下一次检查时间。

孕期小百科

双合诊就是医生用两只手，一个手伸到阴道里，把子宫、宫颈往上移，另外是放到腹部，通过这两个手的配合来检查孕妇的子宫、附件等。

在以后约定的检查中要检查的事项

在以后约定的检查中没有第一次那么全面，也不需要那么长时间，每次检查是为了了解前次产前检查后有何不适，以便及早发现异常，早期治疗。具体内容有以下几个方面：

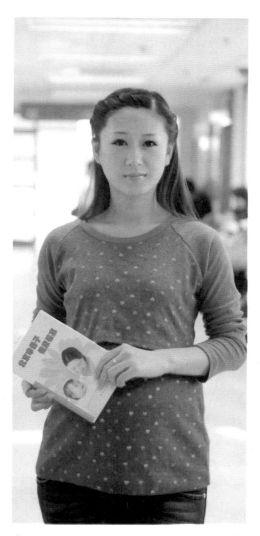

询问前次产前检查后，有无头晕、头痛、眼花、阴道出血及胎动变化等异常情况出现。

测量并记录体重及血压，检查有无水肿、贫血等情况，复查尿常规及血常规，了解有无尿蛋白及贫血等。检查孕妇有无患心、肝、肾、肺等重要脏器疾病，有无阴道出血、浮肿、高血压等妊娠并发症，并给予相应的治疗措施。

测量宫高及腹围，了解胎儿大小，判断是否与孕周相符，同时检查骨盆、产道、复查胎方位，了解胎位是否正常，听胎心，必要时进行B超检查了解胎儿在宫内情况。

最后医生会进行孕妇卫生宣教，并预约下次复诊日期。

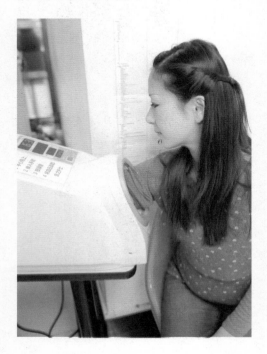

做检查的时间间隔

早孕时一定到医院检查一次；医生将通过检查初筛某些高危因素。如果12孕周内确诊早孕并继续妊娠者将进行登记及检查，建围产病历，以后按期复诊，一般应在4个月开始，每4周检查一次至28周；28~36周每两周一次；36周后每周一次至分娩。孕期检查一般需10~12次。

孕期小百科

孕妇卫生宣教主要是使孕妇了解孕期正常的生理过程，如了解孕早期和孕末期尿频是与膀胱受压有关；心悸气短多是因植物神经功能紊乱所致，不一定是心脏器质性改变；小腿抽筋是因缺钙；下肢水肿应该采取左侧卧位等。

日常生活中需了解随着孕月增加衣着要宽大松软，尽量避免去公共场所以防疾病传染；不吃对胎儿有害的药物，如四环素、去痛片、磺胺类等，有病又要适当服药；饮食应经常吃些新鲜蔬菜、水果及高蛋白、高维生素的食品以增加营养。妊娠后的前3个月及8个月后要节制房事；孕期要做自我监护；注意掌握好到医院的分娩时机，如有畸胎史、遗传病史可去医院做产前诊断；有妊娠合并症如妊娠期高血压、产前出血、低体重儿应得到及时治疗等。

没有按时检查该怎么办

如果不按期进行产前检查，就不能及时发现妊娠并发症及胎位、胎儿异常，是造成难产的重要原因之一。因此，按时到医院检查对孕妇和胎儿健康有益，如果因为特殊情况没及时到医院检查，应尽快到医院进行检查，并向医生说明在没有检查期间所发生的一切情况，如有无腹痛、阴道出血、发烧、有毒物质接触、头痛、头晕、眼花等不适，有无胎动异常、阴道流液等。

超声检查

超声检查简称B超，是先进的物理诊断技术，它在诊断胎儿畸形、发育异常及胎盘、脐带、羊水的病变中能发挥重要作用。一般医生会在下列情况下建议做B超检查：

● 孕初期有阴道出血，排除是否有宫外孕，是否有先兆流产，是否有葡萄胎。

● 妊娠周数与子宫大小不符时，了解胎儿发育情况，是否有胚胎停育，月经不规律者可帮助确定预产期。

● 了解是否有胎儿畸形，应该在妊娠18～20周做检查。

● 了解胎儿生长发育情况，是否有胎儿宫内发育迟缓，多在妊娠中晚期。

● 临产前估算胎儿大小，确定是否能够经阴道分娩。

● 当检查怀疑胎位不正，又不能确定时，通过B超检查帮助诊断。

● 妊娠超过预产期，要通过B超了解胎儿、羊水、胎盘情况。

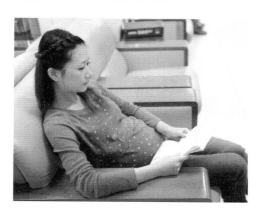

孕期可以不做B超检查吗

随着优生优育观念深入到千家万户，人们探索着如何使下一代更加健康聪明。出生缺陷是影响出生质量的重要因素，我国出生缺陷约为18‰，其中多数可通过B超检查发现，如多趾畸形、心脏畸形、内脏畸形等，发现后医生可根据情况建议是否需要终止妊娠。

应该在怀孕多少周做超声检查

如果妊娠期间一切正常，整个孕期做2～3次B超检查就可以了。

第一次B超最好在妊娠18～20周进行，此时胎儿的各个脏器已发育完全，可看到每一个重要的脏器有无异常。若有异常可及时采取相应措施，对母亲身体的影响也较小。如果没有异常情况，可以一直等到妊娠最后几周再做第二次B超检查，估计胎儿的大小，了解胎盘的位置及羊水量的多少。预产期过后仍未分娩，应再做B超，了解胎盘老化情况、羊水多少及胎位等情况。

如疑有胎儿生长迟缓，需通过数次B超检查才行。妊娠晚期如果羊水减少，也需要多次B超检查，因为羊水量越少，胎儿发生缺氧，出生时发生窒息的可能性就越大。

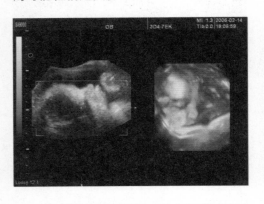

🌀 什么是侵入性检查

这是一种特殊的检查方法，由于需要用一根锋利的针穿破皮肤和子宫壁来取得样本，所以称之为侵入性检查。

侵入性检查的目的是证实胎儿的性别和基因组成，可以检测出胎儿的染色体异常，如唐氏综合征、神经管异常（如脊柱裂）和基因异常（如囊性纤维病）、血友病、萎缩性肌无力、镰刀状

细胞性贫血。脐带血穿刺检查还可以证实胎儿是否有贫血或者感染的存在。

🌀 侵入性检查的几种方法

侵入性检查有3种不同的方法。从胎盘上取少量绒毛样本的方法称之为绒毛取样法。从子宫腔内取少量羊水用于检测的方法称之为羊膜腔穿刺法。而从脐带上取一些胎儿血液用于检测的方法称之为脐带穿刺法。

一般情况下这些检查是由有超声经验的医生来完成。在一些医院是一名或几名产科医生和超声科医生共同完成。而在专业机构里，疑难病例的操作经常是由有一定经验的专家，主要是产科医生来完成。

绒毛取样法和脐带穿刺法7天后就可以得到结果，而羊膜腔穿刺法则需要2～3周才能得到结果，因为羊水必须在实验室内进行培养后才能获得胎儿细胞。

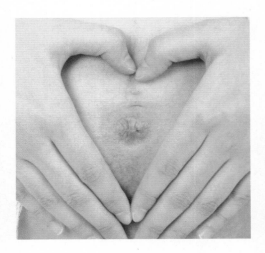

侵入性检查是否安全

这些侵入子宫腔的检查方法虽然只是小手术，但还是会给胎儿带来一定的危险。有经验的专家可以把风险降到最小，你可以就这个问题和医生进行讨论。目前，这些侵入性检查造成流产的概率是1％～2％。

针穿刺入子宫腔的时候可能会感到一点儿不适，出于这个原因，医生可以

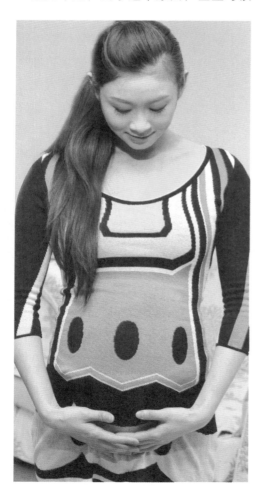

在穿刺部位进行局部麻醉，从而减少刺痛的发生。

为什么医生给我做这种检查，而不是另一种

选择哪种检查方法要根据孕妇的具体情况。

在妊娠11周以后可以采用绒毛取样法，绒毛取样获得绒毛细胞检查胎儿有无染色体病及特定的单基因遗传病。

14～26周可以选择羊水穿刺，羊膜腔穿刺羊水细胞进行染色体检查或基因诊断各类遗传性疾病。

脐带穿刺最好在妊娠18～24周进行，主要检测染色体异常疾病，如染色体的缺失、插入、易位、倒位或扩增等结构异常和非整倍体、三体、单体等。

检查结果的准确率

极少的病例可能会发生，如穿刺样本中的细胞是你的而不是胎儿的，这种现象我们称之为母亲污染。有时候实验室内培养羊水细胞失败而不能进行有效的分析，这样可能需要重复羊膜腔穿刺的检查。

上述所说的现象很少发生，但是如果发生了这种情况，也不必担心，如有某种疾病，医生会告诉你下一步该如何办。

做完这些检查后是否需要特殊护理

做完检查后1～2天应避免剧烈运动。可能会感到有流水现象发生，但是不必担心，除非出现发热的情况。在经阴道绒毛取样术后，出现少量阴道出血是正常的，出血往往是深棕色的，几天以后自然停止。如果出血超过3天，新鲜或出血量较大伴有血块而且感到疼痛，应该马上到医院就诊（如果孕妇的血型是Rh阴性，手术后应该主动进行抗D免疫球蛋白的注射治疗），如无上述情况，只需在家适当休息。

手术后当天，不要操劳、活动，直到隔日没有不适后再恢复日常作息。如果回家后数日内，出现发烧、持续腹痛、阴道出血、阴道持续水样液体渗漏的任何一种症状，都应速回医院诊治。

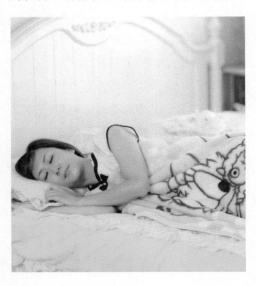

需要做的检查

在孕8～10周可以经宫颈行绒毛取样，也可以在10～12周经腹取绒毛，做染色体分析、生化测定。

通过血液检查可发现胎儿的问题有：唐氏综合征（染色体异常）、神经管畸形，糖尿病等。

B超、胎儿超声心动图等检查可发现胎儿是否正常及发育情况，同时也可发现胎儿畸形。

如果血液检查或超声检查发现胎儿有问题，为明确诊断羊水穿刺或脐带穿刺是必须的，这种检查是抽取羊水或胎儿的血，做甲胎蛋白及生化测定，进行染色体分析，检测胎儿成熟度等。

胎儿镜检查可以观察胎儿外形、表面结构有无异常，同时进行宫内治疗，一般在孕15～20周进行。

X线检查：X线摄片检查可诊断无脑儿、脑积水、脊柱裂等骨骼畸形。胎儿骨骼在妊娠20周后开始骨化，所以在妊娠24周后对胎儿进行X线检查最适宜。诊断剂量的X线照射对胎儿并无不良影响。

需要特殊检查的情况

如果怀疑自己或胎儿可能患有疾病时，则需要做一些特殊检查。

如果年龄超过35岁，高龄孕妇易

发生胎儿染色体异常，此时需要做特殊检查。

如果属于高危妊娠，胎儿在母体内继续生活可能出现不良后果或危及生命时，医生会选择适当时机给予引产，在引产前需要了解胎儿成熟度，此时将做特殊检查，如抽取羊水或血液。

做常规B超检查时，怀疑胎儿神经管缺陷等畸形或孕妇的血中甲胎蛋白异常高值者；做特殊检查将明确诊断，及时做出治疗计划，必要时终止妊娠。

做产前诊断时，如果发现孕妇的细胞遗传学检查及先天性代谢异常；夫妇双方或一方是某种基因病患者或曾生育过基因病患儿；前胎为先天性愚型儿或有家族史；在此种情况下应做特殊检查。

总之，必要时做特殊检查，对孕妇、家人及胎儿是有利的。

产前检查可能发现的异常

通过产前检查通常可发现：巨大儿、胎儿宫内发育迟缓、前置胎盘、先天畸形、染色体异常和遗传病等。巨大儿、胎儿宫内发育迟缓时通常孕妇合并妊娠疾病，如糖尿病、贫血、心脏病等；先天畸形，染色体异常和遗传病多发生于年龄大于35岁或小于16岁，有遗传病家族史，接触过有毒物质或异常分娩史的孕妇。

发现先天畸形

先天畸形是胎儿身体发育的异常，如兔唇、无心脏、无脑儿、脊柱裂、肢体缺如、多趾等，这些不是染色体或遗传引起，通常很难找到原因，少数可能与妈妈感染风疹病毒有关，也可能与饮

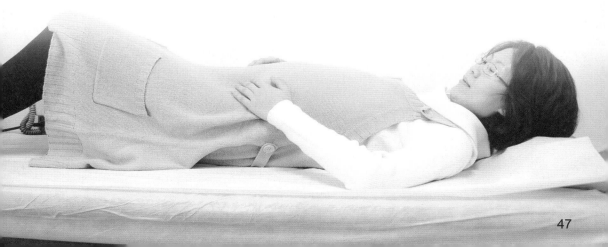

食失调（如叶酸缺乏）、怀孕早期服药有关。

发生兔唇、足内翻、多趾等出生后可通过手术治疗，治疗后恢复正常；严重畸形，如心脏、中枢神经系统疾病等，通常在24周前出现死胎或流产，如没有出现死胎和流产，不管怀孕任何时期发现，都应该到医院终止妊娠。

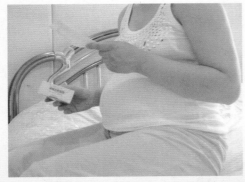

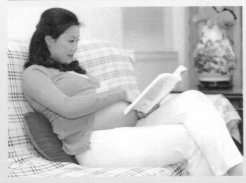

特殊血液检查

特殊血液检查是诊断疾病的依据，一般有三种类型：

发现可能影响怀孕的现有疾病，如糖尿病、艾滋病等；

基因疾病的诊断，如地中海贫血、镰刀型贫血等；

检查血液中可能引起胎儿畸形的物质，如唐氏综合征等。

这些检查对母亲、胎儿都没有危险性，抽血后一般在下次到门诊例行产前检查时由门诊医师告知结果。

唐氏筛查的准确率

唐氏综合征为第21条染色体上多了一条染色体，导致新生儿身体发育异常、智力低下等，此病多见于年龄较大的孕妇。

唐氏实验是通过抽取母体血液筛查该疾病的一种方法，也就是说该实验不是绝对地可靠，一般在15～16周抽血检查，根据血中激素水平高低判断是阴性还是阳性，如阳性胎儿患唐氏综合征的机会明显增加，约为1/270，为明确诊断需做有创检查，如羊水穿刺或脐带穿刺，以明确诊断有无异常。35岁及以上的孕妇应在围产期对唐氏综合征进行筛查。

弓形虫病检查

弓形虫病是寄生虫病，主要通过猫传染给人类，弓形虫可通过胎盘感染胎儿，引起胎儿失明、癫痫、智力低下。

为避免先天性弓形虫病儿的发生，

应对有明显动物接触史的孕妇，在早、中、晚期分别进行弓形虫病检测，以便及时终止妊娠或及早给予足量药物治疗。

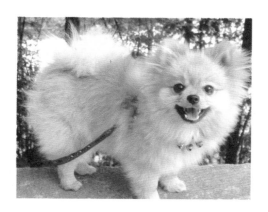

糖尿病检查

凡有糖尿病家族史、孕期尿糖多次检查为阳性，年龄大于30岁，孕妇体重大于90千克，反复出现的霉菌性外阴、阴道炎，反复自然流产，死胎或分娩巨大儿，畸形儿史，本次妊娠胎儿偏大或羊水过多者，就有患妊娠糖尿病的可能。妊娠糖尿病对母婴都有危害，表现在易发生妊娠高血压综合征、羊水过多、新生儿低血糖、巨大儿发生率和难产危险性增加等。

妊娠糖尿病未经治疗会出现的问题

妊娠糖尿病对母儿的影响及影响程度取决于糖尿病的病情及血糖控制水平。凡病情较重者对母儿的影响较大。

对孕妇的影响主要表现为高血糖可使胚胎发育异常甚至死亡；妊娠期高血压疾病、羊水过多的发生率增高；因巨大儿发生率明显增高，难产、产道损伤、手术产的几率增高；易发生糖尿病酮症酸中毒和感染。对胎儿的影响表现为巨大胎儿、胎儿生长受限、早产、胎儿畸形等的发生率增高。所以及时检测，及时发现妊娠糖尿病，给予及时治疗是非常重要的。

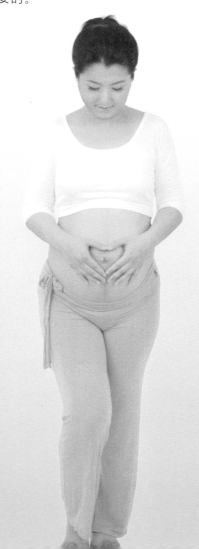

孕期发现患有妊娠糖尿病，产后会好吗

如果在孕期患有糖尿病，分娩后虽然会好转，但患糖尿病的机会明显增加，故分娩后尽早复查，一般在产后6～12周一定要到医院做空腹血糖检查或糖耐量试验，如果正常，也要每三年检查一次血糖。如再次妊娠，60%～70%的患者会再次发生妊娠糖尿病。

HIV检查

HIV感染的孕妇在妊娠期HIV能通过胎盘传染给胎儿，或分娩时经软产道及出生后经母乳喂养感染新生儿，所以HIV检查是很有必要的。

HIV存在于感染者的体液，如血液、精液、阴道分泌物、眼液、尿液、乳汁、脑脊液中。主要经过性传播，包括同性接触及异性接触。HIV感染者及携带者均有传染性。其次为血液传播，多见于吸毒者共用注射器；接受HIV感染的血液、血制品；接触HIV感染者的血液、黏液等。所以对与HIV/AIDS患者密切接触、有静脉注射毒品、使用进口血液制品、性紊乱及多个性伴侣、患多种性传播性疾病的高危人群，进行HIV抗体检测。对HIV抗体阳性者进行教育及随访，防止继续播散，并对其配偶及性伴侣检测HIV抗体。目前HIV感染无治愈方法，主要采用抗病毒药物及一般支持对症治疗。HIV病毒携带者或感染者，应选择终止妊娠。

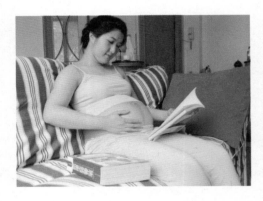

学习胎教

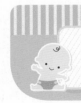

什么是胎教

胎教是指母体对胎儿进行一系列的促进身心健康的措施。它是以调节孕期母体的内外环境，促进胚胎发育，改善胎儿素质为目的的一种科学方法。胎教的目的是创造适合胎儿生长发育的有利条件；同时利用现代科学技术，根据胎儿各时期的发

育特点，有针对性地、积极主动地给予各种信息刺激，促进胎儿身心健康发育，为出生后早期教育打下良好基础。

常见的胎教种类

饮食胎教

饮食胎教指合理、均衡地摄入各种营养素，通过合理的烹调方法，以满足孕妇的身体需求和宝宝的生长发育要求为宗旨的胎教方法。饮食胎教既包括避免对孕期有影响的饮食，又包括根据不同孕期的特点加强饮食营养。

音乐胎教

音乐胎教是利用优美的乐曲，陶冶宝宝情操，调解孕妇情绪的胎教方法。

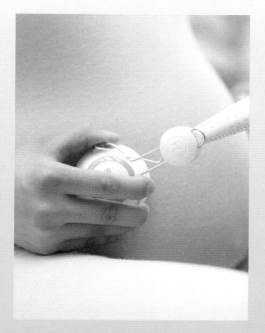

运动胎教

运动胎教，顾名思义就是通过适当的运动达到调节孕期不适的目的。与饮食胎教、音乐胎教相比，运动胎教可以在很大程度上缓解孕期身体疼痛、疲倦、浮肿、抽筋、痔疮、消化不良等现象；还可以帮助孕妇合理控制体重，增强皮肤、肌肉组织的弹性，为分娩和产后恢复做准备。在广义上，游泳、体操、瑜伽和普拉提等胎教方式，都可以列入运动胎教的范畴。

按摩胎教

按摩胎教就是利用按摩手法，对身体相关穴位进行按摩，以达到缓解孕期不适的目的。怀孕之后，孕妇不得随意服用药物。如果出现孕期不适，甚至症状逐渐加重时，可以通过按摩解决不适。按摩胎教根据人体穴位和孕妇的身体状况辨证施治，具有一定的科学性和可操作性。怀孕时如果接受按摩，一定要告知自己怀孕的事实，且按摩手法一定要轻柔。

触摸胎教

触摸胎教是指孕妇或者丈夫用手轻轻地抚摸孕妇的腹壁，对胎宝宝进行触觉上的刺激，以促进其感觉神经及大脑发育。这种胎教方法既可以帮助孕妇缓解紧张，又可以使夫妻关系变得更亲密，还可以带给胎宝宝良性的刺激，使其做出适当的反应。与按摩胎教不同，触摸胎教比较随意，也不是针对孕期不适而采取的胎教方法。

情绪胎教

情绪胎教就是保证孕妇的良好情绪和愉悦心情以促进宝宝健康发育。要想使孕妇拥有良好的情绪和心情，最主要的是靠自己和亲友的调节，特别是丈夫等与孕妇最亲近的人给予最大限度的理解和呵护，对那些性格比较内向的孕妇，更要加强心理调整。所以，正确对待怀孕过程中出现的生理变化，在丈夫和其他亲人的帮助下控制好自己的情绪，是胎教中不可缺少的重要一环。

语言胎教

语言是孕妇和丈夫与胎宝宝交流的最直接的手段。经有关研究发现，一般在孕7~8个月的时候，胎宝宝开始产生意识的萌芽。此时胎宝宝的神经管道发育已经基本达到新生儿的水平，当他的大脑捕捉到外界刺激时，就会穿过神经管道，将这种外界刺激传达到身体各部。这时孕妇和丈夫用文明、礼貌、优美的语言，有目的地与胎宝宝进行交流，使胎宝宝感受最初的语言刺激的方法，就称为语言胎教。

日记胎教

日记胎教是孕妇将家里发生的事情、自己的工作经历、对胎宝宝的期望等，通过写日记的形式，讲述给胎宝宝的胎教方法。日记胎教可以记载平淡的日常生活、孕期检查等情况，既可以疏导孕妇的心情，缓解紧张情绪，又可以成为记录宝宝成长的纪念册。

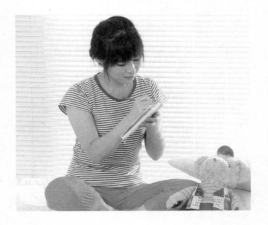

环境胎教

环境胎教是指孕前和孕期为宝宝创设良好的宫内环境，同时注意对胎宝宝造成影响的外部环境因素，如噪音、化学用品、药品、居室环境、办公环境等。从广义上来说，孕前和孕期检查、营养状况、服用药物，孕妇的情绪变化等都属于环境胎教的范围。随着社会的发展，环境胎教越来越受到重视，人们也越来越注重孕期宫内环境、自然环境、居室环境和工作环境，这也就构成了环境胎教的相关内容。

❀ 阅读胎教 ❀

阅读胎教是指阅读对胎宝宝生长发育和孕期保健有作用的书籍，对胎宝宝进行胎教的方法。阅读胎教是一个综合运用情绪胎教、营养胎教、童话胎教的过程。在阅读的过程中，丈夫也可以很好地参与进来，为孕妇和胎宝宝阅读图书，从而增强胎教全家总动员的效果，加深亲子关系和夫妻关系。

❀ 视觉胎教 ❀

视觉胎教是利用光线等视觉刺激，为胎宝宝扩展视觉能力的胎教。孕妇可以通过名画鉴赏过程，为胎宝宝讲解绘画知识，也可以到博物馆或画展欣赏书法、绘画、陶艺等。视觉胎教既可以使胎宝宝受到良好的艺术熏陶，又可以提升孕妇的审美感受，缓解她的紧张情绪。

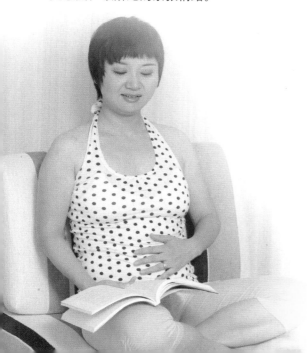

❀ 瑜伽胎教 ❀

瑜伽源于古印度，现已受到全社会的广泛欢迎。瑜伽胎教是根据孕妇的身体调节而采取的、节奏舒缓、动作轻柔的瑜伽运动。瑜伽胎教讲究人与自然的和谐、共鸣，从而使孕妇情绪平稳、内心充实。瑜伽胎教也可以在很大程度上缓解孕期肌肉和情绪紧张，为分娩做充足的准备。

☺ 进行胎教的好处

适宜的胎教方法可以在视觉、听觉和触觉等方面刺激胎儿，促进胎儿大脑神经细胞不断增殖，在胎儿大脑神经系统发育完善的过程中，孕妇受到外界良好的刺激，保持良好的心理状态，此种状态通过血流流经胎盘到达胎儿体内，有利于胎儿特别是大脑的发育，促使胎儿天资向良好方向发展，达到优生的目的。

☺ 怀孕了，就应该对宝宝进行胎教吗

宝宝未来的相貌、气质、教养及健康状况等都是由父母双方所给予的遗传物质、家庭环境、教育等因素来决定。怀孕意味着宝宝新生命的开始，即宝宝外在环境的胎教过程可以开始了，所以，应该给宝宝进行胎教了。特别注意

的是，胎教不是想做就做、不想做就不做的事，建议持之以恒，一定会对宝宝有好处的。

孕妇听音乐的时候，宝宝能听到吗

宝宝23周开始有听觉，他每天可以听到妈妈血管内血流的声音、肠管蠕动的声音和妈妈心跳的声音等，但是他更感兴趣的是外界的声音，如谈话声、音乐声等。所以，宝宝是可以听到音乐的，这在宝宝的发育过程中给宝宝带来的影响最大。

对宝宝有好处的乐曲

音乐对胎教的影响毋庸置疑，和任何事物一样，音乐有美也有丑，有善也有恶。丑的、恶的音乐对人的个体生长有害无益，而美的、善的音乐对人的个体发育生长帮助很大，甚至有意想不到的效果，胎教音乐就是如此。所以选择合适的胎教乐曲显得尤为重要。胎教音乐应该选择音量适中，格调轻松，节奏舒缓的曲子。如《二泉映月》、《渔舟唱晚》、《仲夏之梦》、《春江花月夜》、《平沙落雁》等作品轻盈灵巧、优美细致、安详柔和、富诗情画意，具有催眠镇静作用；《江南好》、《春风得意》、《喜洋洋》、《春天来了》、《春之声圆舞曲》等曲调优美酣畅，旋律轻盈优雅，能起到舒心、解除忧郁之功效；《步步高》、《娱乐升平》、《狂欢》等曲目曲调激昂，振奋人心，可引人向上；《假日的海滩》、《锦上添花》、《矫健的步伐》、《水上音乐》等清丽柔美，抒情明朗，能消除疲劳；所有这些乐曲对宝宝的生长发育都有一定好处。

孕妇心情不好对宝宝的影响

胎儿是有感知力的，它能清楚地辨别出母亲的态度、感情等一系列心理活动意图。母亲情绪良好，宝宝出生后就大多聪明伶俐，性格外向；而心情不好、生活不幸福的母亲，会使宝宝时常

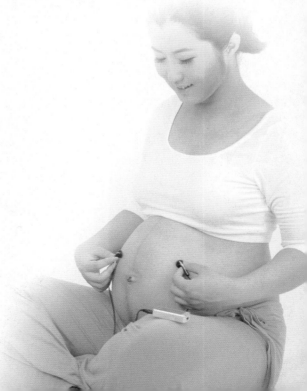

躁动不安。特别是怀孕前3个月，正是胎儿各器官形成的重要时期，如孕妇长期情绪波动大，就可能造成胎儿畸形。在孕7~10周内，孕妇精神极度不安，胎儿唇裂或腭裂的发生率较高。同时，孕妇烦躁不安时，胎动次数要比平时增加数倍，胎儿体内消耗过多，出生体重比一般婴儿轻。出生后容易发生神经功能紊乱，反应迟钝，往往存在自卑、怯懦等生理缺陷，会造成吐奶、哺乳困难、躁动不安、易哭闹等。所以，为了心爱的宝宝，在整个孕期孕妇应尽量保持一个愉快的心态。

如何生出聪明的宝宝

胎儿的智能智商是受遗传物质、营养因素和环境因素等多方面条件影响的，所以要生出一个聪明的宝宝，受孕

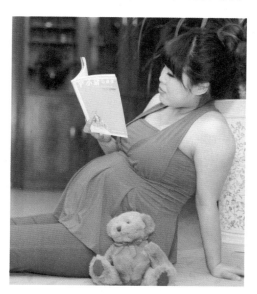

的时机要正确，要保证爸爸妈妈受孕时的良好状态；注意营养的全面补充；环境因素，包括社会环境、工作环境、家庭环境、生活环境等也起重要作用，应尽量避免一些不良事情的发生，保持妈妈的良好心态。

孕妇和宝宝说话，宝宝能感觉到吗

孕23周胎儿开始有听觉，孕30周胎儿能听到声音。宝宝在妈妈肚子里能听到很多声音，尤其是妈妈的。爸爸要与胎儿多对话，有利于宝宝出生后与父亲建立起更亲切、深厚的父子关系。

妈妈、爸爸或家人要有目的地对子宫中的胎儿讲话，给胎儿期的大脑新皮质输入最初的语言印记，为后天的学习打下基础。

触摸胎教的好处

孕27周胎儿开始有触觉，父母通过在母亲腹部的触摸可以引起胎儿一系列的反应，引起胎儿的运动感觉，促使胎儿在子宫内活动，顶头蹬足，反转身体，这些活动将有助于发展胎儿的运动能力和平衡能力。"触"能引起胎儿良好的触觉和动觉，"摸"可以促进胎儿整体的新陈代谢，调整胎儿各部分功能协调统一。

丈夫抚摩孕妇的腹部，宝宝能感到吗

当然能感到，因为母亲腹壁和子宫、羊水、胎儿是紧密相连的，丈夫抚摩、触压或叩击孕妇的腹部也就间接触摸了胎儿，满足了胎儿对皮肤接触的需要。医学家发现当准妈妈或准爸爸触摸胎儿脸部的时候，胎儿会出现眯眼、皱眉等动作；当触到胎儿的手心时，胎儿会出现紧握拳头的动作。所以当爸爸、妈妈在腹部触摸时，胎儿是可以感到的。

孕妇平卧于床上，充分放松，爸爸将两手放在孕妇的腹部，按照从上到下、从左到右的顺序随音乐节奏轻轻抚摩胎儿，每次5～10分钟，宜在每天同一时间进行。

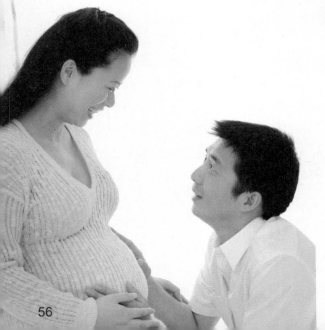

看电视与胎教

电视的信息容量大，内容丰富多彩。但是电视在工作时会在室内产生高压静电效应，使大量阳离子从屏幕中释放出来，将室内空气中的阴离子消耗。在阴离子缺乏的空间时间越长，对身体越不利，如孕妇长时间看电视，会有眩晕、乏力、食欲减退、心情烦躁、情绪不稳定等反应，引起早产、流产、死胎或先天畸形等。所以，孕妇看电视时间应在1小时之内，同时建议选择积极向上的节目观看，这样对宝宝会有一定的积极作用。

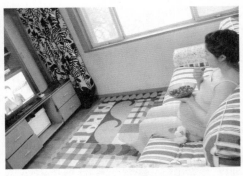

胎教日记

父母可以通过胎教日记记录怀孕期间的点点滴滴。胎教日记不仅记录了怀孕期间的趣闻逸事，还记录了宝宝出生前的生命历程。无论是随笔形式、日记形式或其他形式，无论是母亲写、父亲写或两个人共同写，也无论是快乐的事、担心的事或是难过的事，只要用心去写，相信它可以成为一种记忆，也可以成为宝宝出生后的一份礼物。总之记录胎教日记是非常有意义的。

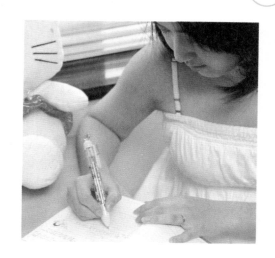

　　胎教日记记录的形式、时间、内容都没有特别严格的要求，但是有一些内容最好记录，如末次月经的时间、早孕反应出现的时间、胎动出现的时间、孕期是否有出血的情况、产前检查的情况、孕期患病的情况及是否服用药物、怀孕末期胎动情况、临产征兆、产程经过的记录等。

参加孕期保健课程

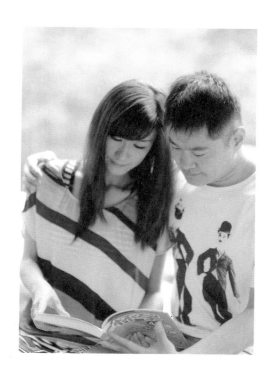

成为一对称职的父母应该如何开始

　　对这个问题没有一个简短的回答。但是，有这种想法是一个好的开始。大多数的父母可能告诉你要用一生来学习如何成为称职的父母。你将同自己的孩子一块成长，无论你读了多少关于如何养育孩子的书，你总会感到有新的东西要学，这是给予父母的一项挑战。

　　一些要当父母的人不仅担心自己的适应力，而且害怕不能处理好那些特殊的压力。以下几种办法或许可以帮助你们：

参加孕妇学校。在这里将得到关于分娩和婴儿护理的相关实用性的知识，同时可以遇到其他的准父母，同他们进行交流和经验的分享。

讨论生活中即将发生的变化。可以和你的父母或者有小孩的父母进行交流，他们可以告诉你们养育孩子的困难，但同时他们也承认不可想象没有孩子的生活，因为和孩子相处的经历带来的是精神上的富有。

孕期保健课程

孕期保健课程就是孕期生理、保健及分娩的课程。比较好的形式应该是夫妻共同参加，因为课程的内容包括孕期到分娩的身体锻炼，提倡母乳喂养，讲解婴儿的护理等。还有一些为丈夫们准备的专门课程，教授丈夫如何在产程中发挥作用，鼓励妻子，同时告诉他们如何照顾新生儿。

孕期保健课程由谁进行授课

孕期保健课程主要由医院的健康教育人员、医生或助产士完成。孕期保健课程往往是免费的。当然也有提供教育课程的独立机构，在这些机构讲授孕期知识的老师往往有分娩的经历，但是他们不一定是医生或助产士，这些课程是要收费的。

参加孕期保健课程的好处

它提供了一个轻松而非正式的环境，在这里可以和其他准父母学习分娩的知识和技巧并进行相互交流。如果孕妇为分娩做了充分的准备，在进入产程后就会放松而不紧张了，这可能使孕妇有一段无痛而且没有恐惧的产程经历。如因为客观原因不能参加，一定要和丈夫一起多看一些相关的书籍。

开始参加孕期保健课程的时间

早孕保健课程（12周前），孕中期（28周前）、孕晚期（28周后）应各参加一次。

孕早期保健课程

孕期营养、孕期感染对母亲胎儿的影响、孕期体重监测的重要性与方法、孕期心理卫生、孕期运动与分娩的关系、有备分娩。

孕中期保健课程

孕期自我监护、了解分娩过程、剖宫产对母亲和孩子的影响、影响分娩的因素、丈夫在分娩中的作用、镇痛助产。

孕晚期保健课程

母乳喂养的好处与方法、产褥期保

健、新生儿常见疾病、入院流程及医院环境介绍、早期教育的重要性。

推算预产期的方法

首先，一定要记清楚自己最后一次月经来潮的日期，如果月经周期正常，预产期为：月份减3或加9，日期加7。如末次月经为2013年3月5日，预产期为：2013年12月12日。

如果未记清自己最后一次月经来潮时间，可以根据自己出现早孕反应，如厌食、乏力、择食、恶心、呕吐等时间来推算，因为出现早孕反应的时间一般在妊娠6周左右。如果早孕反应不明显，可以根据自己出现胎动的时间推算，多数妊娠女性出现胎动的时间为16周左右。当然医生也会通过妇科或超声检查推算出孕周。妊娠达孕40周的日期就是预产期。

了解胚胎

卵子被释放以后

卵子自卵巢释放后，被输卵管伞"捡拾"，随着输卵管伞端上皮细胞纤毛的作用，数分钟后进入输卵管，输卵管内纤细的纤毛会推动卵子前行，继之被运送到壶腹部。到达壶腹部与峡部连接处时，由于该处肌肉的收缩，停留于该处2～3天，等待受精。如卵子与精子相遇，则开始了受精过程；如没有与精子相遇，卵子自行退化。

受精的发生

所谓的受精是男女成熟精子和卵子的结合过程。当精液射入阴道内，精子离开精液经宫颈管进入宫腔与子宫内膜接触，解除精子顶体酶上的"去获能因子"，此时精子获能，继续前进进入输卵管，与在输卵管等候的卵子相遇，精子争前恐后，利用自己酶的作用，穿过卵子的外围屏障，当其中一个强壮的精子的头部与卵子表面接触之时，其他精子不再能进入，此时为受精过程的开始，当卵子的卵原核和精子的精原核融合在一起形成受精卵时，则标志着受精过程的完成。

精子和卵子的相遇

精、卵一般在输卵管峡部与壶腹交界处相遇，输卵管即为受精的部位。偶尔受精会发生在其他部位，比如，卵巢，这种情况就是异位妊娠。

受精之后

受精是卵子和精子的融合形成受精卵。受精卵形成后开始有丝分裂，同时借助输卵管的蠕动和纤毛的推动，向宫腔方向移动，受精后第3天分裂为16个细胞的实心细胞团，称为桑葚胚，也称早期囊胚；第4天早期囊胚进入宫腔并继续分裂发育成晚期囊胚；第5天至第7天囊胚开始着床，在着床的同时，内细胞团形成了两层细胞结构，即胚盘，以后发育成胚胎。

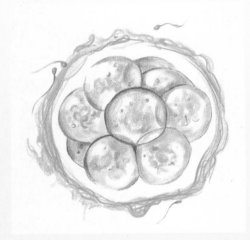

囊胚到达宫腔后

囊胚到达宫腔后，子宫内膜细胞会释放化学物质，发出信号，使月经周期终止，允许囊胚着床，囊胚需经过定位、黏着和穿透逐渐埋入并被子宫内膜所覆盖，此时子宫内膜将迅速发生蜕膜变，致密层蜕膜样细胞增大变成蜕膜细胞。使得囊胚正常发育，孕卵发育成胚盘，再发育成胚胎。

胚胎早期发展是否有特殊模式

胎儿的发育大致可分为胚胎期和胎儿期两个阶段，受精卵形成后的8周是胚胎的早期发育阶段。胎儿的各个器官和系统基本上是在这段时期内形成的。这一时期虽仅仅只有两个月，但正常发育过程可能受遗传缺陷和所处环境因素的影响，它是胎儿畸形形成的最危险时期。人们通常将56天视为胚胎期和胎儿期的分界。故从受孕第8周至胎儿娩出的这段时间称为胎儿期。按WHO颁布的标准，即受精满7天算1周龄，第1～7天为第1周，第8～14天为第2周，第15～21天为第3周，依此类推。

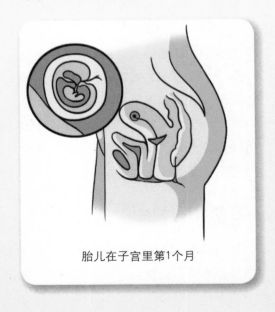

胎儿在子宫里第1个月

胚胎是否有身体感觉

在孕3周末胚胎神经板形成，第4周形成前脑、中脑、菱脑，前脑发育成大脑半球，中脑发育成动眼神经、滑车神经核、脊髓束等，后脑形成小脑、桥脑、延髓及运动神经等。孕8周细胞突的连接功能完成，可见颈及躯干俯曲。孕10周胎儿有自主活动，面部刺激可引起闪眼、开口和不完全手指及足指掌部弯曲等动作。故胚胎应该是有身体感觉的。

胎儿的成长

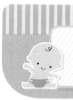

胎儿看起来大头小身子的原因

发育着的胎儿看起来是大头小身子，道理很简单：在受孕的最初几周内，大脑和头颅的发育速度远远快于身体的发育速度。后脑勺的发育速度比脑袋前部发育更快，因而胎儿的脑袋看起来像在打瞌睡或者蜷曲在身前。

胎儿肢体开始发育的时间

胎儿肢体生长速度较慢。大约在孕5周，胎儿肢体看起来像小叶芽或者皮肤皱褶。这些肢芽逐渐形成软骨（骨骼的雏形），直至孕8～9周，手指和脚趾形成。差不多在孕12周，软骨渐渐形成骨化中心，钙开始沉积于此部位，最终形成硬骨，这一过程将一直持续至宝宝出生。在

胎儿期和婴儿期，人体的生长发育首先从头部开始，然后逐渐延伸到尾部（下肢）。起初，手和脚看起来差不多，在孕12周后，手和脚才慢慢有了分别。

胎儿能够看到和听到的时间

在孕6周，原始的眼、耳看起来像脑袋上的小隆起，眼睛出现轮廓，外耳开始有小皱纹。在孕9周，眼睛和内耳发育成熟，这时辨认起来就容易得多了。但是眼睛仍然是闭合的，直到孕中期神经系统完全成熟，眼睛才能发挥功用。

胎儿血液是如何产生的

胎儿血循环约于受精后3周末建立，此时红细胞生成主要来自卵黄囊，

孕10周时肝脏为红细胞生成的主要器官，以后骨髓、脾逐渐有造血功能，妊娠足月时骨髓产生90％的红细胞。血红蛋白在原红细胞、幼红细胞和网织红细胞内合成，包括原始血红蛋白、胎儿血红蛋白和成人血红蛋白。在妊娠前半期均为胎儿血红蛋白，妊娠最后4～6周成人血红蛋白明显增多。胎儿血循环出现粒细胞是在孕8周后，孕12周胸腺、脾产生淋巴细胞，成为抗体的主要来源。妊娠足月时白细胞计数可高达$15×10^9$～$20×10^9$/升。

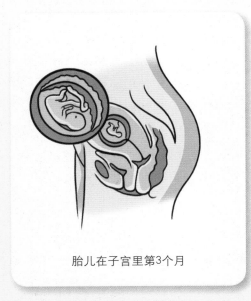

胎儿在子宫里第3个月

胎儿心脏的发育

心血管系统是胎儿发育中首先有功能的系统。胎儿心脏于受精后第18天或19天在先心区开始发育，细胞密集，成为左右各一条的心索，以后变成管状的心内皮管，此两管逐渐接近并融合，

在第22天时形成一个心管，随着心管的融合，其周围形成一层厚的细胞层，即心肌外膜，以后又分化成心肌和心膜。里面的心内管扩张后形成心内膜、心管心球、心室及心房。不久，心脏发育成"U"字形的球室袢，以后又形成"S"形的心脏，然后逐渐形成四个腔室，其中两个成为心房，接受血液；另外两个称为心室，泵出血液至肺和全身其余部位。在孕9～10周，独特的瓣膜在心房和心室的出口形成，确保血液只能顺着一个方向流动，而不会返流。宝宝的血液循环也就与妈妈的血液循环清楚分离了。

胎儿心脏开始跳动的时间

胚胎心脏跳动开始于第21～第22天，此时尚无神经组织出现。当胚胎长度为15毫米时，心率为65次／分，45天时为125次／分，63天时175次／分，然后逐渐降低，105天时为145次／分，孕中期至足月胎儿心率为135～155次／分。

开始能听到胎儿心跳的时间

听到胎儿心音可确诊妊娠为活胎。孕12周时，可通过一个叫做"胎心多普勒"的仪器探测胎心，它是高频声波，对胎儿无影响的超声多普勒声波。在孕18～20周时可用一般听诊器经孕妇腹壁听到胎儿心音，胎儿心音呈双音，节律整齐，似钟表"滴答"声，速度较快，正常时在120～160次／分。

脐带

脐带是连接胎盘和胎儿之间的纽带。有三条血管组成互相缠绕，其中两条是动脉，将血液由胎儿输送到胎盘。一条是静脉，血液从胎盘流向胎儿，血管由称为"华通氏"胶的物质保护并包围着血管。脐带是母体及胎儿气体交换、营养物质供应和代谢产物排除的重要通道。如脐带异常或受压使血流受阻时，将影响胎儿发育，甚至危及胎儿生命。

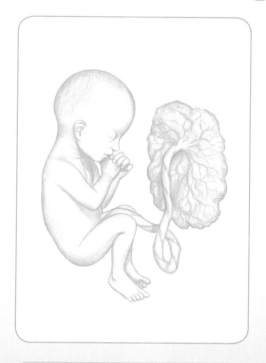

胎儿的脐带是否会打结

胎儿脐带会打结。脐带打结有假结和真结两种。脐带假结是指脐血管较脐带长，卷曲似结，或脐静脉较脐动脉长形成迂曲似结。一般无大危害，很少因血管破裂而出血。脐带真结多在孕3～4个月时发生，一般多发生于脐带过长，开始为脐带缠绕胎体，后因胎儿穿过脐带套环而成真结。脐带真结较少见，发生率为1.1％，其围生期死亡率为6.1％。如真结未拉紧则无症状，拉紧后胎儿血循环受阻常导致胎死宫内，多数在分娩后方能确诊。故脐带打结是无法预防的。

胎儿骨骼形成的时间

胎儿4周时生骨节中的中胚层细胞向三个方向移动：

围绕脊索形成脊椎；脊索消失，在两脊椎间生成椎间盘的胶质中心，称髓核；

向背部移动包围神经管，形成脊椎的脊椎弓；

向腹侧移动进入腹壁，将来在胸部形成肋骨。

大约在胚胎6周时每一脊椎出现软骨中心，骨的间质始基开始进行软骨形成。在12周时所有肢体初级骨化中心出现。出生后出现次级骨化中心。通常软骨转化为成骨的时间较长。骨化开始于胚胎期，直到25岁左右完全停止。

胎儿毛发开始生长的时间

14周时，眼眉及唇上的胎毛是胎儿出现的第一缕毛发。20周时胎儿就有很好的头发了。这个时期的头发叫毳毛。到出生时，毳毛和头发就会完全被动的被取代。在出生后3个月就会从新的毛囊中长出浓密的毛发。

胎儿会打嗝的原因

胎儿打嗝是为了试图呼吸而进行的胸廓运动，并且可以在超声扫描下看到。这种运动可以促使胎肺的膨胀和发育。但胎儿并不需要呼吸，因为氧气是通过脐带由胎盘输送到胎儿血液内的。

胎儿打嗝时，孕妇腹部出现阵发性跳动，不同于胎动，比较短促有节奏感，可以用手摸到。打嗝的时间没有规律，每天1～5次不等，95％的胎儿的打嗝频率为3～5分钟，频率慢的每分钟少于10次，快的可达50次以上。

胎肺成熟的时间

37周时胎肺已成熟。衬在肺气道表面的细胞已成熟，肺的许多小分支已形成，能确保出生后有足够的气体交换。这一阶段，肺已制造出足够的表面物质以使肺可以执行正常的功能。

孕40周胎儿的头颅骨是否有可塑性

胎儿头颅由三个主要部分组成：颜面、颅底及颅顶。孕40周时，胎儿头颅的颅底及颜面部骨已经骨化，颅底系由两块颞骨、蝶骨及筛骨所组成。颅顶骨是由左右额骨、左右顶骨及枕骨组成。这些骨缝之间是由膜相连，故骨与骨之间可能少许重叠，从而在压力下有一定覆盖度，称为胎头变形。故孕40周胎儿的头颅骨有一定可塑性，但较小。

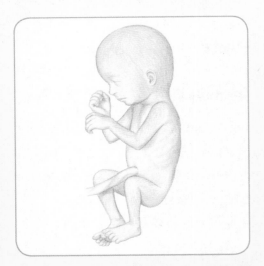

在羊水里生活的胎儿

羊水能保护胎儿免受伤害，并且维持子宫内平稳的温度。在14周前，羊水主要被胎儿表皮吸收，此后，肾脏开始工作，胎儿开始吞咽羊水。尽管胎儿周围羊水量相对恒定，但它时刻处于吸收和释放的状态，没有停止，直到34周时，子宫内的羊水量仍足以使胎儿活动和肌肉发育。

胎儿在羊水里不会沉底的原因

胎儿在羊水里是不沉底的，如果胎儿沉底，胎体将接触子宫壁，子宫壁受到外力，将直接影响胎儿，对胎儿产生不利的影响。

羊水的作用

所谓羊水，是指怀孕时子宫羊膜腔内的液体。在整个怀孕过程中，它是维持胎儿生命所不可缺少的重要成分。羊水有以下作用：

● 在妊娠期，羊水能缓和腹部外来压力或冲击，使胎儿不至直接受到损伤。

● 羊水能稳定子宫内温度，使其不至有剧烈变化，在胎儿的生长发育过程中，胎儿能有一个活动的空间，因而，胎儿的肢体发育不至形成异常或畸形。

● 羊水可以减少妈妈对胎儿在子宫内活动时引起的感觉或不适。

● 羊水中还有部分抑菌物质，这对于减少感染有一定作用。

● 在分娩过程中，羊水形成水囊，可以缓和子宫颈的扩张。

● 在臀位与足位时，可以避免脐带脱垂。

● 在子宫收缩时，羊水可以缓冲子宫对胎儿的压迫，尤其是对胎儿头部的压迫。

● 破水后，羊水对产道有一定的润滑作用，使胎儿更易娩出。

孕期小百科

羊水的成分和重量

羊水的成分98%是水，另有少量无机盐类、有机物、激素和脱落的胎儿细胞。羊水的重量，一般来说会随着怀孕周数的增加而增多，在20周时，平均是500毫升；到了28周左右，会增加到700毫升；在32～36周时最多，为1000～1500毫升，其后又逐渐减少。因此，临床上是以300～2000毫升为正常范围，超过了这个范围称为"羊水过多症"，达不到这个标准则称为"羊水过少症"，这两种状况都是需要特别注意的。

如何知道胎儿是否正常

在孕18～20周时，可在腹部进行超声扫描以查看脑、心脏等主要器官的情况。如果存在染色体和遗传方面的问题，就要进一步检查。要知道检查并不能保证宝宝完全没有问题，有些细微缺陷在出生前是无法看出来的。

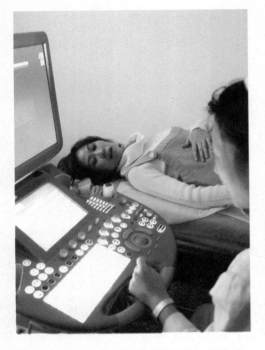

子宫壁、脐带或胎盘时，会像胆小的兔子一样立即避开。但随着胎儿到了孕中后期，变得胆大起来，不但不避开，反而会做出一定反应，如有时母亲抚摸腹壁时，胎儿会用脚踢作为回应。

胎儿在4个半月时，就能辨出甜和苦的味道，孕期快结束时，胎儿的味蕾已经发育得很好，而且喜甘甜味。胎儿在6个多月时就有了开闭眼睑的动作，特别是在孕期最后几周，胎儿已能运用自己的感觉器官了。当一束光照在母亲的腹部时，睁开双眼的胎儿会将脸转向亮处，他看见的是一片红红的光晕，就像用手电筒照手心时手背所见到的红光一样。

4个月的胎儿即可对外界的声音有所感知，而且凡是能透过身体的声音，胎儿都可以感知到。这是因为人体的血液、体液等液体传递声波的能力比空气大得多。这些声音信息不断刺激胎儿的听觉器官，并促进其发育，听觉在人体的智力发育中起着非常重要的作用。当胎儿发育到五六个月时，其大脑皮层结构已经形成，此时胎儿已经有了能够接受外界刺激的物质基础。

由此可见，胎儿尤其是怀孕中后期的胎儿，其触、视、听、味觉等都发育到了相当的程度，能够感受到一些外界活动，这时以一定方式进行胎教，可以促进胎儿身心健康发展。

胎儿在宫内会感觉冷吗

不会，羊水是孕育胎儿的"神奇之水"，能使胎儿在稳定的压力和温度中成长。羊水是指怀孕时子宫羊膜腔内的液体。在整个怀孕过程中，它是维持胎儿生命所不可缺少的重要成分。羊水具有保护胎儿，使胎儿能在稳定的压力和温度中成长。因此，宝宝有温暖的羊水做保护，是不会感觉冷的。

胎儿能感觉到宫外的事物吗

胎儿大约3个月就有了感觉。起初，当胎儿碰到宫内的一些软组织，如

胎儿在宫内对感染有免疫力吗

在怀孕期间至分娩后的几个月内，你可以通过胎盘为胎儿提供抗体以获得免疫力，胎儿也可在子宫内产生抗体。但这只发生在孕妇存在感染，孕妇和胎儿均无免疫力时。

引起宫内感染的致病微生物有：淋球菌、梅毒、巨细胞病毒、乙肝病毒、风疹病毒、单纯疱疹病毒、流感病毒、柯萨奇病毒、人乳头瘤病毒、艾滋病病毒、弓形虫、沙眼衣原体、解尿支原体等。孕妇感染后，致病微生物经血通过胎盘感染胎儿，这是引起宫内感染的主要传播途径，多发生在孕早期。宫内感染可通过预防接种，如风疹疫苗、乙肝疫苗等预防。目前我国还可进行风疹病毒、巨细胞病毒、弓形虫感染等早期筛查。

子宫内安静吗

子宫内是非常嘈杂的。血液通过动脉和胎盘流动的声音，静脉回流声音以及肠蠕动声，这相当于在游泳池潜水，宝宝也可听到声音，并且学着识别妈妈和爸爸的声音。怀孕4～5个月时，胎儿对声响就有一定的反应了。如突然的高频音响可以使胎儿的活动增加，反之，低频音响可使其活动减少。对胎儿能不能辨别母亲的声

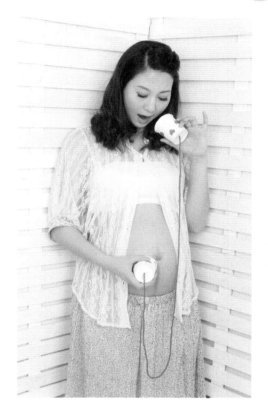

音，美国一位大学心理教授做了实验，他把两个音量减小了的耳机戴在一个新生儿的耳朵上，又给他一个有橡皮奶头的奶瓶，奶瓶与一根橡皮管相连，当改变橡皮管的压力时能够触发录音机的选择开关。结果教授发现，新生儿更愿意选择母亲的声音。胎儿还十分熟悉母亲的声音和心跳声。例如，当宝宝出生后哭泣时，若听到母亲的声音或躺在母亲的怀中听到其心跳声，宝宝就会停止哭泣，全身放松，产生一种安全感。当胎儿发育到五六个月时，其大脑皮层结构已经形成，此时胎儿已经有了能够接受外界刺激的物质基础。

孕妇的胎动正常吗

目前国内外均采用12小时胎动计数，即早、中、晚固定时间各测1小时胎动数，3次相加总数乘以4，即为12小时胎动数。12小时胎动在20次以上为正常。孕妇要及时掌握自己的宝宝在宫内的生活习惯。

若12小时内，胎动少于20次，或1小时内胎动小于3次，就表示胎儿可能有缺氧的情形，孕妇最好到医院做详细检查。胎动频率减少或停止，可能表示胎儿在子宫内处于慢性胎儿窘迫的状态，如缺氧，孕妇应该及时去医院。如果胎动减少发生在以前胎动正常的胎儿身上，可能是胎盘功能有障碍，或胎儿健康状况有不良变化，应尽快去医院。尤其是12小时无胎动，或一天内胎动小于10次，或者与前一天相比较，胎动减少了一半者，就更应小心处理。

胎动开始和结束的时间

对大部分的孕妇而言，胎动是种令人兴奋的体验，是让人能亲身感觉到生命正在自己的腹中孕育的证明。如果是头一胎，那么在18～20周，孕妇就会注意到胎动，如果这已不是头一胎，那么可能在16～18周，甚至更早期即能感觉到胎动。此时胎动微弱，有时不易与肠蠕动区别。其实，在胚胎期胎儿就有活动，只是活动微弱不能察觉，29～38周胎动最活跃，至足月略有减少。

38周以后胎动减少的原因

38周如果感到胎儿活动减少是正常的。胎儿已经足够成熟可以出生了。子宫内的空间和羊水相对减少，胎儿不能做幅度较大的转动和踢的动作，并且，孕妇可能感觉不到胎儿小的动作。

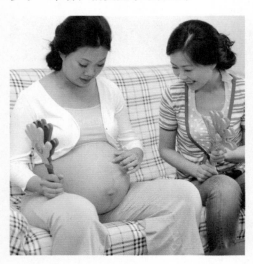

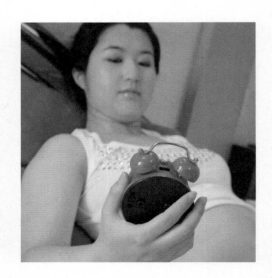

胎儿在宫内踢或者动是否会伤害孕妇

尽管28周以后，胎动幅度较大，但羊水会吸收外力，并且厚厚的子宫壁肌层也会保会孕妇的胃、肝和小肠。

胎动的强度与方向和胎儿的位置有关。如果胎儿面朝着脊柱方向踢打，你可能无法感觉到胎儿朝着腹部或肋骨踢动。如果胎儿踢动得较平时剧烈时，赶紧找个舒服安静的地方坐下来安抚胎儿，播放一些轻音乐，给胎儿唱唱催眠曲，或者哼些小曲，胎儿听到轻松的音乐会感到愉悦，也就放松下来了。另外，孕妇也可以跟胎儿说说话，读书给他听，或轻抚腹部亦有相同的效果。

听胎心的方法

胎心音系双音，犹如钟表的"滴答"声，声音清脆，节律整齐，速率较快，每分钟120～160次。胎心位置因胎位而异。如是头位，胎儿头朝下，在孕妇脐孔的右下方或左下方听。若为臀位，胎儿臀在下，就在孕妇脐孔的右上方或左上方听。要是横位，在孕妇的脐部听。只要孕妇记得医生检查时所说的胎位即可。如果胎心率每分钟超过160次或少于120次，或节律不规则，很可能是胎儿宫内窘迫的信号，必须立即去医院就诊。

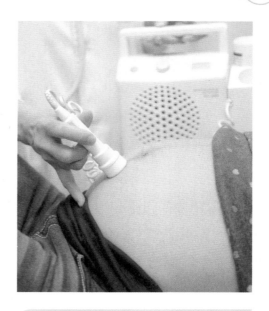

如何判断宫底高度

一般怀孕5个月末达到脐平，7个月末时在脐和剑突连线的中点上，怀孕足月时在剑突下三横指。宫底高度可以每周测量一次。若连续2～3周宫底高度无变化，或宫高明显低于怀孕月份，应及时到医院查找病因。如果过分高于怀孕月份也应到医院检查，以排除羊水过多、滋养细胞疾病等，还可了解是否有多胎妊娠。

孕期小百科

从下腹耻骨联合处至子宫底间的长度为宫高，一般在定期产前检查时由医师用尺来测量，孕妇自己很难准确测量。

胎儿睡觉的周期

胎儿在子宫内可以睡几个小时，然后醒来并活动几个小时。研究胎儿的运动和心率变化，能发现他们的睡眠周期。新生儿的这种睡眠模式持续到新的睡眠模式的建立。

如何唤醒胎儿

在轻拍腹部、起床、运动，甚至吃碳水化合物时，能唤醒胎儿；大的嘈杂声经常能激发胎儿的剧烈运动。胎儿

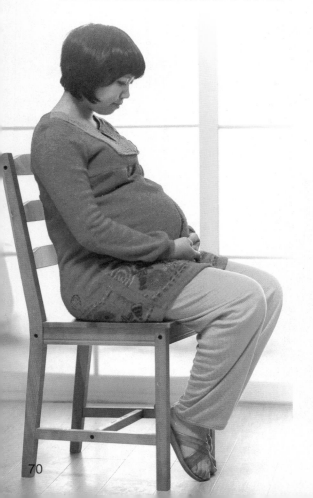

在特定的音乐条件下，能被唤醒或做出反应。产科研究者使用超声振动直接刺激腹部，便能唤醒胎儿以致心率改变。这时睡眠和清醒则能区分开。如果胎儿处于睡眠状态、孕妇使用了镇定剂等药物、孕妇出现血糖降低的情况，胎儿就会突然就减少胎动。

如何避免伤害宫内的胎儿

孕12周内是胚胎发育面貌特征和重要器官的时期，对胎儿的健康发育有很大影响。

孕妇要注意避开不良外界环境，如病毒、细菌、X线、噪音、强光、高温、烟、酒等。孕早期胎儿受到大量X线辐射时，可引起小儿畸形、智能低下、骨骼畸形。

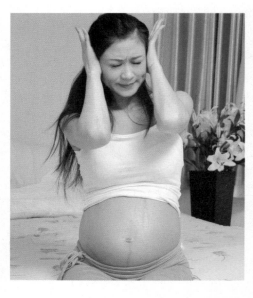

孕期最好不染发，慎用化妆品。

有些药物可通过胎盘进入胎儿体内影响胎儿的正常发育。

病毒对胎儿的危害性最大。病毒（风疹、疱疹、流感、肝炎）能使胎儿感染并致畸。因此孕期尤其是孕1～3个月注意：加强个人卫生，少去公共场所；避免与狗猫等家畜接触；避免接触有毒有害物质；避免烟酒，吸烟导致胎儿缺氧、流产、早产、胎儿和新生儿死亡，饮酒导致胎儿宫内发育迟缓，智力障碍，面部骨骼等器官畸形；此外，孕妇要增加营养及注意休息。

警惕早产

早产与社会经济因素、孕期疾病与感染、产科并发症及其干预、工作压力和辐射等有一定的关系。

调节好情绪和心态。孕妇心理压力越大，早产发生率越高，特别是紧张、焦虑和抑郁与自然早产关系密切。因此，凡有紧张、焦虑或抑郁的孕妇要积极通过自我调节或心理辅导、咨询等。

积极防治感染。生殖道感染是早产发生的主要因素之一，因为此时细菌及其产生的毒素可侵入绒毛膜羊膜，刺激蜕膜细胞产生细胞毒素和前列腺素，引起早产发生。所以在妊娠中晚期，孕妇必须加强会阴部卫生保健，积极防治细菌性阴道炎，以防止绒毛膜羊膜炎及子宫内胎儿感染。

形成良好的生活方式。妊娠期吸烟、喝酒等不良行为习惯，不仅可导致低体重儿，还可增加早产发生率。孕期夫妻的性生活要选择合适的体位，以免伤害到胎儿，在孕晚期需要避免性生活，以防发生胎盘早剥。

孕期需要积极做好保健和监护工作，及时发现孕期疾病并尽早处理。

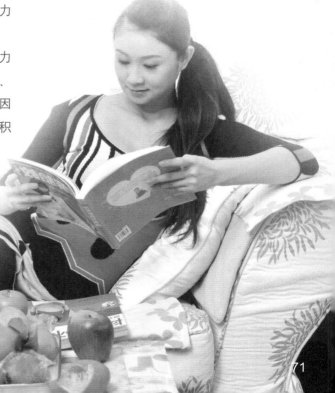

警惕胎儿异常

😊 如果早产，至少多少孕周的胎儿能生存

一般胎儿存活期在妊娠28周以后。胎儿的肺是成熟最慢的器官，至28周后才基本形成所有的支气管和肺泡。因此，若在这个时期以前出生的胎儿，几乎不可能存活，称为流产。在28周时，分娩可能对胎儿内脏造成损伤，并且可能出现生理或者心理上的缺陷。若在28周以后分娩，宝宝就要放到特殊的监护病房，很有可能是孵育箱中。

😊 为什么有的孕妇的腹形比其他孕妇大

妊娠腹形的大小取决于孕妇的体形、体重、腹壁肌肉的强度、身高及胎儿的大小。如果医生确定胎儿发育正常，则不必担心自己的腹形与别人的不同。

😊 孕期是否吃得越多越好

除非有严重的营养失衡，否则不要突然开始吃大量的食物。只要饮食能提供基本的营养，胎儿就可以持续稳定的成长。如果吃太多，太胖，那么患妊娠期糖尿病的危险性就会增大。并且，若采取剖宫产时，太胖也会增加手术的难度。

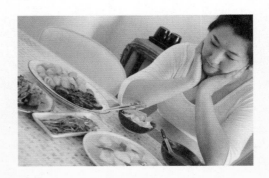

😊 孕妇感觉肋下疼痛是否正常

如果胎儿是头位，那么胎动有时会碰痛你的肋下。臀位时偶尔胎头的撞击也会引起肋下疼痛。如果没有其他不适，则没有什么危险。有时肋下尖锐的刺痛只是臀位的信号。

孕期小百科

子宫腔中的胎儿是浸泡在羊水中的，由于胎头比胎体重，所以胎儿是头下臀上的姿势。头在下方就是头位；臀在下方，坐在宫腔里叫臀位。

胎儿臀位

妊娠末期胎儿保持臀位是早产的原因之一。大约30%的早产都是臀位，但37周出生只有3%～4%的为臀位。体形大或小的胎儿臀位常见，如果是双胞胎，那么一个胎儿经常是臀位，且30～32周前胎儿臀位常见。但在出生前大多能变为头位。

纠正胎位的方法有3种，一是采用胸膝卧式；二是用艾灸来纠正；三是激光转胎。若胎位不正，在怀孕7个月之前只要加强观察便可，因为宫内羊水较多，胎儿有活动余地，可自行纠正胎位。若怀孕7个月以后胎位仍不正的，便要纠正了。

孕妇可采用胸膝卧式。要领是解尽小便，放松裤带，跪在辅有软物的硬板床上，双手前臂伸直，胸部尽量与床贴紧，臀部上翘，大腿与小腿成直角。如此每日两次，开始时每次3～5分钟，以后增至每次10～15分钟，胸膝卧位可使胎臀退出盆腔，增加胎头转为头位的机会。

艾灸转胎位，取平卧或取坐位，解松裤带，灸双侧至阴穴（小足趾外侧）。每日艾灸1～2次，每次15分钟。

激光转胎，是用激光照射至阴穴，每日一次，每次10分钟。当出现胎动时，立即取胸膝卧位，有利于转胎。

胎儿比实际孕周小意味着什么

这说明胎儿要小于同一孕周的值。最常见的原因有以下几点：

● 遗传因素，宝宝天生比较小，尤其是你或者你的丈夫较为矮小瘦弱时。

● 胎盘没有完全发挥功能，因此胎儿不能从胎盘获得足够的营养和氧气，这叫做胎盘缺陷，是暂时的，与先兆子痫有关。

● 孕周计算错误。

● 染色体或遗传疾病阻碍胎儿生长。

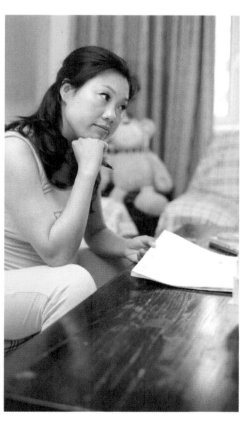

如果胎动异常孕妇应该怎么办

有些孕妇会突然感觉胎动减少，在排除胎儿处于睡眠状态、孕妇使用了镇定剂等药物、孕妇出现血糖降低的情况时，如果出现了以下情况，就要引起注意了：

因孕妇发烧而导致胎动突然减少时：如果孕妇有轻微的发烧情况，因有羊水的缓冲作用，胎儿并不会受到太大的影响。但如果是感染性的疾病或是流感，尤其对于接近预产期的孕妇，对胎儿的影响就会较大。如果孕妇的体温超过38℃，会使胎盘、子宫的血流量减少，小家伙也就变得安静许多。

一般情况下，因孕妇受剧烈的外伤导致胎动突然加快时，胎儿有羊水的保护，可减轻外力的撞击，不至于受到伤害。但当孕妇受到严重的外力撞击时，就会引起胎儿剧烈的胎动，甚至造成流产、早产。如果孕妇有头部外伤、骨折、大量出血等状况出现，也会造成胎动异常的情况发生。

胎动突然加剧，随后很快停止运动，可能是胎盘早期剥离。这种情况多发生在怀孕的中期以后，有高血压、严重外伤或短时间子宫内压力减少，孕妇较容易出现此状况。这时会有阴道出血、腹痛、子宫收缩、严重的休克。胎儿会因为突然缺氧，胎动会出现短暂的剧烈运动，随后又很快停止。因此，有高血压的孕妇，要定时去医院做检查，并依据医生的建议安排日常的生活起居。避免不必要的外力冲撞和刺激。

急促的胎动后突然停止，可能是脐带绕颈或打结。正常的脐带长度为50厘米，如果脐带过长则容易缠绕胎儿的颈部或身体。这样会使血液无法流通，导致胎儿因缺氧而窒息的现象。

一旦出现以上异常胎动的情况，孕妇要立即就诊。

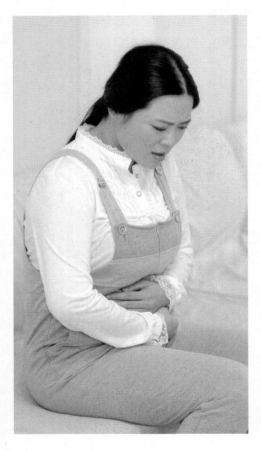

如果有双胎家族史，孕妇是否更可能怀双胎

如果近亲曾有双胎或者多胎史，或孕妇本人是双生子，那么异卵双胎的可能性要大一些。但同卵双胎是随机发生的，与家族史没有关系。

双胎的概率是多少

双胎多发生在35岁以上的孕产妇，或者曾接受助孕治疗，如应用促排卵药物、体外受精胚胎移植术和配子输卵管移植术等；超过半数的三胎是助孕术引起的。尽管双胎发生的具体原因尚不明确，但事实是世界上的某些地区多胎的发生率很高，如尼日利亚的双胎发生率为45‰，而欧洲为10‰。

何时能发现双胎妊娠

B超检查可以早期诊断双胎，最早于孕6周在宫内可发现两个妊娠囊，孕9周时见两个原始心管搏动，孕13周后清楚显示两个胎头光环及各自拥有的脊柱、躯干、肢体等，B超在中晚期的双胎妊娠诊断率为100%。多普勒胎心仪于孕12周听到两个频率不同的胎心。

双胎妊娠的风险

双胎妊娠的孕妇其早孕反应较重。10周以后子宫增大就比单胎妊娠明显，24周以后尤为迅速。孕晚期可出现压迫症状，如呼吸困难，下肢浮肿及静脉曲张等。

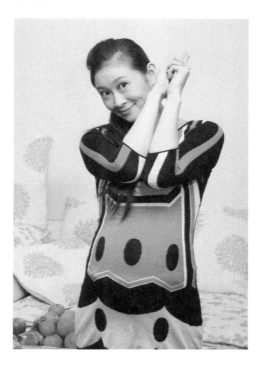

双胎妊娠时，孕妇血容量的增加比单胎妊娠多，同时又要孕育两个胎儿，需要铁质更多，往往出现贫血。双胎妊娠时又容易并发妊娠期高血压和羊水过多。由于子宫过度膨大，双胎妊娠常不能维持到足月，容易发生早产。

双胎妊娠孕期平均比单胎妊娠期缩短22.2天。约有半数胎儿的体重在2500克以下。由于子宫过度膨大，临产后由于发生子宫收缩无力，导致产程延长；且因胎儿较小，而且常伴有胎位异常，破膜后易发生脐带脱垂；第一个胎儿娩出后，第二个胎儿的活动范围加大，容易形成横位；并且由于子宫骤然缩小，会发生胎盘早期剥离，从而威胁第二个胎儿的生命，影响产妇的健康；由于子宫收缩乏力，往往发生产后出血；两个

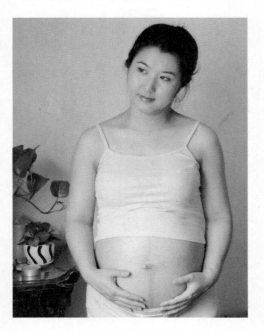

胎儿娩出后，由于腹内压突然下降，也可发生产后休克。

因此，确定怀孕后应定期做产检，争取早期确诊双胎妊娠，加强营养，补充足够的蛋白质、维生素、铁剂、叶酸、钙剂等，预防贫血和妊娠期高血压疾病，孕晚期避免过度劳累，减少早产和围产儿死亡率。

多胎妊娠时孕妇需要对自己特殊照顾吗

当医生告诉你，你可能怀了双胎或多胎时，这时，你的反应是震惊，尤其没有双胎妊娠家族史时。于是你也会得到更多的关爱，也要比单胎怀孕更多地呵护自己。

保证充足的休息和健康饮食是十分重要的，因为孕妇需要消耗更多的体力。应增加营养的数量和质量，还要注意基本营养素搭配合理。若浮肿较重时，应适当增加蛋白质摄入量，必要时可静脉输入白蛋白制剂，并给低盐饮食。应常规补充铁剂和叶酸预防贫血；妊娠中期后注意休息，避免房事，并提前4周做好分娩前的准备工作。

如果还在工作，最好不要全职工作，要根据个人的具体情况，比计划中早些离开工作岗位。

尽量安排好工作，不要使自己过度劳累。

多胎妊娠孕妇的腹部会长到多大

　　孕妇的腹部会比单胎更大。这不仅由于胎儿体重所致，还因为孕妇有更大的胎盘，约两倍量的羊水和额外的体液。此时，孕妇的腹部会较早隆起。20周时腹部开始迅速增大。早至32周，子宫开始压迫胸部。然而，由于子宫容积有限，大部分双胎、多胎在36～37周就出生，不可能到40周孕足月，胎儿比单胎妊娠的小。

双胎或多胎妊娠需要多吃吗

　　不必吃得太多。但必须特别关注所吃的食物。孕妇需要提供营养素给逐渐增长的胎儿，还需要保持自己的能量供给及满足额外的身体需求。因此，从饮食中得到必需的营养素十分重要。这一时期，可以让老公或其他的亲友帮忙购物和做饭，以确保孕妇能得到充足的休息，又能有很好的营养。

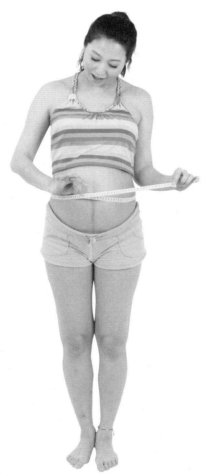

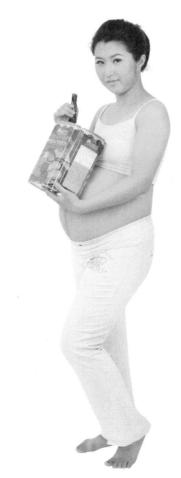

双胎怀孕对孕妇的身体会有害吗

这种顾虑是不必要的。因为妊娠后期，子宫的伸展会使分娩较早而不会使子宫过度伸展。但另一个问题是双胎妊娠比单胎有更多的妊娠纹，它的出现量更多，与皮肤的胶原和弹力素含量有关，而不是腹部大小。

多胎妊娠是否会更不舒服

多胎妊娠时，会遇到所有正常妊娠的问题，但会出现较早并有所加重。

晨起呕吐

多胎妊娠可能更为严重且持续时间会超出开始的3个月。

贫血

此时期，由于铁元素的额外需求超出体内供给而导致的缺铁状态致使体内血中铁含量降低，使孕妇更易贫血。医生会针对贫血进行化验，并要求孕妇补充铁和叶酸。

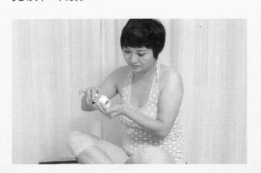

屏息和腹痛

当孕妇子宫压迫横膈时，心脏工作量加大并泵出更多的血，孕妇会感到气短，小腹痛。若为多胎妊娠，这种症状会更明显。因此，应该避免给自己过度施压。坐在某个位置不能太久，因为这会进一步加重腹痛。少量多次进食而不要一次吃大量食物，因为那样会使胃膨胀或消化不良。

背痛

由于额外体重，这种情况会更严重。

静脉曲张和痔疮

由于对静脉额外压力，这种情况更易发生。此时避免长久站立，在医生指导下进行盆底肌肉锻炼。

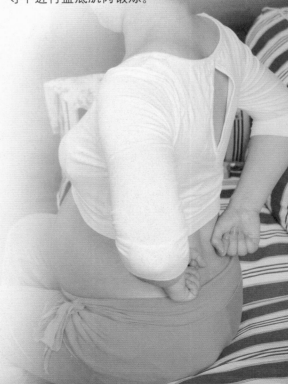

多胎妊娠的孕妇更可能出现严重情况吗

多胎妊娠时，孕妇会更易遇到诸如先兆子痫、水肿等并发症，并且发生更早。母亲的许多严重妊娠并发症常常造成胎儿在母体内缺氧、发育迟缓，早产的概率也会增加。临床上，单胎妊娠的早产率为5％，而双胎早产率在90％以上，如果是三胎、四胎，基本上都会出现早产现象。胎儿并未发育成熟，出生后应给予特殊关爱并放入早产儿病房。然而，因为产妇和婴儿都处于高危状况，所以医生会对你们特殊照顾，进行更多检查。任何潜在问题均可能在早期出现并需要进行相关处理。医生会建议充分休息。

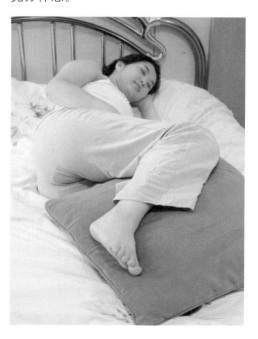

多胎妊娠的孕妇需要更多的休息吗

在医院休息：怀有多胎的孕妇过去常规允许在出生前几周就入院，这样可减少早产发生率且能使胎儿长得更好。然而，强制性卧床休息并不能阻止早产也不能增加胎儿的存活率。但在一些特殊情况下，如果怀有三胎或四胎，则建议住院休息观察，尤其孕期有并发症时。

一定要放松：多胎妊娠时，因为要耗费很多体力，所以保证充足休息和放松十分重要。因为更易患高血压进一步导致先兆子痫，如果休息充足，自我感觉会好得多，也会阻止静脉曲张和背痛的发展。适度锻炼，如游泳、散步，也是一种放松的理想方式。游泳对缓解背痛和其他疼痛也十分有效。

两个胎儿在宫内是否都能很好地生长

子宫可以很好的扩张，并为两个胎儿提供空间，有时甚至让三个或更多的胎儿生长发育。他们分别被羊膜囊包围、保护着，因此发育没有问题。但是由于子宫大小有限，所以一般会在40周前分娩。

由于胎儿活动活跃，他们可能在子宫内互相碰撞对方，在进行超声检查时，甚至可以看到他们在玩耍。但是他们不会伤害到彼此，因为他们有各自的羊膜囊。

是同卵双胎还是异卵双胎，很重要吗

异卵双胎时，两个受精卵可形成自己独立的胎盘、胎囊，它们发育时可以紧靠与融合在一起，但两者间血液循环并不相通。而同卵双胎时两个受精卵共享一个胎盘和羊膜囊，胎盘间可有血液循环相通，包括动脉间、静脉间、动静脉间吻合三种，前两种由于两侧血压相等，血液分配均匀不会产生异常情况。而动脉与静脉间血管吻合则存在血压差别，可能引起双胎输血综合征，即一个胎儿（受血胎儿）接受另一个胎儿（供血胎儿）的大量血液，使受血胎儿血量增多，心脏肥大，肝、肾增大，体重增长快，可因多尿而导致羊水过多；而供血胎儿则出现体重轻、贫血、脱水、羊

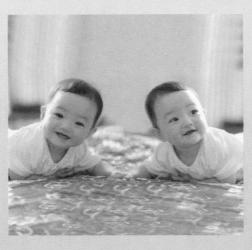

水少，甚至因营养缺乏而死亡，而受血者在娩出后可能死于先天性心力衰竭。因此，同卵双胎就会比异卵双胎遇到更多问题，如果怀的是同卵双胎，就需要密切监护，并接受更多检查。

同卵双胞胎是否会影响分娩

同卵双胎要明确双胎是否共享一个羊膜囊。这是因为他们通常共享一个胎盘，偶尔还会发生共享一个羊膜囊的情况。这些因素使经阴道分娩的难度和危险增加。但对于异卵双生，如果至少双胎中的一个是头位，通常是可以经阴道分娩的。

为什么孕早期超声提示两个胎儿，而实际只有一个胎儿

孕早期，其中一个死亡或者停止发育。当一个胎儿发育时，另一个不能存活的胚胎被"再吸收"而消失得无影无踪，这种情况不会引起什么麻烦。但若在孕晚期发生，胎儿死亡能释放凝血活酶，引起弥散性血管内凝血。死胎稽留4周以上约有30%出现凝血功能障碍，需测定相应指标。为保证活胎，必要时可用小剂量肝素治疗，由于肝素分子量较大，不能通过胎盘而不影响活胎的凝血功能，期待至胎儿成熟适时分娩。

两个胎儿发育大小不一样的原因

双胎各自发育生长速度不同，这是需要经常进行超声检查的原因。两个胎儿以不同大小发育最终发育为相同大小的可能性不大。

然而，如果两个胎儿最初大小相同，突然其中一个比另一个生长慢得多，就需要特别关注了。较小胎儿发育较差，根据其健康状况决定尽早分娩。单卵双胎中，两胎儿大小不同提示可能出现了双胎输血综合征，这种罕见症状是由于两胎儿间异常血管连接引起。

孕妇能分别感觉两个胎儿的活动吗

每个胎儿都有各自的活动模式，在子宫内有相对的姿势。双胎各自活动，经常是一个在睡眠或是活动少时，另一个则剧烈活动。通常，怀孕24周后便能判断出他们的位置。若发现其中一个胎儿的运动明显改变，或是停止运动，则应迅速就诊。

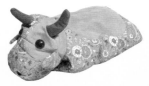

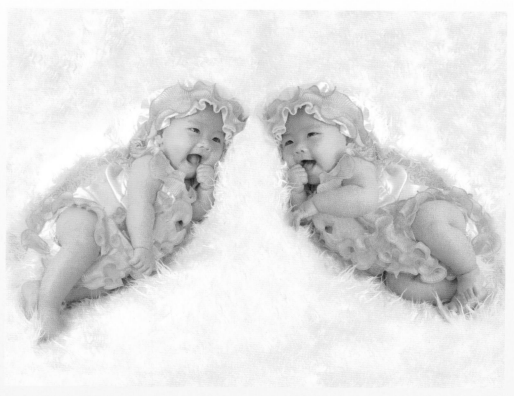

怀双胞胎是否很可能早产

双胎时，应该在怀孕34～38周分娩。三胎则应在怀孕32～36周分娩。主要是孕妇的体重增加并且子宫内羊水增加；宫颈压力增强；若胎儿提前出生，则可能要小于足月出生的婴儿，并在婴儿监护室观察更长的时间。孕妇要提前做好分娩前的准备工作，提前住院待产，以保证顺利分娩。

怀双胞胎是否很可能进行剖宫产

双胎或是三胎妊娠一般采用剖宫产，特别是当第一个胎儿不是头位（最先进入骨盆入口的是胎儿头部）时，或有其他复杂的因素。剖宫产手术一般包括一个专业的队伍：产科医生，一个助产士，一个麻醉师和新生儿科医师。

手术前护士会帮产妇剃除腹壁的毛，再为产妇抽取配血及消毒会阴部，插尿管并注射术前针，然后送产妇进手术室。在手术室里，麻醉师会为产妇进行麻醉，麻醉起效后，主术的产科医生会在下腹壁下垂的皱褶处切开一水平切口，并分离周围的组织，暴露子宫。第二个切口会在子宫壁上，羊膜被打开后，医生会用手协助宝宝的先露部娩出，为了协助宝宝，医生会用手掌压迫产妇的子宫。宝宝从子宫出来后助产士接过来，进行基本的新生儿处理，对于

高危妊娠，儿科医师会进行新生儿复苏，让宝宝顺利健康地由子宫内的环境过渡到这个新的外界环境。

怀双胞胎可以坚持尝试顺产吗

双胎阴道分娩要比单胎阴道分娩具有高危险性，确切地询问医生，他们会告诉你选择剖宫产的原因，这可能会有避免阴道分娩的特殊原因。

胎儿可能发生什么类型的畸形

先天性畸形，即出生时即伴随的没有原因的生理缺陷，例如，兔唇、腭裂或蹼趾。当宝宝的基因组成存在问题时会发生染色体的异常，这包括唐氏征综合征等情况。基因缺陷，例如，囊性纤维病等是可以从父母处遗传而来的。

畸形分为大小两类。轻度畸形，例如，腭裂、兔唇、胎记等不会危及宝宝的生命，不需要治疗或仅需要小的手术或理疗来矫正。大的畸形，例如，严重的心脏疾病会危及生命，需要手术，而且宝宝可能留下永久性的残疾。

胎儿畸形是否常见

近2%的宝宝出生时伴有先天性畸形，通常都是一些相对小的问题，例如，多出一个指（趾）头，或心脏杂音。更

少的时候，宝宝出生时伴有严重畸形，例如，心脏畸形或脊柱裂。而染色体的异常，例如，唐氏综合征则相对罕见。

胎儿畸形经常会在何时被发现

许多主要的畸形在怀孕早期（18～22周）可以被筛查出来，但某些较不明显的畸形，即使是富有经验的人员检查有时也会发生漏诊，可能要等到宝宝出生后查体才会发现。

发现胎儿畸形怎么办

在产前检查中发现异常或可疑异常时，通常会被介绍到擅长胚胎医学的产科医师处，请医师及超声专业人员（或两者）为孕妇解释扫描征象的意义，了解该异常的结局以及是否需要行进一步扫描或侵入性的检查。

当有严重的需要手术的畸形，如心脏的缺陷，可能危及宝宝的生命或留下永久性的残疾，这时应该与小儿外科医生及产科医生讨论，确定是否继续妊娠。如果是轻度的畸形，不危及宝宝的生命或仅需要小手术，也需要与小儿外科的医生进行讨论。

是否可以采取一些措施预防胎儿畸形

为预防胎儿畸形，需要采取的措施有：重视婚前医学检查，通过婚前检查，能及时发现如乙肝、性病等会引发胎儿畸形的疾病。生殖道感染性疾病是导致胎儿畸形、早产等发生的重要原因。另外，女性怀孕后应立即建立围产保健卡，定期检查，这样能早期发现畸形胎儿，随时终止妊娠。

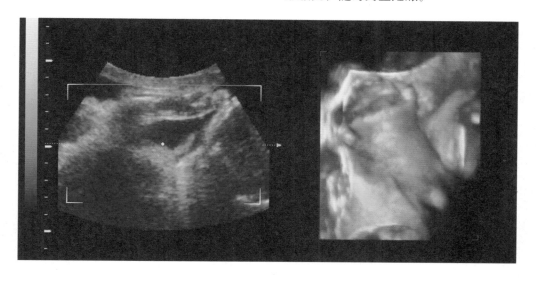

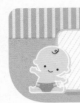

认识流产

什么是流产

流产指怀孕在28周以前终止，胎儿体重在1000克以下者。大部分流产发生在怀孕的10周内。事实上至少30％的终止妊娠都是这样发生的。

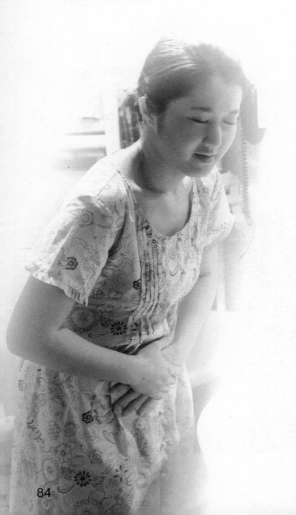

导致流产的原因很多，主要有：

遗传因素

包括染色体数目异常，多见为三体单体；结构异常，多为断裂、倒置、缺失和易位。

母体因素

如全身病症感染、严重贫血、慢性肾炎等；生殖器官异常，如子宫畸形，内肌瘤，宫颈松弛等；内分泌异常，如甲状腺功能减退，严重糖尿病等；不良生活习惯，如过量吸烟、酗酒、吸毒等；刺激，如严重休克、过度紧张、悲伤等。

免疫功能异常

可来自父亲、母亲及胎儿。

环境因素

如化学物质中毒等。

所有的流产都一样吗

不是所有的流产发生的过程都相同。流产过程包括先兆流产、稽留流产、难免流产等。怀孕28周内，若无痛性阴道流血，胎儿存活且健康，妊娠可以继续，称之为"先兆流产"；若胎儿死亡，但仍存留在子宫内未排除需手术取出者，称之为"稽留流产"；"难免流产"指腹痛，阴道流血，宫口开大，胎儿自子宫排出者；若子宫内尚存有小块胎盘或血凝块，称之为"不全流产"。

流产的迹象

流产的主要表现是停经后出现阴道出血和腹痛。孕12周前发生流产通常先出现阴道出血，而后出现下腹疼痛；孕12～28周的流产过程，与早产相似，一般先出现下腹阵发性疼痛，后出现阴道出血，通常阴道出血不多。故怀孕后如出现下腹痛或阴道出血，则表明有流产迹象，应随时到医院就诊，防治阴道大出血、感染等并发症的发生。

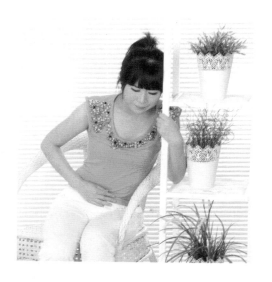

习惯性流产怎么办

习惯性流产是指连续自然流产3次或以上者流产。习惯性流产每次流产多发生于同一怀孕月份，其表现与一般流产相同。早期流产常见原因为胚胎染色体异常、免疫因素异常、黄体功能不足、甲状腺功能低下。晚期流产常见原因为子宫畸形或发育不良、宫颈内口松弛、子宫肌瘤等。宫颈内口松弛者于怀孕后，常于怀孕中期，胎儿长大，羊水增多，宫腔内压力增加，胎囊自宫颈内口突出，宫颈管逐渐缩短、扩张。患者多无自觉症状，一旦胎膜破裂，胎儿迅速排除。

习惯性流产的患者，在孕前应进行卵巢功能检查、夫妇双方染色体检查与血型鉴定及其丈夫的精液检查等。还应进行生殖道检查，包括有无肿瘤、宫腔粘连，并做子宫输卵管造影及宫腔镜检查，以确定子宫有无畸形与病变，有无宫颈内口松弛等。宫颈内口松弛者应在孕前行宫颈内口修补术，或于孕14～18周行宫颈内口环扎术，术后定期复查，提前住院，待分娩发动前拆除缝线，如环扎术后有流产征象，治疗失败，应及时拆除缝线，以免造成宫颈撕裂。原因不明的习惯性流产，当有怀孕征象时，可按黄体酮功能不足给予治疗，超过以往发生流产月份，并嘱其卧床休息，补充维生素E及心理治疗，安定情绪。

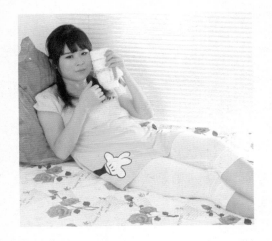

避免孕中期流产

当先兆流产发生在孕中期并有明确原因时，如宫颈松弛或感染都可导致先兆流产，但这种原因造成的流产是可以避免的。如出现不规律的腹痛，持续时间小于30秒，应卧床休息；如为宫颈松弛，就在孕14～18周行宫颈环扎术；如为感染，则应抗菌素控制感染，必要时给予解痉药物等。

流产后应做的调养

流产后，无论阴道出血多少或腹痛是否严重，都应及时到医院就诊。一般如阴道出血不多或腹痛不重，考虑为先兆流产时，则需要卧床休息，禁性生活，同时给予黄体酮肌注或维生素E口服治疗。

如为其他类型自然流产，则给予相应处理。如稽留流产，处理较困难，处理前必须抽血，并做好输血准备。若稽留时间较长，术前应给予口服雌激素，连续5天。难免流产应及时到医院，应尽早清除胚胎及胎盘，减少出血。不全流产，应及时到医院行清宫术。无论哪一种流产，在流产之后都应注意阴道流血一般不超过7天，休息至少两周的时间，一个月内不要有性生活，饮食方面无特殊要求，吃自己喜欢的食物即可，但不要偏食。

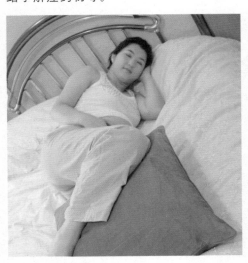

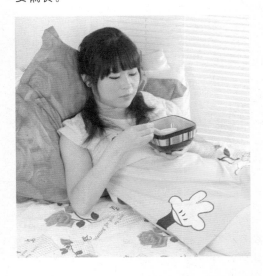

警惕怀孕期间阴道出血

怀孕期间，任何阶段的阴道出血都应该给予重视。即使认为出血是无害的，也应该到医院就诊，以便明确原因并给予治疗。怀孕28周前出现阴道出血通常是流产的征兆。怀孕满28周后出现阴道出血可能是早产的征兆，孕妇必须就医。进入医院，医生会确定出血原因，给予治疗。

孕期小百科

没有腹部疼痛的阴道出血一般为前置胎盘，有腹部疼痛一般为胎盘早剥，一般需要进行B超检查才能做出明确诊断。

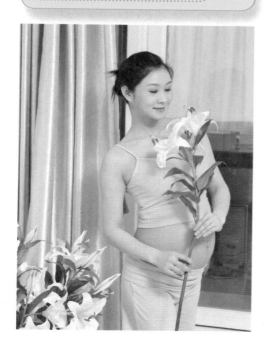

出血来自胎盘的原因

出血来自胎盘可能有两个原因：胎盘位置较低，称为前置胎盘；胎盘从子宫边缘剥离，称为胎盘早剥。前置胎盘时，胎盘位置低，完全或部分覆盖宫颈口，可能妨碍正常的阴道分娩。胎盘早剥很严重，必须立即分娩。

阴道炎

阴道炎是阴道黏膜及黏膜下结缔组织的炎症，是妇科门诊常见的疾病。阴道炎临床上以白带的性状发生改变以及外阴瘙痒灼痛为主要临床特点，性交痛也常见，感染累及尿道时，可有尿痛、尿急等症状。常见的阴道炎有细菌性阴道炎、滴虫性阴道炎、霉菌性阴道炎、老年性阴道炎。

霉菌性阴道炎会引起阴道溃疡和疼痛，也会导致一个出血区域，尤其在性交后。尽管霉菌性阴道炎在孕期较常发生，但使用阴道栓剂或膏剂可进行治疗。

无论哪一种类型的阴道炎，一般都可以预防。首先，要注意个人卫生，每天淋浴，换内裤，避免不洁性生活。孕期减少性生活，孕早期应尽量避免性生活。

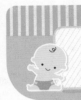
孕早期的身体变化

孕早期身体发生的变化

由于孕妇要支持两个个体的系统，身体的负担加重了，心脏要泵出泵进更多的全身血液，尤其是子宫、胎盘和胎儿，因此脉搏每分钟约增加10次，呼吸频率也加快以便为胎儿吸入更多氧气、排出更多的二氧化碳，新陈代谢也加速以适应增加的工作负担。除了这些身体需要，怀孕也引起很多因人而异的情绪反应。

随着身体适应怀孕，体内发生很多变化。代谢率增加10%~25%；心率增加10~15次，心输出量孕晚期约增加30%；呼吸频率增加；子宫肌纤维增厚加长；乳房变大变柔软；乳晕颜色加深，乳腺导管增加。

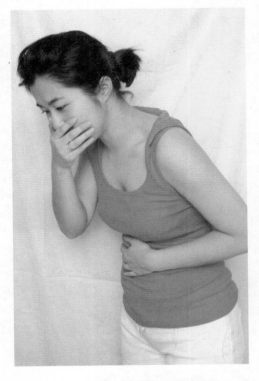

孕妇的感觉

孕早期会感觉疲劳，并可发生晨呕，怀孕后的兴奋也经常激发这种症状。

消化不良

多数孕妇早期常有恶心、呕吐、消化不良等症状。最好吃易消化的食物，少量多餐，必要时服酵母片或多酶片2~3片，每日3次。也可服健脾养胃的中药，一般到孕中期上述症状可自然消失。

乳房胀痛

自孕8周起，受增多的雌激素及孕激素影响，乳腺腺泡及乳腺小叶增生发育，使乳房逐渐增大。孕妇自觉乳房轻度胀痛及乳头疼痛，初孕妇较明显。

孕妇的情绪变化

怀孕使人情绪敏感，孕妇也许会兴奋或害怕；即使以前对婴儿丝毫不感兴趣，也许看到婴儿就激动不已，看到电视上的负面新闻时竟会悲泣不已；还可能做关于宝宝的各种噩梦，或者对未来感到焦虑。所以即使你感觉并不愉快，也并不是什么异常现象。

没有感觉到妊娠或者没有看出身体的变化，正常吗

这很正常，一些孕妇在怀孕初期发冷，而没有出现恶心、疲乏和其他症状。怀孕12周以后，在孕中期开始的时候，子宫膨大并进入腹腔，就会感到腹部开始隆起。

孕妇已经感到穿衣服时腰部发紧

这在孕早期就可能发生，但并不是身体变化引起这种感觉的，除非怀的是双胎或者三胞胎，引起这种感觉的原因是肠子。孕激素会作用于小肠引起排气和便秘，使孕妇腹胀。多吃高纤维食物和果汁可以缓解这种状况。但孕早期，最好不要食量太大。

激素是如何发挥作用的

孕激素

这个激素对维持妊娠和发动分娩很重要。它的一个重要作用是松弛一些肌肉，其效应是：防止早产；扩张血管以降低血压，这可能引起眩晕；消化能力下降，可引起消化不良和便秘；孕激素也促进了乳房发育。

雌激素

这种激素使乳头增大，并刺激乳腺分泌；能加强子宫壁以适应分娩的强烈收缩，还可以软化身体组织；还能引起静脉曲张和背痛。

其他激素变化

绒毛膜促性腺激素和胎盘催乳素，均由胎盘生成，是孕期的独特激素。胎盘催乳素与乳房增大也有关系，而绒毛膜促性腺激素则刺激甲状腺以生成更多甲状腺激素，影响新陈代谢。泌乳素和催产素也有助于乳汁分泌，同时催产素刺激临产时的子宫收缩。

孕期小百科

怀孕期间由于新陈代谢旺盛，体内新陈代谢快，能量释放高，产热比常人多，体温约升高0.5℃，体温上升时皮肤血管扩张使皮肤温度升高，同时汗液分泌增加，使散热加快以维持体温相对恒定。所以孕妇大都汗多怕热。

孕妇为何出现潮热现象

随着新陈代谢速度的加快，多余热量产生，全身血管尤其是皮肤血管随之扩张，这时孕妇就会觉得潮热，特别是在夏季的时候。

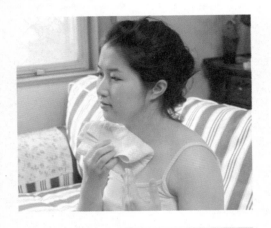

出现尿频而每次小便量又很少的原因

子宫慢慢变大时，造成骨盆腔内器官相对位置的改变，导致膀胱承受的压力增加，使其容量减少，即便有很少的尿也会使孕妇产生尿意，进而发生尿频。此外，身体中激素分泌的改变也是尿频的原因之一。孕中期时子宫已出盆腔，缓解了对膀胱的压力，所以会好一些。但在孕晚期，逐渐长大的宝宝开始压迫膀胱上方，尿频又开始出现。

出现小便疼痛的原因

怀孕后，输尿管会增长增粗，又因

受孕激素的影响，管壁的平滑肌松弛，蠕动减少减弱。到孕晚期，膨大的子宫压迫膀胱和输尿管，以致输尿管、肾盂等呈扩张状态，这些都会造成尿流不畅和尿潴留。潴留的尿液不仅对泌尿道的黏膜有刺激，而且还容易使细菌孳生。妊娠后尿液中的葡萄糖、氨基酸等营养物质增多又是细菌繁殖的有利条件。使孕期的女性很容易发生泌尿系感染。若排尿时有刺痛感、小腹痛或血尿，意味着可能患泌尿道感染。孕期感染很常见，要特别注意保持外阴部的清洁，睡觉时应采取侧卧位，以减轻对输尿管的压迫，使尿流通畅。另外，加强营养，增强体质也很重要。如果发生了感染，要尽快就医。

平时要多饮开水，使尿量增加，每天要换洗内裤，用温开水清洗外阴部，至少1～2次，节制性生活。如尿频、尿急加重，并有尿道口刺痛或小腹疼痛则应及时到医院诊治。

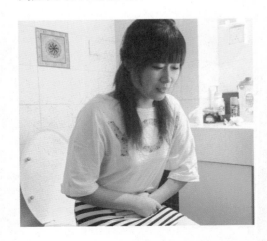

感到呼吸加快是否正常

孕妇的肺要不断适应宝宝的需求。新陈代谢速度不断增加时，二氧化碳的产生增加，全靠肺将之清除。同时，身体需要更多的氧，肺通气量约增加了40％。因此，每次呼吸吸入和排出的气体量增加了，呼吸频率也增加了。

腿部出现的蜘蛛状的红色细线是什么

蜘蛛痣是皮肤上的小血管扩张形成的。健康女性在怀孕期间可出现蜘蛛痣，这可能与雌激素水平升高有关，但不一定就是肝炎或肝硬化，它在分娩后不久会消失，孕期出现的蜘蛛痣，如果分娩后3个月仍没有消失，甚至增多，需要去医院就诊。

以前非常喜欢喝咖啡，为什么怀孕后不想喝了

孕期体内激素水平和血液中化学物质的变化会影响唾液分泌，因而孕期会觉得某些食物或饮料尝起来味道差极了，有些时候会从此以后不再喜欢这些东西。这也许是一种保护你远离有害物质的自然方式，比如，香烟。但也有例外，有些孕妇说她们突然想喝茶或者咖啡。

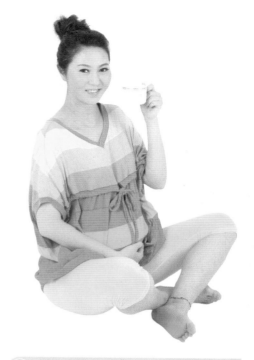

总感到恶心，对孕妇和胎儿有影响吗

晨吐是孕早期最常见的反应之一。可发生在一天中的任一时刻，甚至可持续一整天，通常出现在孕12周以前，可能是由于孕期一种独有的激素——绒毛促性腺激素引起。晨吐是有好处的，它实际上是孕妇身体拒绝接受已经变质的或对机体有害的食物的一种方式。在怀孕时，为有效防止流产，身体的免疫系统受到自然抑制。恶心的感觉实际上是对变质食物，如肉、鱼和鸡蛋等的本能反应，从而达到免疫的目的。因此，它不会对孕妇及孩子

有不良影响。但是孕妇一定要保证每日定量、规律的饮食，营养的平衡，保证大量水或饮料的摄入。

每天都呕吐、不能进食怎么办

如果不停地感到恶心，一点水或者食物吃不下去，就需要找医生了。如果使用呕吐药不能缓解症状，则需要住院治疗，进行营养补充。

试着在早晨起床之前吃些清淡食品，比如，饼干等。如果一整天都觉得恶心，试试少食多餐，不要吃油腻食物，不要喝奶制品。有些孕妇说葡萄糖饮料或甜点能减轻恶心，有些则可以通过草药来缓解，如生姜、薄荷或者甘菊茶。

正确处理孕期出现的疲劳现象

在最初怀孕的几周里，90％的孕妇会感觉懒散、浑身无力，这是孕妇体内激素所导致，胎盘分泌出很多孕妇必需的激素，它们被输送给身体各处，使身体像是一个发电站。总有疲劳感的孕妇的血液里，有一种身体自己分泌的类似麻醉剂的激素。它的主要成分是黄体酮，主要作用于子宫。这些物质使子宫的肌纤维松弛，避免过早的疼痛，从而使胎儿可以不受干扰地成长。尽管孕妇在这一期间经常感到疲劳，常常想睡

觉，却不一定能在这一时期得到理想的休息。只有1/4的孕妇在怀孕的头15周能享受到令人满意的睡眠。怀孕的一些现象，诸如恶心、呕吐等也会影响睡眠的质量。以下几种方法可以帮助孕妇在这一阶段保证充分的睡眠：

想睡就睡：早一点上床睡觉，尽量避免熬夜。保持睡前放松训练，避免入睡前情绪激动。

将室内温度降低：激素导致孕妇体温略微增高会影响睡眠质量。降低室温可以使人心平气和，易于入睡。

不必过分在意睡姿：这个阶段宝宝还小，可以受到妈妈盆腔的保护，所以外力或是孕妇自身的压力并不会对宝宝造成伤害，因此孕妇尽可以选择让自己舒服的体位，无论是仰卧还是侧卧。

养成睡午觉的习惯：只需要靠在一个地方，小睡20分钟，或者闭目养神。

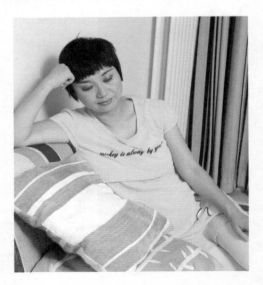

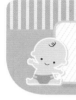

孕中期的身体变化

孕妇的感觉

孕妇会感到充满活力和激情。由于消化系统代谢变慢，此阶段出现包括消化不良和便秘等问题。

身体上的变化

精力更为旺盛，排便次数减少，便秘，消化不良，胃胀，晕厥或头晕眼花，乳房继续增大，鼻充血和偶尔出血，食欲增大，双脚轻度肿胀，静脉曲张或痔疮。在孕18～20周后，会感觉到胎动。

情感变化

此阶段，情绪波动在强度上较前一阶段相同或有所减弱，你接受了自己所处的状态，短期记忆较差。

消化功能减低

胃上部括约肌松弛，有时导致烧心感；牙龈肿胀充血甚至出血；心脏负荷更重，每分钟泵出6升血；肾血流量增加25％；较孕前子宫需要5倍的血流量。

皮肤颜色发生了变化是否正常

孕期雌激素的增加致使皮肤出现产生黑色素的细胞，使皮肤变黑导致出现黑色区域，如黑痣、胎记样颜色变化。在前额、鼻子、嘴下巴会出现黑色区，被称为妊娠斑或黄褐斑。一些孕妇发现在阳光下是深褐色，这些颜色改变是正常的，宝宝出生以后常会消退。

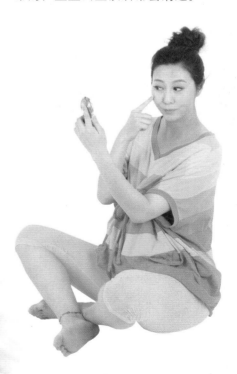

早上感到眩晕，是否意味出现什么问题

此阶段，孕妇身体很虚弱，但并不表示孕妇和胎儿出现问题。当长期站立时，容易发生眩晕，这是因为静脉压升高，尤其在腿部引起血液涌入身体下部，结果心脏体循环负担更重。当疲劳或进食不足时，容易虚脱。此时，应向医生诉说并进行测试以排除贫血。

为了避免眩晕的发生，孕妇应避免长期站立；起床速度不要太快；不要快速从椅子或地板站立；保证规律进食；进食足量的饼干、坚果或水果。如果有轻度头痛，坐下或躺下，直到感觉稍好并做几次深呼吸。

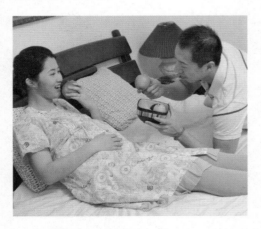

乳房变大而且颜色加深的原因

雌激素、孕激素、胎盘泌乳素、缩宫素、泌乳素等这些激素的协同作用使孕妇身体为喂养婴儿做好准备，并使乳房变大、柔软、有疼痛感。然而，整个孕期不会都有柔软感。佩戴一个合适的乳罩支撑胸部非常重要。

由于乳腺组织血流增加，新的乳腺导管增生导致蓝黑色，静脉明显出现。围绕乳头的黑晕变得更大，颜色更深。围绕乳头的结节（称为蒙氏结节）增大，分泌液体润滑乳头。孕激素是引起孕期乳房改变的主要原因，而雌激素与乳腺导管发育形成有关。一些女性发现此期乳房变得更为敏感。

经常感到胃部的烧灼痛，这就是"烧心"吗

孕期高水平的孕激素使贲门肌肉松弛，不能阻止食物由胃返流至食管。胃内容物刺激食道，导致烧心感。孕晚期，增大的子宫压迫胃部，胃酸溢出，也可引起烧心。

预防烧心要尽量少食多餐，睡前不要进食。牛奶可以减轻剧烈的烧心感，但可能引起恶心。也有些缓解烧心的中药处方可以考虑服用。吃饭时请坐直以免胃部受压迫。并且不要吃辛辣刺激食物，除非已习惯这样的饮食。如果夜间烧心，不要采取平卧的姿势，可以用枕头支起上半身。如果这些办法都没有效果，可以咨询医生开一些制酸药以中和胃酸。

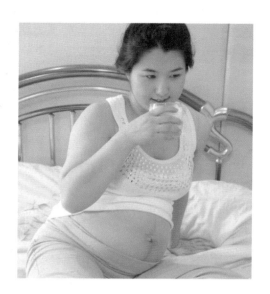

预防妊娠纹的办法

体重过度增加会引起妊娠纹。一般发生在孕中、晚期。是一种生理变化，一经出现，不能消退，但不损害健康。妊娠纹与腹部扩张大小无关，而与皮肤内胶原和弹力素含量、激素水平等多种因素有关。妊娠期它们是红色或青紫色。但分娩后数月或数周，常变为银白色，并不很明显。

注意以下方面会对减轻妊娠斑和妊娠纹有所帮助：怀孕前注意皮肤护理和体育运动，良好的皮肤弹性基础将有利于承受孕期的变化。怀孕期间，避免体重增加太快，一般不要超过10～12千克。从怀孕开始，沐浴后在可能发生妊娠纹的部位涂上保护油脂。沐浴时，坚持用冷水和热水交替冲洗相应部位，促进局部血液循环。

便秘如何治疗

妊娠期肠蠕动及肠张力减弱，且运动量减少，容易出现便秘。由于子宫及胎先露部的压迫，也会感到排便困难，因此应养成排便习惯，多吃含纤维素多的蔬菜、水果，必要时口服缓泻剂，如睡前口服双醋酚汀5～10毫克或果导片1～2片，或用开塞露、甘油栓，但禁用剧泻剂，以免经起流产及早产，用药前一定要咨询医生。

孕妇都要补铁吗

妊娠后半期，对铁的需要量增加，仅靠每日的饮食补充是不够的，应添加常规补铁剂，如硫酸亚铁0.3克，每日1～3次口服，以防贫血。

孕妇下肢肌肉痉挛怎么办

下肢肌肉痉挛多发生于小腿腓肠肌，夜间发作较多。发作时可局部按摩或使小腿伸直，即可缓解，也可服用钙片、鱼肝油、维生素B_1等。

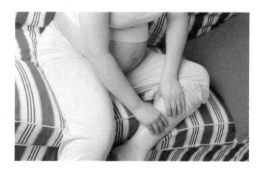

孕妇患痔疮怎么办

怀孕中后期，腹压增加及子宫增大压迫和影响静脉回流，则痔静脉易曲张，因而加重痔疮的发生和发展，症状明显。加之孕期常有便秘，习惯性便秘者更为加重，甚至影响休息和睡眠。所以应纠正便秘，多吃蔬菜，禁吃辛辣食物，必要时服用缓泻剂软化大便。局部热水洗涤后敷鞣酸软膏。如有痔疮脱出，可戴清洁手套或指套，涂润滑油，轻轻地将痔疮还纳。

孕妇可能出现静脉曲张

孕期由于子宫逐渐增大，盆腔血管增多及血管平滑肌张力减低的影响，随

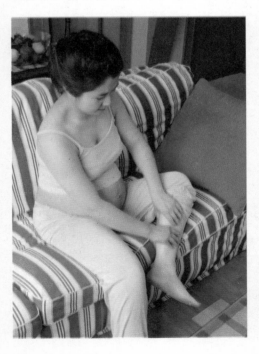

着妊娠的进展，子宫压迫下腔静脉，导致下肢及盆腔静脉高压，造成下肢静脉曲张逐渐加重，以下午为重，卧床并抬高肢体则症状可以缓解。

不是所有的孕妇都会出现静脉曲张。家族中有类似现象的女性更易患静脉曲张。由于子宫的重量压迫盆腔静脉，使下肢静脉压力增加。孕激素也使静脉扩张以致下肢、会阴、肛门的血流淤滞。当长时间站立后，会出现静脉怒张、下肢疼痛。如果髋部发生红、肿、痛，可能发生了静脉栓塞的严重情况。

下肢出现水肿正常吗

导致静脉曲张的压力也能引起下肢水肿，多胎妊娠时更容易发生。通常在孕24周左右出现，而在孕晚期特别明显。下肢水肿尤其是进展迅速时也可能是先兆子痫的标志之一，这种情况不多见。若发生此种情况，要去医院看医生。

预防静脉曲张和双下肢水肿的办法

穿紧身裤或者袜子或者在任何可能的时候将下肢抬高休息，尽量避免高盐饮食，避免超重，避免长时间站立不动。每天适度锻炼也能改善血液循环。

阴道分泌物增多是否意味着感染的发生

孕期阴道分泌物比非孕期明显增多，常呈白色糊状，无气味，无需治疗。若当分泌物成乳酪块状，颜色呈黄绿色或混杂血丝，或有一股类似腥臭味，并伴外阴瘙痒，则属异常。这些症状隐含的原因很多，如细菌、霉菌、披衣菌、淋病、阴道滴虫等感染，应及时就诊。

为什么刷牙后会出现牙龈出血

激素改变导致牙龈增厚变软，在接触硬牙刷和粗糙的食物时会损伤牙龈，这将导致出血或者牙龈炎。请一定要轻柔刷牙，并定期使用牙线。

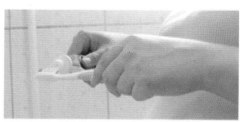

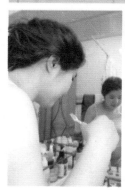
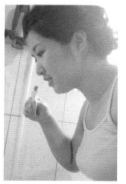

鼻出血的原因

在妊娠期，孕妇体内的雌激素水平明显高于非孕期，受雌激素的影响，鼻黏膜肿胀，血管扩张充血，血流增加及凝血机能的变化可导致鼻出血。如果孕妇发生了鼻出血，要采取坐位，将经鼻后孔流入口中的血液吐出来，不要咽下，以免刺激胃部，引起呕吐。用食指、拇指紧捏两侧鼻翼数分钟，利用鼻翼压迫易出血区，同时用冷水袋或湿毛巾敷前额及后颈部，促使局部血管收缩，减少出血。如果经以上处理仍不能止血，应及时到医院诊治。

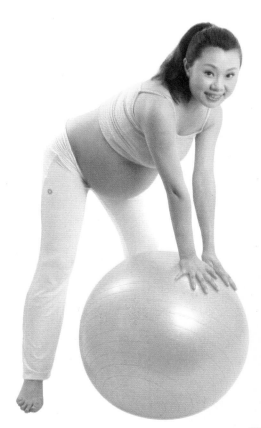

孕晚期的身体变化

孕妇的感觉

很难灵活地做事，甚至弯腰、睡觉、呼吸。

身体感觉

气短、疲乏，但有些孕妇会在孕晚期感觉精力重新恢复；活动困难、尿频，尤其在胎头衔接后；失眠。

情绪

情绪波动的状况得到缓解，对怀孕的热情减少，对分娩感到迫不及待，会做关于宝宝的梦，对临产感到焦虑。

> **孕期小百科**
>
> 衔接又称入盆，指胎儿双顶径进入骨盆入口平面。

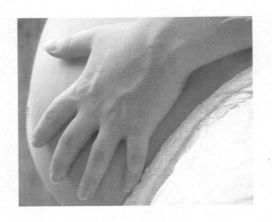

孕妇的身体变化

孕妇的身体为适应不断增大的子宫和其中的宝宝而不断改变。

宝宝生长使肋骨下部突出；呼吸频率加快；韧带，尤其使臀部和盆骨韧带伸展；乳头可能分泌初乳；可能开始宫缩；怀孕后子宫血流增加10倍。

总想怀孕的事，应该分散注意力吗

这是你对不断成长的宝宝充满好奇的正常反应。常常与丈夫分享你的想法，让他也参与正在发生的一切，以分散你的注意力，也可以多参加社会活动，如仍有很大顾虑，建议看看医生。

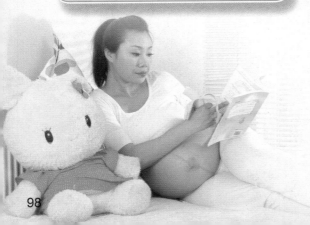

总忘事是因为怀孕了吗

对此尚有争议。有些健康专家指出孕期"丢三落四"被夸大了，因为有些孕妇整个孕期都可继续工作，而有些孕妇则诉说健忘是她们最明显的症状之一。不论有无此类症状，都无需为之焦虑。记纸条或者记笔记会对你有所帮助。

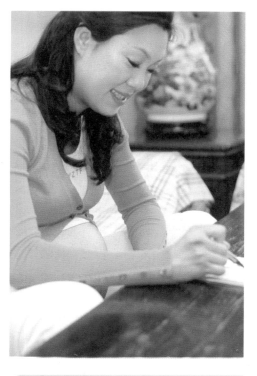

梦到流产意味着什么

这些梦可能反映了孕妇激动的心情以及对未来的不确定，完全不必为之担忧。可通过回忆愉快的事，提高睡眠质量等方法解决这个问题，梦到流产可能说明对腹中的孩子太在意了。

总感觉孩子出问题了，这种感觉正常吗

对未来的焦虑常常转化成对未来宝宝健康的担忧。大部分孕妇都会在怀孕的某个阶段担心宝宝是否会有残疾等类似的问题，尽管已经做过的检查显示没什么问题。这可能与她们有过一次流产或者有缺陷宝宝出生的家族史有关。如果所有例行检查都已通过，一般情况下不会有什么意外发生。但也要记住，不管做过多少检查，都不可能绝对保证没有问题。如果特别忧虑担心，把这种担忧告诉医生。

为什么迫不及待地盼望孩子出生

经过9个月的等待和孕育的过程，离预产期越近，你对临产越觉得迫不及待。这主要是因为孕晚期身体很不舒服，并且很多活动受限。要试着放松，平静地等待那一激动时刻的到来。

为什么总想布置孩子的房间

孕晚期时，许多孕妇急于装饰婴儿房间，购买婴儿衣服，清扫厨房、碗、碟，这被称为"筑巢行为"，这可能是宝宝即将出生的征兆。但不要做太多的

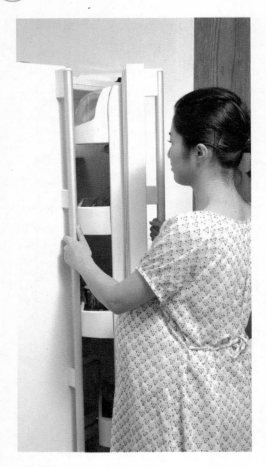

事情，不要让自己精疲力竭，因为你需要保存精力和体力来生产宝宝。

孕妇盆腔疼正常吗

在孕期，因为背部的肌肉承受了更大的拉伸力，所以孕妇出现背部疼痛是非常普遍的。但是如果出现了非常严重的下背部疼痛或骨盆腔疼痛，就应该去医院检查了，因为怀孕也很有可能引发下面这些症状：

❀ 耻骨联合功能障碍 ❀

耻骨联合位于骨盆前面，是两块骨盆关节的结合点。受孕激素的影响，骨盆处的软组织更加松弛，所以当你走路时，两块耻骨可以很容易就分开闭合，相互摩擦，这就引起骨盆疼痛了。用冰敷可以缓解疼痛部位的肿胀，服用扑热息痛可以减轻疼痛，但是走路时一定要控制步伐，不要迈太大的步子，要保持骨盆合并在一起，避免膝盖分开距离过大，或做跨越动作。也可以请理疗师做些运动和治疗的指导。有些孕妇此时走路还使用拐杖来帮助自己支撑身体。

❀ 坐骨神经痛 ❀

这是由于胎儿不断发育生长，子宫不断膨胀，过度压迫坐骨神经而引起的。疼痛沿着后背的脊椎，通过臀部一直延伸到腿部。一旦神经受到压迫，就会引起下背部、臀部和腿部持续或间断性的剧烈疼痛，有时腿部感到麻木，甚至感到无力。

❀ 骶骨关节痛 ❀

也叫骨盆带功能障碍，你会感觉一侧的臀部或整个臀部都会疼痛。这是由于孕期体内分泌的激素软化了骨盆的韧带，再加上因为腹部隆起，迫使孕妇改变走路姿势而引发疼痛。同耻骨联合功能障碍类似，这类疼痛也可以通过服用扑热息痛和理疗来缓解。

◉ 尾骨疼痛 ◉

尾骨在脊柱底部，也是由于孕激素和孕妇自身腹部重力的作用，这一部位会感到疼痛。孕妇会感觉疼痛来自臀部或脊柱最下方，治疗办法就是身体尽量坐直，坐下时要轻一些，以免加重对尾骨的压迫。坐在软垫上可以有效缓解疼痛。

◉ 治疗方法 ◉

这些症状用一些简单的处理办法比如使用冰袋或热水袋或者服用扑热息痛就会非常有效，另外，孕妇要注意保护自己的背部，并经常做锻炼背部的健身运动。如果疼痛症状持续加剧，可以在医生指导下找女性健康理疗师，做一些具体的运动来缓解疼痛。

腹部出现紧缩感

在孕晚期的3个月里，一天中会出现几次持续约30秒的腹部紧缩感，称为无效宫缩。这表明腹部正在练习动产，真正的临产宫缩与这种感觉是不同的，它们是规律的，5分钟左右一次，持续时间大于30秒，疼痛会逐渐加重，并不会消失。这种规律宫缩在到达预产期时才出现。孕晚期腹部每天有几次发紧是正常，此时要做的就是放松，或者躺在床上，直到那种感觉消失。

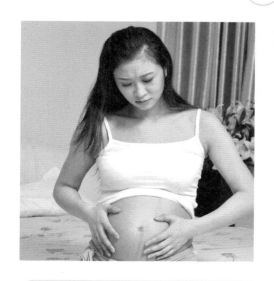

手掌、手指、脚踝等出现水肿

接近孕晚期，许多孕妇会遇到手掌、手指、脚踝轻度肿胀的现象，这与水钠潴留有关。此时，最好摘掉戒指，做一些手部活动，并多抬高手臂，直到胎儿出生，肿胀消退。

如在一天中到了傍晚才出现水肿，多半为正常现象。活动了大半天，水分集中下肢，而产生水肿。但如在早晨起床发现脸、手、脚出现水肿，即有可能是不正常情形。尤其是一般孕妇的水肿常发生于小腿、脚踝，如有全身性水肿，则需考虑为异常情形。如又发现体重快速增加（正常孕晚期体重增加一星期不超过500克），若一星期增加超过1000克以上，则很有可能是病理性水肿，需要及时去医院就诊。

脸部变圆、发肿

由于孕期皮质醇激素和雌激素的影响导致体内脂肪重新分布，正常怀孕时，额外体液也聚集在皮下。轻度水肿，休息后会好转，不会对怀孕有影响，但腿部、手臂和脸部明显的肿胀，也可能是先兆子痫的症状。

乳房溢出的液体是什么

有可能是初乳。

初乳为淡黄色水样分泌物，是最

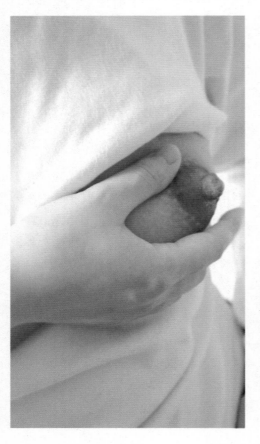

初产生的乳汁，通常仅在分娩后出现，有时在两次或多次妊娠时，初乳也会在分娩前出现。如果溢出的液体是蛋黄色或乳白色，一般是正常现象；如溢液为黄绿色、棕色、血性或无色浆液样，或有乳房硬结、肿块，或有红、肿、热、痛，均应及时就诊。

在笑、打喷嚏或咳嗽的时候会出现小便溢出的现象

怀孕期间，子宫的重量压迫膀胱和盆底，若再遇到额外的压力时，少量尿液会流出，称为压力性尿失禁。因为膀胱的尿液容量较少，尿失禁的程度通常不会太严重，产后大多可以恢复，建议采取保守治疗的方式，如改变生活习惯、注意常用姿势、避免憋尿、进行盆底肌肉锻炼等方式，来改善尿失禁的现象。若这种状况持续存在，选用卫生垫会感到舒服些，但最好到医院看医生。

在孕期或分娩后，练习加强盆底肌肉是十分重要的。

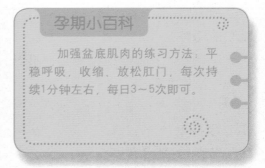

孕期小百科

加强盆底肌肉的练习方法：平稳呼吸，收缩、放松肛门，每次持续1分钟左右，每日3～5次即可。

应做适当运动

如果在孕期感觉良好，精力充沛，适当运动是安全的，但快速运动将十分困难。轻度练习，如散步、游泳是有益的，并且没有必要停止工作和不做家务活。注意不要进行过度运动，如爬楼梯或自己提过重的东西。

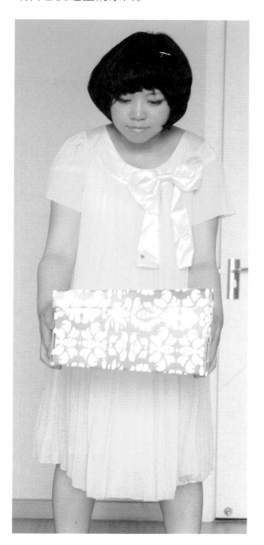

腹部变大而且感到很不舒服该怎么办

到了孕晚期，胎儿已经很大并且占据了腹部的很大部分的空间。孕妇会发现仰卧变得困难，而且仰卧时子宫重量压迫了重要的大血管，这导致血压下降，继而可引发休克，因而不要采取仰卧姿势。到了这一阶段，胎儿可能挤压肋骨，导致肋骨痛。可以采取左侧卧位或其他体位来减轻压力。胎头入盆后，这些不适会减轻。

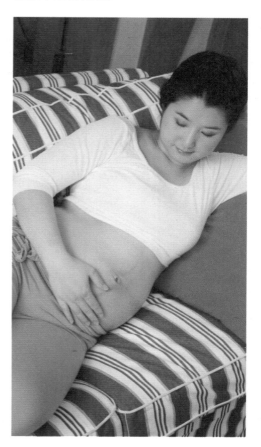

呼吸短促

感到不能深呼吸是正常的。这是因子宫逐渐增大，将横膈向上顶，膈肌活动幅度减少，胸腔窄，影响到胸部的呼吸肌肉所致，由于子宫的不断增长，占有的空间越来越大，对隔膜的压力增大，导致呼吸困难。

因为体内需氧量的增加，促使孕妇不得不加快呼吸。若在闷热季节和空气不流通的地方呆的时间长，就会有呼吸困难与憋气的感觉。应避免到拥挤的公共场所，多到外呼吸新鲜空气。仰卧时若感到不舒服，可抬高枕头，采取半卧位，或侧卧姿势。有心肺疾患者如出现呼吸短促、气喘，要警惕病情变化。

孕激素水平升高也会使呼吸加速。

腹部皮肤总是发痒

随着腹形的增大，腹部皮肤随之扩展以适应不断长大的胎儿的需要。这种伸展可引起皮肤瘙痒。用些面霜、炉甘石液及浴后油可以滋润皮肤，有助于减轻瘙痒。严重的时候出现全身瘙痒，并伴有失眠、疲劳、恶心、呕吐、食欲减退等症状，如果在孕晚期时出现，要引起注意，尽快到医院就医，因为这可能提示会患有肝脏疾病。

出现背部疼痛

在整个孕期，激素使关节和韧带松弛，尤其是在盆腔，韧带变软伸展以使胎儿更容易分娩。长大的胎儿的重量使腹壁肌肉力量减弱，因而对后背的压力增加。如果习惯后仰，会更加重后背的牵拉。如果后背出现持续而严重的疼痛，请向医生咨询。必要时到医院就诊，以缓解疼痛。

总感觉特别热，特别烦躁

进入孕晚期以后，孕妇子宫已经极度胀大，各器官、系统的负担也接近高峰，产热比较多，从而出现怕热的表现。由于体型变化和运动不便，许多孕

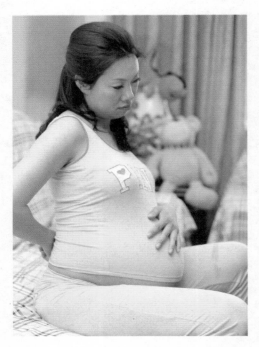

妇会产生一种兴奋与紧张的矛盾心理，出现烦躁等表现。随着血容量增多，孕妇会感到心跳加快，呼吸频率增加，这样会在皮肤皱褶处长皮疹——如腹股沟或乳房下面。因此，要经常清洗保持干爽，同时控制体重，否则会感觉不适或更加热。

体重增长的正常范围

到孕末期，增加12.5～15千克的体重是正常的。但是个体差异很大，有些女性在正常妊娠期间体重几乎没有变化。多胎妊娠时体重增加并不会加倍，平均的体重增加约18千克。

到分娩前体重增加12.5～15千克是理想的，但实际情况会多于或者少于这个值。营养不良（导致体重增加过少）可引起低体重出生儿；体重增加过多又能引起背痛、静脉曲张或者提示可能患有先兆子痫。

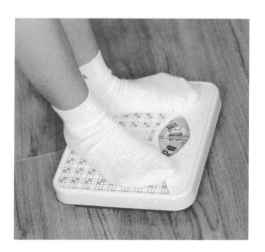

如果体重增长较多，宝宝会因为很大而不好分娩吗

可能不会。因为这是孕妇而不是宝宝过重。胎儿大小通常不是由孕妇吃多少决定的，与很多因素有关，如遗传因素、胎盘功能、母体营养状况、胎儿激素、胎儿生长因子、胎儿肾脏、母亲疾病、药物及烟酒等。

然而，如果孕妇体重增加过多会造成许多危险的并发症，如妊娠期高血压、先兆子痫、妊娠糖尿病、肾盂肾炎、血栓症、过期妊娠及胎儿过大和难产等。当然剖宫产的比率也会相对增高，而手术及麻醉的困难度、麻醉后的并发症及手术后伤口的复原等都是问题，尤其是高血压、糖尿病在生产前后所引起的心脏衰竭，更可威胁到产妇及胎儿的生命。

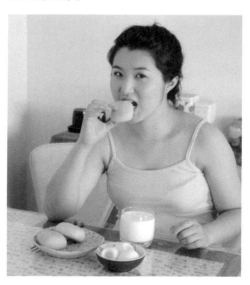

体重增长过多者应注意适当锻炼身体，晚饭适当减少，并减少主食，增加蔬菜和瓜果的摄入量，因为瓜果中能量少，含有多种维生素。瓜果中的纤维素还能缓解或消除便秘现象。这对于减少体内吸收热量很有利。那种怀孕后猛吃好东西的做法不可取。因主食热量大，容易使人发胖。同时应注意产前检查，看是否怀上了双胞胎。

控制体重除均衡的营养丰富的膳食、定期锻炼之外，没有什么灵丹妙药。在孕期尤为困难，因为强烈的食欲和加快的代谢会让孕妇容易饥饿。如果孕妇的体重是稳步增加，就会发现将体重控制在一个底限并不难。

孕期性生活

怀孕后过性生活安全吗

实际上，健康的性生活有积极作用，既可以保持夫妻间的良好关系，也会提示你不但是位孕妇，也仍然是位魅力女人。另外，性生活也是一种很好的身体锻炼。宝宝安全地生活在子宫里，性生活不会伤及宝宝。但为了保证性生活安全，要注意以下两点：

性交前要排尽尿液、清洁外阴和生殖器，选择不压迫孕妇腹部的性交姿势。动作要轻柔，不粗暴，插入不宜过深，频率不宜太快，每次性交时间最好不超过10分钟。孕妇在性交后应立即排尿并清洗外阴，以防引起上行性泌尿系统感染和宫腔内感染。

孕期过性生活最好使用避孕套或做体外排精，最好不让精液进入阴道。因为男性精液中的前列腺素被阴道黏膜吸引后，可促使子宫发生强烈的收缩，这不仅会引起孕妇腹痛，还易导致流产、早产。

孕期性生活的注意事项

妊娠头3个月里，由于有早孕反应，孕妇性欲和性反应受到抑制，加之胚胎正处于发育阶段，特别是胎盘和母体子宫壁的连接还不紧密，如果进行性生活，很可能由于动作的不当或精神过度兴奋时的不慎使子宫受到震动，很容易使胎盘脱落，造成流产。即使性生活时十分小心，由于孕妇盆腔充血，子宫收缩，也会造成流产。因此，孕早期性生活应比平时少，动作幅度不宜过大。

怀孕中期胎盘已经形成，妊娠较稳定，早孕反应也过去了，孕妇的心情开始变得舒畅，性器官分泌物也增多了，是性感高的时期，因此，可以适当地过性生活。但是要节制，还要注意性生活的体位与时间，避免对胎儿造成影响。

怀孕后期，孕妇腹部逐渐隆起，性欲减退，且子宫口容易张开，易导致感染及羊水早破，尤其是怀孕9～10月时，性交造成早产的可能性极高，此时要避免性生活。

怀孕后什么情况下不宜发生性行为

对有习惯性流产史者，因为性兴奋也能诱发子宫强烈的收缩，在整个孕期应绝对避免性交，甚至包括性语言、性刺激也最好不要使用。有早产史者，则应在上次早产的相应月份前一个月开始直至分娩的一段时期内，绝对避免性生活。

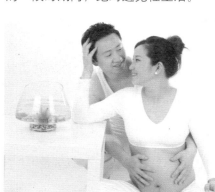

如果有原因不明的出血、流水，或者前置胎盘、胎盘部分剥离，也要避免性生活。因为摩擦会增加出血的危险，严重时可致产前大出血，诱发子痫（出现抽搐、昏迷）、早产和胎儿死亡。

炎症不是性生活的禁忌证，因为羊膜囊和宫颈黏液栓保护着宝宝不受感染。但是，需要注意，孕妇怀孕期分泌物增多，外阴部不仅容易溃烂，而且对细菌的抵抗力也减弱。被细菌感染，症状如加重就有流产的危险。所以平时要注意保持局部清洁，尤其在性生活前必须特别注意，关于这一点，丈夫也应同样注意。

为什么丈夫失去性生活的兴趣

有些男性认为孕妇尤为性感；有些男性则认为怀孕是令人担心的事情，因而激发起强大的保护本能；有些男性则担心性生活会伤害到你或宝宝或者导致早产。试着与他多交流，谈谈他的焦虑感和担忧，并且让他知道孕期性生活是很自然的事情。也可以让医生与他探讨此类问题。

为什么孕妇对性生活的兴趣发生了很大变化

有的女性怀孕后会对性生活产生更大兴趣。她们在怀孕后感觉自己非常敏感，更愿享受性生活。这也许是因为体内激素水平的变化令人愉悦满足，身体对触摸更为敏感，生殖道的血流加速也会增加敏感性和性感。

有的女性则会在怀孕后完全避免性生活。有些孕妇在怀孕早期时，哪怕想到性生活都会感到恶心、疲累。随着腹部膨隆，孕妇也许觉得性生活会令人尴尬，所有这些表现都很正常合理，只有当丈夫不能理解时才是问题。

性生活能诱发分娩吗

在接近预产期或预产期以后，如果精液接触到宫颈，可以促使宫颈成熟、使宫颈开放而有助于促发临产。因为精液中含有前列腺素，而人工合成的前列腺素可被用于促使宫颈成熟。但无需担心性生活会引起早产，宫颈只有在已经准备好时才会成熟。

一次性高潮能引起流产吗

不会。性高潮与流产没有任何联系。然而在孕晚期，性高潮会引起宫缩，大约可持续半个小时，看起来像是临产，但并不是真正的临产宫缩。到目前为止，没有证据证明性高潮能引起流产。

孕期饮食方案

孕妇需要的营养

孕期由于需供给胎儿足够的营养以保障其正常的发育，所以整个孕期孕妇都需增加营养，并有足够的储存量以供给产后哺乳之用。为了保障孕妇和胎儿的健康，孕妇的饮食安排应注意以下几个方面：

● 饮食要均匀，适量增加副食品的种类和数量。

● 每天吃2~3个鸡蛋，以满足机体在孕期的需要。

● 多吃豆类及蔬菜，提供植物蛋白及维生素和铁、钙等。

● 适量吃些小米，有助于补充B族维生素等的需要。

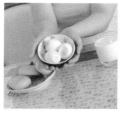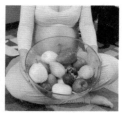
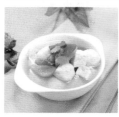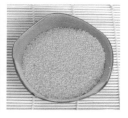

孕期营养缺乏的影响

孕期如果不注意营养，容易引起营养缺乏，对孕妇及胎儿将产生不良影响。如孕妇膳食中蛋白质供应不足，胎儿则生长发育迟缓，孕妇体弱，产后恢复慢，乳汁少等；饮食中维生素A、B族维生素、维生素C、维生素D和维生素E摄入量不足或缺乏，均可导致流产或死胎；锌的缺乏将影响胎儿神经系统的发育。总之，良好的营养是保障孕妇及胎儿健康的必要条件。

总是孕吐的孕妇怎样补充营养

有些孕妇在孕期有不同程度的恶心、呕吐等，首先应解除心理负担，如果呕吐不重，则根据自己的喜好，多吃易消化的食物，少量多餐，尽量食用流质或半流质及低脂食物，适当休息，必

要时药物治疗。如果恶心、呕吐严重不能进食，则需住院输液止吐、补充营养治疗，经过2～3天的治疗，恶心、呕吐症状将会缓解，可以进少量食物，一般经5～7天治疗会明显好转，所以不必太担心。

孕妇应该多吃的食物

孕妇不必仅仅因为怀孕了而制定特殊的食谱。但是，由于孕妇的机体在孕期会有更大的负荷，所以需要健康的饮食。大家现在都知道，孕妇进食的东西对宝宝的健康会有很大影响，因此，应确保均衡、营养丰富的饮食，并且吃饭要规律多餐。在孕期的最后3个月里，每天要增加200卡的热量，相当于一个香蕉和一杯牛奶提供的热量。

孕妇应选择的食物类型

按孕期营养的要求来说，孕期的食物应选择以下几种类型：

碳水化合物

是供给能量的主要来源。孕妇怀孕后代谢增加，比非孕期所需的热量高出25%，临产后，热量消耗更多。碳水化合物主要是由各种粮谷类、茎根类食物以及糖类供给，蔬菜水果中也含少量，它在体内消耗、吸收和利用较蛋白质、脂肪迅速且完全。

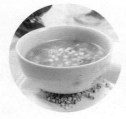
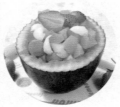

蛋白质

是人体的主要构成物质，又是人体生命活动的主要物质，所以蛋白质处于各种营养物质中的一个中心位置。孕期所需蛋白质较平时增多，通常从怀孕开始蛋白质的需要量就要增加30％。优质蛋白的食物一般有蛋类、乳类、鱼类、肉类和大豆类。选择优质蛋白是胎儿生长发育所必需的，而且是非常重要的。

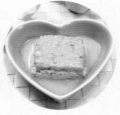

脂肪

是人体需要的重要营养素之一，还是脑和神经系统的重要成分。人类膳食脂肪主要来源于动物的脂肪组织和肉类以及植物的种子。

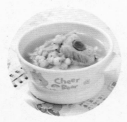
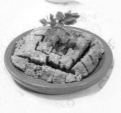

无机盐及维生素等

无机盐及维生素均具有各自独特的功能，是孕期不可缺少的营养成分，均需通过膳食来补充，谷类、乳类、水果、蔬菜及海产品等均含有丰富的矿物质及维生素，均衡饮食将保证营养的良好供给。

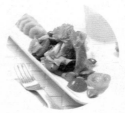
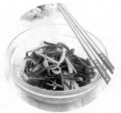

孕妇应少吃的食物

尽量不吃油腻食物，如烤猪肉的肥肉和脆皮，煎炸的熏肉以及奶油等，这些东西会引起孕早期恶心、发胖。

方便食品，如饼干、油酥面馅饼、蛋糕中的脂肪含量较高，也不宜多吃。

避免吃那些会对宝宝造成伤害或导致感染的食品。

需要服用多余的补充剂吗

不是所有孕妇都要补充维生素、矿物质。如果孕妇的食物丰富量足，并不需要补充维生素，除非孕妇是个素食者。但在孕前和孕期前3个月补充叶酸很必要。孕期营养需要通过营养监测、膳食调查后进行合理的调整，在医生和营养专业人员的指导下，科学有效地进行营养补充。

增加液体摄入量

由于血容量增加，孕妇需要增加液体摄入量。

多喝水，不要喝高热量的汽水，汽水中糖分含量高，会引起恶心、加重烧心。即使有液体潴留，也不要减少液体摄入量，一天至少6杯水。饮水还可预防便秘。

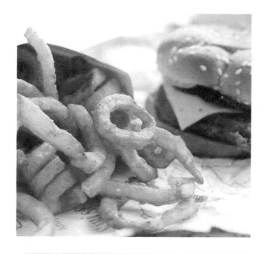

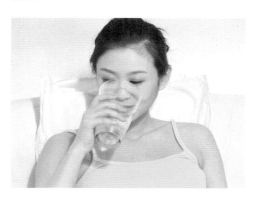

少吃零食和"垃圾食品"

怀孕期间加餐本身不是坏事，但要尽量吃健康食品，如新鲜水果、坚果、葡萄干、粗纤维蔬菜等。而一些方便食品，如薯片、巧克力、炸薯条和油饼，含有较高的热量、脂肪、糖、盐，虽然能短时间内产生较多能量，但缺乏帮助胎儿发育的营养素。当然，偶尔食之不会有什么害处，但不要让这类食物在食谱中占有很大比重。

少吃快餐或去饭店就餐

快餐虽然不像方便食品那样糟糕，但仍含有较多脂肪和碳水化合物，并且如果长时间加热，食物中的许多维生素、矿物质都已被破坏，因此，建议孕妇少吃快餐。根据条件选择食品，力争保持热能、碳水化合物、蛋白质、矿物质和微量元素的平衡。

减少吃火锅的次数

孕妇在怀孕后最好减少吃火锅的次数。有关资料表明，羊群中弓形虫的感染率为61.4%，猪为0.6%，牛为13.2%，鹅为35%，而狗尤为惊人，达70%以上。弓形虫的幼虫往往藏匿在这类受感染的动物肌肉细胞中，肉眼是无法看到的。人们吃火锅时，往往只把肉片稍稍一烫，这种短暂的加热并不能杀死寄生在肉片细胞内的弓形虫幼虫。

孕妇感染时无明显不适，或仅有类似感冒的症状，但幼虫可通过胎盘传染给胎儿，严重者可发生流产、死胎，或影响胎儿脑的发育，而发生小头、大头（脑积水）或无脑儿等畸形。因此，为了使胎儿健康发育，孕妇不宜吃火锅，偶尔食用时，一定要将肉片烧熟煮透。

不宜多吃冷饮

孕妇的胃肠对冷的刺激非常敏感。多吃冷饮能使胃肠血管突然收缩，胃液分泌减少，消化功能降低，从而引起食欲不振、消化不良、腹泻，甚至引起胃部痉挛，出现剧烈腹痛现象。

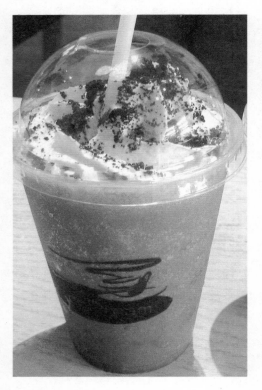

孕妇的鼻、咽、气管等呼吸道黏膜往往充血并伴有水肿，如果大量贪食冷饮，充血的血管突然收缩，血液减少，可致局部抵抗力降低，使潜伏在咽喉、气管、鼻腔、口腔里的细菌与病毒乘机而入，引起嗓子痛哑、咳嗽、头痛等，严重时能引起上呼吸道感染或诱发扁桃体炎。

胎儿对冷的刺激也极敏感，当孕妇喝冷饮时，胎儿会在子宫内躁动不安，胎动变得频繁。因此，孕妇吃冷饮一定要有所节制。

孕期不宜盲目减肥

孕期减肥可不是个好主意。因为这时孕妇需要保持营养均衡、丰富的饮食来保证宝宝的健康发育，也需要足够的能量来维持怀孕和分娩所需的额外生理需要。即使不想增加体重，只要怀孕进展顺利，体重增加也是自然和必然的事情。

一般情况下，整个孕期体重比怀孕前增长12.5～15千克是正常的。要控制体重就必须饮食、运动两面兼顾。孕期注意限制高糖、高脂的摄入，例如，甜食、巧克力、蛋糕、冰激凌等。多吃一些蔬菜、水果，同时注意营养的均衡，即蛋白质、不饱和脂肪的适量摄入，可以控制体重增长过快，同时又不会影响胎儿的正常发育。为了预防体重增加，活动身体也是必不可少的。虽然对腹部愈来愈大的孕妇来说，这个道理显而易见，但她总会觉得麻烦，因此最好能和日常生活中的家务事结合。这样不会让她有心理负担，而能轻松做到并持之以恒，还可以转换心情。另外，步行也是很好的运动形式，既对积蓄分娩所必需的体力有益，又能燃烧脂肪预防体重增加。每天以20～30分钟为基准，但是在胎儿稳定的15周以前，要稍微斟酌自己的状况，如果觉得腹部不适就要立刻休息。稍微放慢步行的速度，就不会造成身体的负担。

🐤 孕期不提倡食用动物肝脏

不久以前，还建议孕妇吃些肝来补充铁质。但我们现在知道，肝脏除含铁外，还富含维生素A，过量摄入会引起出生缺陷。目前的建议是不要吃所有的肝脏和肝脏制品，尤其在早孕期重要器官形成的阶段。均衡饮食包括奶制品、蔬菜尤其是胡萝卜和水果，可以提供足够的维生素A。

🐤 应该戒烟吗

是的，因为吸烟甚至被动吸烟会减少通过胎盘到胎儿的氧气和营养物质。如果孕妇或其丈夫吸烟，孩子很可能出现低体重，在胚胎发育的前几个月易出现各种问题，出血、流产或胎儿出生后

发育不全的发生率均会增加。

如果孕早期的恶心使孕妇联想起吸烟都会难受的话，下决心戒烟就很容易。如果没有那种恶心症状，戒烟或减少吸烟将比较难。如果孕妇有丈夫的支持或者另一位想戒烟的人的支持，或者参加能给支持建议的团体，会对戒烟有所帮助。可以以逐渐减少吸烟量开始，如果觉得一下子完全戒烟不可能，一天不要超过5只烟，这比一天吸10只或者更多烟对孕妇和宝宝的危害要小一些。还有些办法帮助戒烟，包括厌恶疗法、催眠疗法和针刺。孕期不要用尼古丁贴片来帮助戒烟。

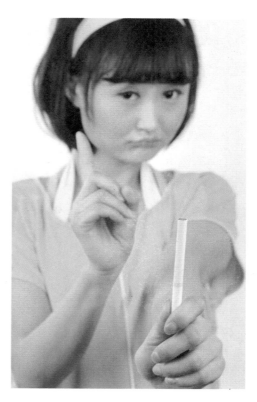

用药安全

易导致胎儿畸形的药物

母子血肉相连，孕妇所吃的东西都会对胎儿产生不同程度的影响，药物更是如此。为了宝宝的身体健康和将来的幸福，孕妇应特别小心用药。有些药物具有损害胎气，导致流产，所以孕妇绝对不能服用。即使是补益药，如人参和鹿茸，也不可乱服。除非是医生开具的药，怀孕期间应尽量避免服用药物。在买药时，必须告诉药剂师你已经怀孕。医生一般会很谨慎开药，尤其在最初的3个月。一些药物是严格禁止使用的，另一些是相对安全的，包括推荐剂量的扑热息痛和抗生素，如氨苄青霉素等，可用于咽喉和尿路感染。

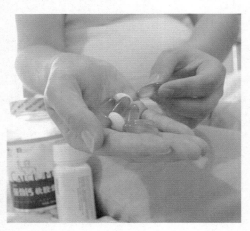

易致胎儿畸形的药物有：

抗癫痫及抗惊厥类药物：如二苯乙内酰脲、三甲双酮。

镇静催眠药：如反应停、安宁、利眠宁等。

抗精神病药：如硫杂蒽类、抗躁狂药等。

降压药：如利血平等。

抗癌药：如烷化剂、抗代谢类等。

某些抗菌素：如链霉素、四环素等。

抗疟疾药：如奎宁等。

孕期服用中草药不安全

有些中药对胎儿及孕妇是有害的，有导致堕胎的不良反应，所以孕妇绝对不能服用。比如，毒性较强，药性峻猛的中药，马钱子、生南星、生半夏、乌头、天雄、巴豆、牵牛、大戟、斑蝥、商陆、麝香、三棱、莪术、水蛭、虻虫等，应完全禁服。用于活血化瘀以及行气泻下类药物，如桃仁、红花、大黄，枳实等，应根据孕妇的具体情况而定，除非是特别必要时，尽量避免使用。

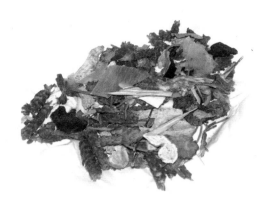

什么是自然药物或补药

临床用药治病，有中药与西药之分，这里所讲的补药指的是中药，是依据中医理论为指导而应用的天然药物，因而不良反应也较少。

补，是补养、补充的意思。人体的生命活动，所需的营养物质，是不断地消耗，而需要不断地进行补充的，所以人们的一日三餐是不可缺少的。如果因为孕期消耗增加或久病体虚、劳伤过度、年老体弱而出现种种营养不良的征象，单靠食物的补充营养不能满足，就必须借助于药物来进行补养，通常使用的药物称之为补药。

提前接种疫苗能否减少宝宝出生后接种次数

不能。母体接种疫苗产生的抗体不能通过胎盘进入胎儿体内，宝宝的免疫力只能通过自身产生抗体而形成，故提前接种疫苗不能减少宝宝出生后接种次数。宝宝出生后应注射乙肝疫苗、卡介苗。百日咳、破伤风疫苗在有些地区有注射的必要。

不得不服用可能对胎儿不好的药物怎么办

孕妇一旦得病，就应立刻就医，并且在医生的指导下选用既能治疗，又对胎儿影响不大的药物。倘若孕妇的病情严重，就应以保证母体健康为主要前提，而不必过多地考虑对胎儿的影响。特别是孕晚期，胎儿分化已完成，更不必那么担心了。

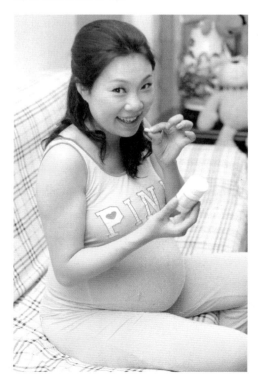

孕期服用补药是否安全

大多数是安全的，但是，某些中草药和芳香疗法使用的精油在孕期不推荐使用，不论什么时候，如果对能用或不能用什么有任何疑问，请向的执业医师寻求帮助。在开始使用任何补药前请与医生讨论你的疑问和担心。

孕期服用补药的注意事项

常言道，是药三分毒，即使是补益药，如人参和鹿茸，孕期也不可乱服。女性怀孕后，一般都有阴血偏虚、阳气偏盛的情况，即如俗语所说的"有胎始有火"，因此，除人参和鹿茸外，一些温燥性的药物，如附子、干姜、肉桂、胡桃肉、胎盘等，必须慎用、少用，否则可能出现轻度不安，烦躁失眠，咽喉干痛等症状。一些辛热的食品，如辣椒、酒等，能不用就不用，决不可长期服食。但一些补血药物及维生素类药物可在医生指导下适量服用。

如果是处方补药能在药店及医院药房内买到，如果是非处方补药，可以在药店购买到。但是有一点需要注意：一定要告诉药剂师你已经怀孕了。

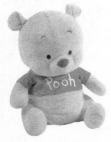

孕妇生活方式健康胎儿会受益

健康意味着正确的饮食和合理的生活安排。这包括孕妇衣着要宽大，寒暖适宜；适当的运动与工作；充足的睡眠与休息；衣着与环境保持清洁卫生；保持心情愉快；保证均衡合理的饮食等，为胎儿生长发育提供良好的条件。

通常孕妇越健康，快乐，孩子就发育得越好。怀孕期间的饮食会对胎儿有影响，所以要健康饮食，避免对胎儿造成伤害。确切地说，若孕妇有一个健康的生活方式，孩子会最终受益。

应长时间地关注自己的身体，并温柔地对待它。若吸烟或大量饮酒，此时应该戒除或减少使用量；可对饮食进行一些调节，并制定锻炼计划，采取新的生活方式，你会发现这不仅有益于你和孩子，也能使你变得更健康。

孕妇身体健康，怀孕和分娩会比较顺利

保持良好的体形，在分娩时就能更有精力，并在产后更快地恢复。若进行规律锻炼和均衡饮食，就会更精力充沛，能更好地照顾孩子，也会迅速恢复苗条的身材。运动也是一个很好的减压方式，能让孕妇有健康的身体，从而更好地适应怀孕过程，减轻各种不适感。

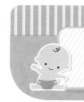

科学运动

妊娠期内正常活动量

正常的工作，如做家务、散步等能保证你充满活力，而在怀孕期间进行规律的锻炼会感觉更好。由于相当少的日常活动、游泳等锻炼会增强孕妇的体质，帮助孕妇更好地度过怀孕过程和适应分娩的需要。根据身体状况调整锻炼，若没有感觉锻炼有任何不适，则可持续到怀孕末期。应避免在颠簸的道路上骑自行车，预防流产或早产。

适合孕妇的特殊运动

有几种简单易行的孕妇体操可供选择：

盘腿坐运动

盘腿平坐床上，腰背部挺直，收住下颌，两手分别轻轻放在膝盖上。每呼吸一次，用手腕向下按膝盖；使膝盖接近床面，反复进行。早、晚各做3分钟。有松弛腰部，伸展骨盆肌肉的作用。

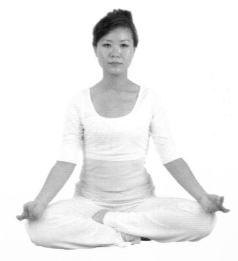

产道肌肉收缩运动

运动前先排空小便，姿势不拘，采取站、坐、卧位均可。利用腹肌收缩，使尿道口和肛门处的肌肉尽量向上提，以增强会阴部与阴道肌腱的弹性，减少分娩时的撕裂伤。

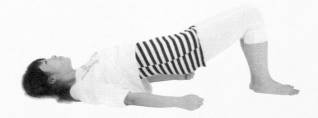

脊椎伸展运动

取仰卧位，双膝弯曲，双手抱住膝关节下缘，头向前伸贴近胸口，使脊柱、背部及臀部肌肉呈弓形，然后慢慢放松。反复做几次。怀孕4个月开始做，是减轻腰酸背痛的好方法。

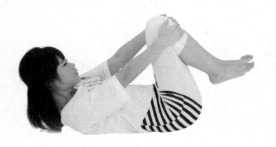

扭动骨盆运动

取仰卧位，双膝屈曲、并拢，双肩紧靠床上。由双膝带动大、小腿左、右摆动（好像用膝盖画半圆形），反复数次后，左腿伸直，右膝屈曲，右脚心平放床上，然后右膝慢慢向左侧倾倒，待膝盖从左侧恢复原位后，再向右侧倾倒。按此方法，左、右腿交替进行。每天早、晚各一次，每次每侧做5～10下。此运动能增强骨盆关节和腰部肌肉的柔软性。

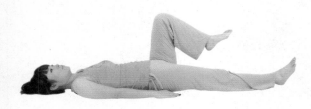

应注意，脊椎伸展运动和扭动骨盆运动仍取仰卧位，在孕7～10个月时，仰卧位进行运动有可能压迫腹主动脉及下腔静脉，造成仰卧位低血压征，故这两种运动不适合孕晚期的孕妇。

针对孕妇的特殊训练班

有许多针对孕妇的运动形式，有分娩前练习，分娩练习，分娩后练习等，很多孕妇学校都开展了该项训练。可以根据自己的情况，参加训练班并进行锻炼，相信对你的身体健康会有帮助。

孕妇一周应该锻炼几次

一般一周数次，但不必做相同运动。可以做各种锻炼，如游泳、散步等，如果喜欢的话可以进行其他运动。可以采取规律的运动方式，只要感觉舒服就可以持续进行。在必要的时候，应根据身体状况进行调整。若进行一项新的运动，应该缓慢进行，逐步增加运动强度，隔天进行舒展运动，要好于长时间的、高强度的运动。

运动时应该穿合适的衣服

服装最好以舒适、宽大、洁净为原则。可选择色调明快、柔和甜美的图案，简单易穿脱的式样。在运动的时候，短款的衣服便于行动，是比较好的选择，最好戴纯棉宽大胸罩，穿合脚的平底鞋，以免扭伤或伤害关节。

应该避免激烈运动

适当的锻炼确实有一定的好处，可防止体重超重，保持肌肉张力，从而使分娩过程顺利进行，减轻背痛等妊娠症状等。但过度的锻炼能使血流从子宫流向肌肉，运动产生的热量使孕妇体温升高，这些都有害于母婴的健康。因此，对孕妇来说，特别是平素体弱、肥胖、习惯于久坐的人，仅做些短时间缓和的活动即可。激烈运动一般不在怀孕期间进行，尤其是做任何以前未做过的运动。如果患有妊娠高血压、心脏病、肾脏泌尿系统的疾病，或是曾经有过流产史、怀双胞胎，更不适于做激烈运动。如阴道出现了不规则出血、腹痛等现象，是绝不能有运动的念头，此时此刻必须静养，来不得半点含糊。有的孕妇原来就一直习惯于从事某项运动，怀孕期间可以在绝对避免高强度过量运动的前提下继续这些活动。一般情况下，以步行、慢跑等运动方式比较适宜。

做运动出现意外时

孕妇在孕期，由于体型、体重有很大变化，一般不进行激烈运动，一旦出现小腹阵痛，眩晕、阴道出血等情况，应立即采取保护性措施，如停止任何活动，同时马上到医院就诊治疗，否则有可能出现流产或早产，严重者出现妊娠期并发症，如胎盘早剥等，危及孕妇及胎儿生命，切不可麻痹大意。

学会放松自己很重要

在怀孕期间，孕妇应该更加放松，保持良好的心情，经常听一些优美的音乐，阅读一些散文，给胎儿唱歌，到环境优美的地方散步等，使身心处于良好的状态，胎儿就生长发育得好。由于身体状况好，没有压力和紧张，同时应更好的睡眠，合理饮食，适量运动。

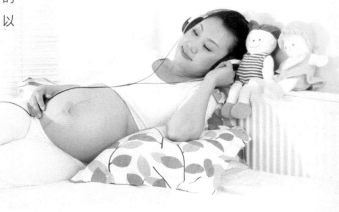

但是，一定要了解休息和放松的区别。例如，当休息或坐在椅子上看电视时，是身体在休息，并没有放松，头脑仍是活跃的。因此，身体仍旧觉得紧张。达到完全放松的状态，将远离忧愁，头脑清醒，身体和肌肉会完全放松，没有紧张感。

消除紧张最有效的方法是学会放松。孕妇的要保持宁静恬淡的心境；多参加平时喜欢的活动，如听音乐、相声、看电视、小品；多欣赏山水风景画册；外出郊游等，通过这些方法可以消除紧张感，放松头脑，使孕妇身受感染而自得其乐，不良情绪自然散去。

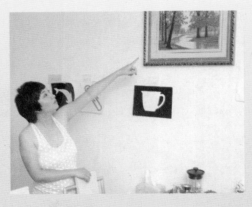

放松自己的好方法

学习放松的方式会使孕妇平安地度过孕期。但孕期长达10个月，而且涉及周围环境与家庭成员，有时难免会有不良甚至恶劣情绪产生。如何及时摆脱或者化不良情绪为良性心态呢？可以试试以下这几种方法：

告诫提醒法

你要知道消极情绪对孕妇会产生负面影响的。因此，在10个月的孕期生活中，要学会时时提醒自己不生气、不着急、不烦恼。

摆脱转移法

面对不愉快时，要努力摆脱它们，可以快速离开令你不愉快的场景，转移自己的注意力，多参加平时喜欢的活动。

宣泄释放法

不良情绪要善于疏导而不是堵塞。可以向亲朋好友诉说自己的处境和情感，让心中的积郁一吐为快；也可以痛痛快快大哭一场，但要保证哭完以后让自己的心情平静下来；还可通过写日记、给好友写信、打电话等方法宣泄。

情绪放松法

每天抽出不少于30分钟的时间和丈夫到外边散步，放松身心。

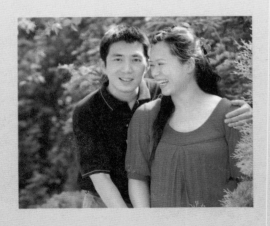

怀孕时按摩的好处

孕期抚摸身体一般是安全的。近年来，按摩就作为一种康复手段被广泛应用，它可以缓解疼痛和肌肉僵硬，更为重要的是，可使人感觉舒适、舒缓紧张、恢复活力及促进血液循环。孕期经常按摩有助于放松，减轻疲劳、镇痛尤其是后背痛。但需注意的是，不可做背部和腹部按摩，尤其在怀孕3个月前。另外，有些植物精油由于有收敛作用，还是不用为好。

进行穴位按摩

有些孕妇会因为怀孕而导致抵抗力变差，很容易伤风感冒，出现头晕、头痛、咳嗽、鼻塞等症状。如果担心吃药对胎儿产生不良影响，可以试试穴位按摩法，达到治疗与预防的双重效果。另外，孕妇特别容易感到疲劳、睡不好，也可以经由穴位按摩加以改善。

但是，在进行穴位按摩的时候，要采取谨慎的态度，在施行按摩前应请教专科医师为宜。按摩时手法应温柔平和，力量要轻重适宜，以感觉舒服最重要。按摩前应对施法的局部了解清楚，以免操作时伤害到重要组织。对容易引起子宫收缩的敏感部位，如乳房、大腿内侧不要加以刺激。如果在按摩过程中，出现了不良反应，就要立刻停止。

到美容院里进行按摩

可以到美容院里进行按摩，美容院里物理治疗师、专业按摩师或者受过训练的芳香按摩师会提供给你好的按摩，但要告诉按摩师你怀孕了，因为有些禁忌要遵循，如香薰精油芳香美疗虽是近年流行的美容疗法，但怀孕3个月以内的孕妇绝不适合，即使在怀孕3～8个月使用香薰精油也应谨慎。柠檬、柑橘、檀香木可在怀孕3个月后使用，玫瑰、茉莉、薰衣草则适合怀孕4个月后使用。

芳香疗法可以缓解的疾病

芳香按摩疗法是应用植物精油或花精油来调理机体、松弛神经的一种全身疗法。这些精油可在沐浴时直接被皮肤吸收，或者加入按摩霜或按摩油被皮肤吸收。芳香按摩疗法也很重视草药和茶的应用，作为一种为身体排毒的方法。

芳香按摩疗法可缓解孕期恶心、宫缩痛、水肿、烧心、疲乏、失眠、焦虑、紧张等。孕早期接受按摩可起到放松、镇静和止痛的效果。

给自己一个最佳形象

怀孕可以改变孕妇的形象。因此在孕期孕妇要更加关注自己的身体，适当做一些运动，合理均衡饮食。同时为了保持皮肤的光泽和弹性，可采取以下方法：

每天用性质温和的洗面奶和温水洗脸，水温不可过热。每周或10天做一次补水面膜，同时选用滋润型的润肤乳液。在家做简单的面部按摩，促进血液循环，保持皮肤的紧实健美。

为了防止额头皱纹，把左右手的中指及无名指放在额头上，分别自额心向左右两边按摩，按摩6小圈，到两边太阳穴时轻轻地压一下，来回共做3次。

为避免眼角长出鱼尾纹，用两手手指自两边眼角沿着下眼眶按摩6小圈，然后绕过上眼眶，回到眼尾处轻轻地按一下。将手指沿着眼周做绕圈按摩，按摩6圈后在太阳穴轻轻压一下保护眼周皮肤。

可适当使用营养含量高的精华素洗发，也可到美容院进行专业按摩。为了梳洗、打理方便，孕妇最好选择短发。保持清洁，勤梳理能促进头皮的血液循环，可给人神采奕奕、清清爽爽的感觉。

孕妇体内的营养容易被胎儿"掠夺"，因此要及时补充养分，保证健康的

身体和明艳的容颜。经常进食含维生素、钙、叶酸的食物和水果等，可为体内补充养分，为皮肤补充水分，防止因营养不良、缺钙引起的头晕、抽筋等症状。

孕期继续工作需注意

对一部分孕妇来讲，孕期工作是有益的。尤其在孕晚期，工作可能令人疲累，但益处颇多：日间不会孤单；身形虽变，仍可正常生活。实际上，继续日常工作会孕妇确信自己并未因怀孕而发生异常或生病。

但是，也有有些不适合孕妇的工作，如高空作业、接触有毒有害物质、噪声大的工作，应该更换一下，以利于母婴健康。法律规定用人单位必须保证妇女在孕期或哺乳期所从事的工作，对孕妇或婴幼儿的健康没有危害。

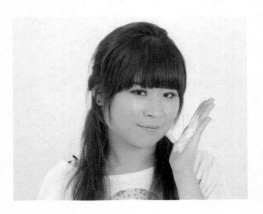
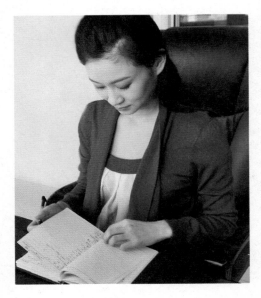

孕期疾病的应对

应该向医生咨询的问题

怀孕期间，体内会发生很多变化，从而引起很多问题。其中大部分是正常的，不需要专门就医。然而，怀孕期间有时会出现更为严重的情况，如感染或糖尿病，这就需要向产科医生或其他专家寻求治疗，向医生诉说你的不适，以便得到安慰或进一步必要的治疗。

腹痛的原因

怀孕期间常会感到腹部疼痛，主要是因为子宫的韧带会伸展，骨盆及骶髂关节的骨质疏松。如果改变体位，如平躺片刻或轻度运动练习及游泳，这些疼痛常会减轻。

但是，并非每种疼痛都由怀孕引起。如果腹痛伴恶心或呕吐，可能是由于消化不良、食物中毒、尿道炎甚至阑尾炎导致。孕期可能掩盖这些症状而使其他症状突出。一些情况下（如尿道炎）在孕期可有轻度症状。如果感到任何不适，都要向医生诉说。

周期性偏头痛在孕期会恶化吗

一些孕妇的偏头痛症状会在孕期加重，另一些会完全缓解。这是由于血流至大脑受高水平的雌激素影响。如果出现头痛伴眼前亮点或亮斑，就必须就医。

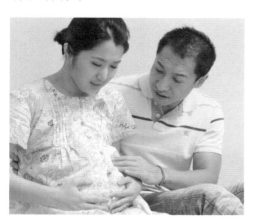

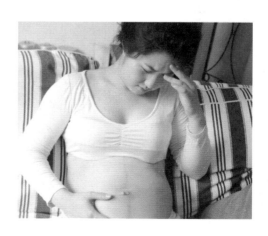

在站立时骨盆和腿部会感到疼痛、无力

到妊娠37周时，胎头向盆腔方向下移，压迫骨盆各骨骼并引起韧带伸展致使盆部感到极度不适。胎头坚硬地压迫坐骨神经，它们支配腿部的运动疼痛及感觉，由此会引起单腿或双腿麻木疼痛，麻刺感，感觉减弱，坐骨疼痛等。如果较为严重，应该看医生以排除可能的原因，如椎间盘脱出。

什么是高危妊娠

在孕期有某种病理因素或致病因素可能危害孕妇、胎儿与新生儿或导致难产者称为高危妊娠。

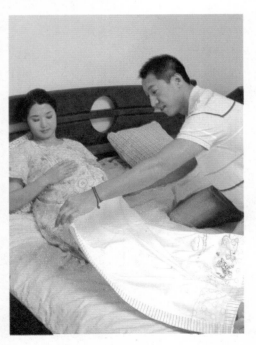

包括孕妇孕前即患有某些较为严重的内科疾病，如糖尿病、肾病、心脏病、原发性高血压、肝病等。过去有不良孕产史，如习惯性流产、早产、死胎、胎儿缺陷、新生儿死亡、婴儿产伤或留有后遗症。此次妊娠存在某些异常，如并发妊娠高血压综合征、羊水过多或过少、前置胎盘或胎盘早剥、胎儿生长迟缓、过期妊娠等。估计此次分娩有困难，如臀位、横位、头盆不称、过去做过剖宫产手术等。此外，还有高龄初产，婚后多年不孕经治疗才怀孕的，都视为高危妊娠。

属于高危妊娠的孕妇不必紧张，只要在孕期按时做好产前检查，在医生严密观察和治疗下，和医护人员密切配合，是可以安全度过孕期，平安地娩出胎儿的。

如果患有哮喘、糖尿病或癫痫，或者严重的妊娠并发症，那么就需要密切监护。需要医生或产科专家的密切指导，通过严格仔细的照顾，一般你会顺利度过孕期。

患有哮喘病会影响怀孕或胎儿吗

如果应用支气管扩张剂或类固醇激素吸入剂后能控制哮喘，这样的轻度哮喘一般不会对怀孕造成什么影响。如果最近曾因严重哮喘住院治疗并需要每天

服药，那么在孕期哮喘发作频率可能会增加，腹内胎儿可能会严重缺氧。这种情况下，没有医生允许，请不要擅自停药。

患有癫痫病怀孕会正常吗

即使患有癫痫，也可以正常怀孕。癫痫并不是遗传性疾病，不会遗传给下一代。在孕前或孕期，医生可能会更换或增加用药来控制癫痫发作，但不宜停药。癫痫在孕期可能加重，所以必须服药来控制发作。如果在孕期癫痫发作时不慎跌倒或使腹内胎儿缺氧，胎儿的安全就会受到威胁。

患有甲状腺疾病会影响胎儿吗

若患有甲状腺疾病，需要定期验血监测甲状腺功能。因为甲状腺疾病易引起流产和早产，甲状腺机能亢进者，不能为胎儿提供足够的营养，胎儿生长受

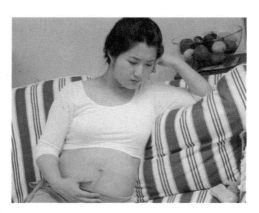

到限制，低体重儿发生率高。如果患有甲状腺疾病，就需要服用对胎儿发育没有影响的药物，但胎儿的甲状腺功能可能受到影响，因此，刚出生的宝宝应该检查甲状腺功能。

孕妇会因为怀孕患上严重的疾病吗

是的。某些疾病会因怀孕而发生，随着这些情况加重孕妇需要相应的治疗。这些疾病包括先兆子痫、血栓以及肝病等。产前保健的目的在于发现这些疾病及其他异常情况，监测其发展，在其变得严重之前给予处理。因此，按时做检查非常必要。要抛开不必要的焦虑，如果担心在孕期可能发生的某些潜在问题，出现任何异常应该及时告知医生。

孕妇的皮肤特别痒

这在孕期很常见，通常由于皮肤干燥或皮疹引起，用特制的润肤霜可以控制，有时医生可能会给予一些抗组胺类药物。

有一种很少见的情况会影响肝脏，叫做妊娠胆汁瘀积，是怀孕中期、晚期特有的并发症，目前病因尚不清楚，可能与激素特别是雌激素、遗传及环境等因素有关，它可导致早产或死产。其症状有巨痒、皮肤黄染、尿色深、全身

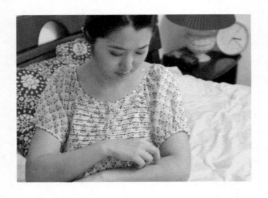

如果小腿或大腿疼痛，伴有轻微红肿，或行走时腿部疼痛并且痛处拒按，这些是血栓发生的征兆。血栓可能发生在孕期的任何阶段，但多见于孕晚期或产后。

血栓会导致疼痛和下肢肿胀，但真正危险的是血栓碎片会流向肺部，导致肺栓塞。这种情况并不多见，但十分危险，并可致命。

不适等，约80%的患者在怀孕30周后出现，有的可能更早。如果有这些症状，请立即向医生咨询。

妊娠期很可能发生血栓

由于凝血机能的变化，孕期更易发生血栓，血栓一般发生在下肢静脉瓣。血栓并不经常发生，但有几种情况可增加血栓发生的危险性，包括吸烟、肥胖或长时间缺乏活动，以及你或你的亲属曾发生过深部静脉血栓或肺栓塞。

患肺栓塞怎么办

发生肺栓塞时，会出现呼吸困难、胸痛，尤其是吸气时呼吸困难。当出现这些症状中的任何一个时，特别是如果有前述血栓发生的危险因素，必须马上让医生知道。需要做肺部血管造影，下肢静脉多普勒超声检查。医生可能会注射肝素或内服华法令。如不及时治疗，会起孕妇及胎儿的死亡。

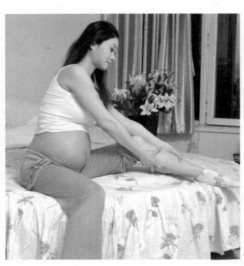

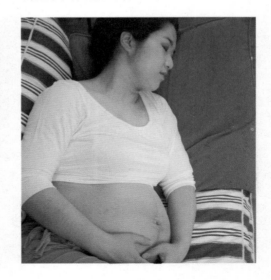

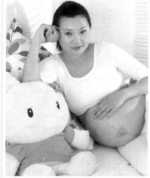

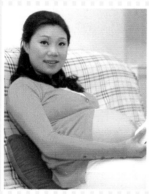

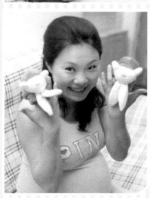

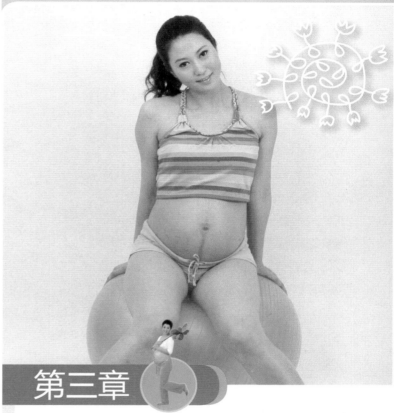

第三章

分娩期的实战手册

　　做母亲的伟大从这个时候就真正开始了，不用担心，千千万万的妈妈都经历过了，你也一定是最棒的。

分娩的真相

生孩子究竟是怎么回事

生孩子是人生中的大事，也是人类繁殖后代和人类生存不可缺少的。生孩子在医学上称之为分娩，即怀孕满28周（7个月，也就是196天）及以后的胎儿及其附属物，从母体排出的过程。其中怀孕满28周（7个月，196天）至不满37足周（258天）之间分娩者称早产；怀孕满37足周至不满42足周（259～293天）

之间分娩者称足月产；怀孕满42足周（294天）及以后分娩者称过期产。

什么是顺产

妊娠分娩是人们生存繁殖中的一个自然过程，所谓顺产即在生产过程中不需借助于外力而自然生产。但并不是说无需帮助，确切地说顺产应该是在助产人员帮助下，采用新式助产法，产妇

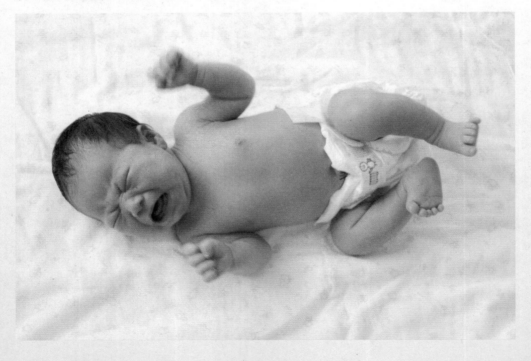

顺利生产，母亲和宝宝均健康，无并发症，会阴侧切除外。

要做到顺产有三个基本条件，即要有足够的产力、正常的骨盆腔和正常胎位适当且大小的胎儿，任何一个条件不具备都不能顺产。当然，有些高危孕妇，经过恰当的产前检查和处理，可以达到顺利分娩，即顺产。

孕妇如何判断自己能否顺利生产

产妇要知道是否能顺利生产是比较困难和难以答复的问题，但这并不是办不到的。

首先，要有顺产的信心和勇气，消除心理负担，做到充分放松。

其次，注意平衡饮食，合理膳食，控制孕期体重的增长，使宝宝体重增长在适当范围内。

再次，通过定期的孕期保健检查得知胎位正常与否，骨盆大小。这样就大致知道能否顺利生产，再跟医生沟通之后基本可以肯定顺产的可能性。

这里要提醒的是：生产是一个复杂的过程，要经历十几个小时，还有许多不可预料的因素存在，有极少数产妇仍有难产的可能，所以分娩时还要多听医生的建议，分娩过程中要密切监护，及时发现可能发生难产的因素。

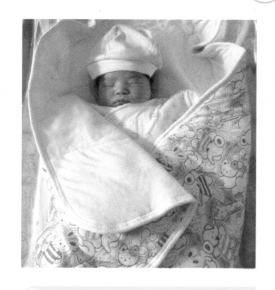

"七活八不活"的说法毫无根据

我国民间广泛流传"七活八不活"的说法，是指怀孕7个月出生的宝宝比怀孕8个月出生的宝宝存活可能性要大，这在医学科学中解释不通，也就是说无科学根据，从宝宝在子宫内发育角度上看，怀孕7个月的宝宝身长35厘米，体重约1000克。有呼吸运动，生后能啼哭，但出生后易患呼吸窘迫综合征。而怀孕8个月的宝宝身长40厘米，体重约1700克，各脏器的发育均接近成熟，出生后只要加强护理可能存活。据有关报道，在发达国家，怀孕7个月出生的宝宝存活率只有50%，而在我国怀孕8个月出生的宝宝存活率就达到80%以上，所以说"七活八不活"是毫无根据的说法。

分娩需要的时间

生孩子在医学上称之为分娩，是指从规律子宫收缩开始，到胎儿胎盘娩出为止，所用的时间称产程。可分为子宫颈扩张期、胎儿娩出期、胎盘娩出期三个时期。

子宫颈扩张期，即从规律子宫收缩（5～6分钟）一次，到子宫口开全。初产妇需要11～12小时，经产妇需要6～8小时。

胎儿娩出期，即从子宫颈开全到宝宝娩出。初产妇需要1～2小时，经产妇一般数分钟即可分娩，多不超过1小时。

胎盘娩出期，即从宝宝出生到胎盘娩出，需要5～15分钟，不超过30分钟。

所以，生孩子大概需要12～14小时。

宝宝是怎么生出来的

孩子出生是一个伟大的事业，经过十月怀胎，一朝分娩。但宝宝究竟怎么生出来的，其出生途径有两种：一是经阴道分娩，即在产力（子宫收缩和产妇用力）作用下，子宫口开大达10厘米后，胎儿经过漫长的"J"字型的通道，从阴道口娩出；另一个途径是剖宫产，即切开母亲腹部达子宫，再在子宫上切开，取出孩子。前一种方式必须有强而有力的产力，母亲要忍受子宫收缩和宫口及产道扩张的疼痛，后一种方式不一定要有产力，但母亲要忍受手术引起的疼痛，所以宝宝出生，母亲肯定要做出一定的牺牲。

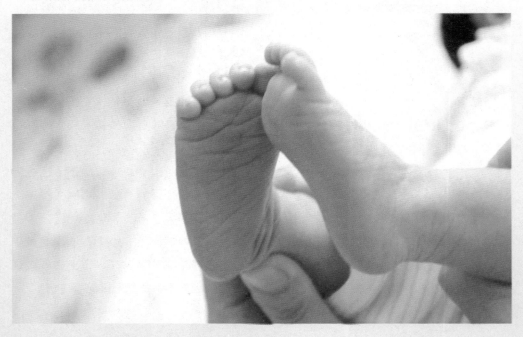

胎头何时进入骨盆

随着怀孕周数的增加，到怀孕晚期孕妇往往感觉到腹部发紧或偶有腹痛，这是正常现象，是将胎头向下赶的力量，胎头逐渐下降，初产妇妊娠大约在38周，胎头进入骨盆腔，称之为入盆或衔接，占初产妇的80%～90%，但仍有10%～20%要等到临产后才进入骨盆。经产妇往往都要到临产前后胎头才进入骨盆。胎头是否能按时进入骨盆固然是判断能否顺产的指标，但在孕38周末入盆者，其中大部分还是能顺利入盆顺产的，但其中有小部分就不能入盆而需剖宫产。

生产过程中胎儿是怎么运动的

每位孕妇因其本身特点的缘故，怀孕与分娩过程也都不尽相同，不过大部分都依循一定的规律在进行，即顺产。以下以枕前位为例说明胎儿在生产过程中的运动。

分娩是一个连续的过程，为了方便叙述，我们人为地将其划分几个重要阶段，使产妇阅读后能做到胸有成竹，正确地面对生产过程。首先，临盆末期（约孕38周）胎头进入骨盆腔，此时胎儿脑勺（枕部）与身体（背部）朝向母体左前方或右前方，临产后随着胎头的

下降，胎头慢慢内回转，使枕部转向朝前、颜面朝后，继续下降，当胎头通过耻骨弧下缘，胎儿就会抬头（仰伸）生出胎头，胎头生出来后，胎头不但要恢复到原来的位置，还继续向侧方转动，使胎儿脸朝左或朝右，这时在助产士的帮助下，生出前肩膀，然后生出后肩膀，随之胎儿身体与四肢就紧跟着生出了。在这些运动中，任何一个环节出现不顺利均可导致难产。

医生为什么建议做"切开"

许多孕妇在接近分娩时都听到给她们"下身"剪开，而在分娩过程中也多数建议做切开，这在医学上称为会阴切开，会阴切开术不仅包括侧切，还可以中切，通常选择侧切，因此，我们常听到"侧切"。

孕妇在分娩时，随胎头的下降，阴道内层的黏膜皱褶完全展平，外阴扩张，盆底肌肉层松弛充分扩张，以利于胎儿离开宫腔，通过阴道、外阴，降临人世间，完成分娩。然而，尽管阴道的解剖和生理特点有利于胎儿顺利娩出，但实际上，当平均9.3～9.5厘米的胎儿头娩出时，如果没有助产医生的帮助，保护会阴部，还是会造成产妇的会阴发生不同程度撕裂伤。如果发生严重的撕裂伤，便会在产后遗留下不同程度的后遗症。例如，

因裂伤阴道口松弛，反复阴道炎；因阴道、会阴及盆底肌肉受损太严重而发生子宫脱垂，甚至裂伤到肛门括约肌和直肠，引起大便失禁。另外，由于会阴扩张慢、不充分、阻力大，引起胎儿窘迫、新生儿窒息、新生儿颅内出血等，对胎儿不利。所以，如果能及时做会阴切开术，就不会发生上述后遗症，而且对产妇和胎儿都会有好处。

需要做会阴切开术的情况

会阴弹性差、阴道口狭小或会阴部有炎症、水肿等情况，估计胎儿娩出时难免会发生会阴部严重的撕裂。

● 会阴体过长。

● 胎儿较大，胎头位置不正，胎头被阻于会阴。

● 胎位不正，如臀位分娩需要助产，应常规行会阴切开。

● 早产，因早产儿颅骨软，抵御阻力的能力弱，易引起新生儿颅内出血。

● 妊娠有合并症或并发症者，如合并有心脏病、妊娠高血压综合征等高危妊娠时，为了减少产妇的体力消耗，减少分娩对母婴的威胁，需要缩短产程，当胎头下降到会阴部时，要行会阴切开。

● 可能导致第二产程延长的产妇，即子宫口开全后接近2个小时胎儿未娩出的，需要行会阴切开。

● 子宫口已开全，胎头较低，但是

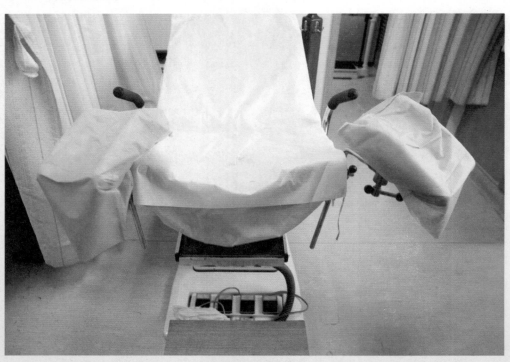

胎儿有明显的缺氧现象，胎儿的心率发生异常变化，或心跳节律不匀，并且羊水混浊或混有胎便，需要迅速娩出胎儿的，也要行会阴切开。

● 在行阴道手术产前，如行胎头吸引术、内倒转术、产钳助产术等，常规行会阴切开。

要特别注意分娩这一天

分娩当天对母婴来说都是非常重要的一天，一个新的生命即将诞生，产妇从今天开始就要做母亲了。胎儿从母体中出生，开始了人生的第一声啼哭，步入了漫长的人生道路。过好出生当天这个关口，对母婴都有十分重要的意义。注意以下几点，将使这一天变得快乐，成为美好的回忆。

要调整好自己的心态

有些产妇看到自己的宝宝会心花怒放，情绪高涨，还有一些产妇因宝宝性别或其他原因，情绪低落，甚至沮丧，这都会影响子宫收缩，引起产后出血。

要注意休息

分娩是体力消耗较大的过程，分娩会感到疲倦，会不知不觉地有睡意袭来，这时要抓紧时间休息，可闭目养神或打个盹儿，但不要熟睡，因为产妇还要照顾宝宝，要给宝宝喂第一次奶。

要进行母乳喂养

宝宝出生后半小时内就要给宝宝喂第一次奶，同时跟宝宝进行皮肤接触。这有利于刺激乳腺分泌，对母亲子宫的恢复也很有好处。

注意观察出血情况

分娩后2小时内在分娩室观察，因为，此期间最易出血，所以特别要注意，分娩后2～24小时在病房观察，仍有出血的可能，产妇可以自己按摩子宫，这样能减少出血。会阴伤口和子宫收缩会引起疼痛，可采取仰卧位休息。

注意饮食

生孩子后会感到饥肠辘辘，可吃些没有刺激又容易消化的食物，如红糖小米粥、红枣大米粥、鸡汤面条、鲫鱼汤面叶、煮鸡蛋等。吃过食物后，可美美地睡上一觉。剖宫产的产妇，可在麻醉消退后进少量流食，待肠功能恢复后进食。

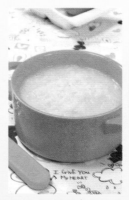
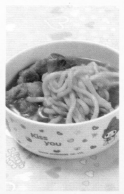

要及时大小便

顺产的产妇，分娩后4小时就要排尿，24～48小时排大便。

尽早下床活动

产后就要在床上活动，如翻身、抬腿、收腹、提肛等，特别是剖宫产产妇，可以减少肠粘连等并发症。顺产8～12小时即可下床活动，剖宫产24小时后下床活动。

分娩过程中的饮食

分娩过程是一个高能消耗的过程，一方面要保证母婴能量的供应，另一方面又要供给子宫收缩的能量，如果能量不足够，可引起产妇衰竭、胎儿窘迫、子宫收缩乏力，故保证能量供应十分重要。然而由于子宫收缩的疼痛，又会影响产妇进食，进食量减少，所以分娩过程中的饮食要求保证高热量、高水分、易消化吸收，如巧克力或软体、液体饮料，进食采用少量多次，抓住宫缩间歇期吃一点东西，一次不要吃得太饱。对于试产观察可能要行剖宫产者，可仅进液体饮食。

分娩时应该积极配合医生

分娩是一种自然的生理现象，大部分产妇都能顺利完成。分娩过程中的疼痛是可以通过拉梅兹呼吸运动和按摩缓解，或通过分娩镇痛来减轻，以达到可忍受的程度。宝宝的安全医生会予监测，因此，产妇不必过分紧张和恐惧，更不要在宫缩加紧、强度增加时因疼痛而乱喊乱叫，因为这样反而会阻碍产程进展，引起难产。具体配合如下：

第一产程，宫缩不紧，应思想放松，尽量下地活动，或同别人聊天，以分散注意力。照常吃喝一些易消化、营养多、能量高的食物，如巧克力。要按时排尿、排便，以免过度膨胀的膀胱和充盈的直肠影响胎儿的下降。宫缩时由丈夫协助按摩，宫缩间隙时，尽量放松全身肌肉，以保存体力。有条件时可于子宫口开大2厘米时要求医生行镇痛。

第二产程，根据医生的指导或平时的练习在宫缩时配合用力。正确动作是双腿蹬在产床上，双手握住床把，或取抱膝位，或取蹲位。宫缩时，先深吸气，然后屏住气像排便一样向下用力，尽可能屏得时间长点，紧接着做一次深呼吸后再深吸一口气，再屏气用力，这样每次宫缩时用2～3次力。宫缩间隙时，全身放松，安静休息，准备迎接下一次宫缩。胎儿即将娩出时，应按医生的要求张口哈气，以减轻腹压，防止产道裂伤。

当胎儿娩出后，可略休息一下，约3～5分钟，再轻微用力，使胎盘、脐带等全部娩出。

生完宝宝后要在医院里住多久

生产是人生中的自然过程，应顺其自然，所以顺产产妇无需待得太久，但初产妇一般至少于生后24小时才能出院，因为24小时内容易发生产后出血，如有会阴切口，则于产后3～4天出院，剖宫产可于产后4～5天出院。如果急于回家，并且觉得自己和宝宝都很好，可以和医生商讨早日出院的事宜，医生会根据情况考虑是否准予出院。提醒你注意的是，在出院前要学会一些基本的婴儿护理方法。

生产特别快，没到医院或在家里就生了该怎么办

一般初产妇生孩子需要12～14小时，但有些产妇生得比较急，总产程短于3个小时者称急产。有时来不及去医院，这对母亲和宝宝也会有许多不利的影响，特别是使新生儿死亡率高。

如出现这种情况，所要做的是：

既往有急产病史者，在其分娩的孕周提前1～2周入院待产。

已进入临产，或胎头已可见到，可立即铺上干净的被单，打电话给急救中心或产科医院，请求家庭分娩，并准备好开水，如胎儿已娩出，用干净的棉线结扎脐带，等待医务人员来处理，如胎盘未娩出而出血，用手按摩子宫止血，有助胎盘娩出。

如在路上、车内分娩，结扎脐带，到就近产科医院接受检查、处理。

可以在家生产吗

在国外一些较发达国家有家庭分娩这种分娩方式，而在我国，因为家庭条件的限制，无抢救条件，所以，都建议到有分娩条件的产科医院分娩。但我国的现状，一些农村地区，仍然有在家分娩的现象。在家分娩相当危险，一旦发生意外情况或出血，就会发生母亲和宝宝死亡的危险，到时后悔莫及，因此，到有条件的医院分娩才是最佳选择。

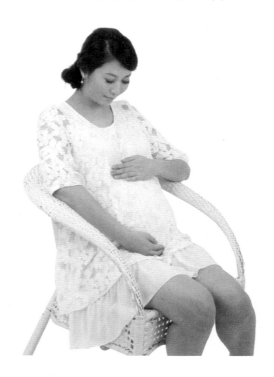

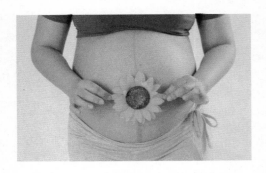

一些孕妇常常因为私自接生收费少，找"接生婆"私自接生，然而私自接生是不适合我国的现况的，会给社会和家庭带来很大的危害。首先，接生员未受过专业培训，不能全面认识和掌握病情，缺乏对一些高危现象的认识，对潜在的危险不能发现，从而导致病情恶化。其次，私自接生缺少完善的设备，缺乏抢救条件，发生意外情况，或发生产妇大出血，或发生新生儿窒息再到医院治疗丧失抢救时机。再次，不能及时发现胎儿在宫内是否缺氧，如已缺氧也无抢救措施，包括手术。第四，缺少完备严格的消毒、隔离，产妇和宝宝感染的机会增大。第五，对胎儿脐部处理不科学，易引起出血、感染，甚至破伤风，引起宝宝的死亡。

自然分娩与剖宫产的选择

自然分娩与剖宫产的优缺点

经过10个月的怀孕，临近生产了，有人说自然分娩好，也有人说剖宫产快，免受两重罪，两种分娩方式究竟各有何利弊呢？

阴道分娩

优点：（1）创伤小，产后恢复快。（2）产后可立即进食，有利于乳汁分泌。（3）无切口，或仅有会阴部位伤口。（4）新生儿经过产道挤压，发生湿肺概率低，同时对孩子的生长发育有利。（5）产后出血相对少。（6）母婴并发症少。缺点：（1）产前阵痛（目前无痛分娩的应用可以得到有效的缓解）。（2）阴道生产过程中，时间长，发生不可预料的情况多。（3）会阴、阴道松弛，妇女生殖系统防御机制减弱（可以产后运动改善）。（4）如发生难产、急产、滞产，会有子宫膀胱脱垂、尿失禁等后遗症。

剖宫产

优点：（1）时间短，可避免自然生产过程中等待而发生的不利情况。（2）可以解决骨盆狭窄、胎儿巨大而引起的头盆不称。（3）当胎儿在妈妈肚子里缺氧时，这是一种有效和及时的急救措施。（4）减少胎位不正时阴道分娩的一些风险。（5）可以减少骨盆腔结构被破坏，减少阴道松弛、子宫脱垂、尿失禁的发生率，但这不包括临产后因难产而剖宫产者。

缺点：（1）母亲承受手术及麻醉的可能出现的风险，如脏器损伤、麻醉意外等，其危险性是自然生产的5～10倍，死亡率为2～4倍。（2）创伤大，产后恢复慢。（3）出血量相对较多。（4）剖宫产并发症发生率高。如羊水栓塞、术后感染及血栓性静脉炎等。（5）有发生剖宫产远期后遗症可能，如腹腔骨盆粘连、子宫内膜异位症等。（6）再次妊娠时子宫瘢痕破裂的可能性增加，成为高危妊娠，增加再次剖宫产的概率。（7）新生儿因为没经过产道的挤压，湿肺的发生率增高。（8）新生儿缺乏刺激，神经及呼吸系统发育受影响。（9）剖宫产的宝宝发生多动症的概率高，但这一点还未完全肯定。

总之，剖宫产与自然分娩的优缺点相比较，弊大于利，如果无特别情况，自然分娩还是首选的分娩方式。

分娩小百科

湿肺是指宝宝因肺内液体潴留过多或消除延迟引起的轻度自限性呼吸系统疾病，是早期新生儿呼吸窘迫的常见原因之一，症状持续时间短，预后好，病程短者仅5～6小时，多半在1天内呼吸转为为正常。例如，剖宫产因未经过宫缩及产道的挤压，宝宝肺内液体潴留多，早产儿对肺内液体清除能力差，均容易发生湿肺。

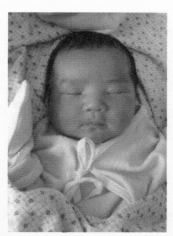 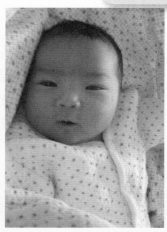 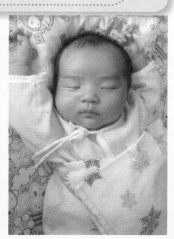

自然分娩好处多多

在盛行剖宫产的今天，很多人认为剖宫产快捷、安全、痛苦小。其实，自然分娩才是人类繁衍过程中的一个正常生理过程，是人类的一种本能行为，有许多好处。

分娩的过程中子宫有规律的收缩能使胎儿肺脏得到锻炼，肺泡扩张促进胎儿肺成熟，胎儿生后很少发生肺透明膜病。同时有规律的子宫收缩及经过产道时的挤压作用，可将胎儿呼吸道内的羊水和黏液排挤出来。新生儿湿肺、吸入性肺炎的发生可大大地减少。

经阴道分娩时，胎头受子宫收缩和产道挤压，头部充血可提高脑部呼吸中枢的兴奋性，有利于新生儿出生后迅速建立正常呼吸。

分娩时腹部的阵痛使产妇大脑中产生内啡肽，这是一种比吗啡作用更强的化学物质，可给产妇带来强烈的欣快感。

自然分娩是由产妇的垂体分泌一种叫催产素的激素引起的，这种激素不但能促进产程的进展，还能促进母亲产后乳汁的分泌，有利于促进母儿感情。

阴道分娩可使子宫口扩张得很大，有利于产妇产后恶露的排泄引流，产后子宫恢复得较快。

自然分娩无手术引起的并发症，如麻醉意外、出血、器官损伤、伤口愈合不良、感染、剖宫产儿综合征等。

节省卫生资源。因剖宫产不仅手术消耗更多的资源，而且术后避孕方法的选择也会受到限制，这会浪费大量的卫生资源。

既然自然分娩有如此多的好处，在没有医学指征情况下应尽量自然生产。

自然分娩要做的准备

分娩前准备越充分，越周密，越有利于自然分娩。对多数孕妇来讲，从老人、长者、同事、朋友以及邻居那里都会听到要准备些什么，有时家里的亲人也会帮助做好准备。但这些往往是"硬件"准备，除此之外，还应做好"软件"的准备工作：

在孕前和孕期应了解分娩的相关知识，如看一些生育方面的科普书籍，参加孕妇学校，与已经分娩过的母亲们交谈，与医护人员交流等。

定期做好产前检查，对自己的妊娠过程、自然分娩的概率有所了解，与医生多交谈、多询问。

与丈夫一起进行自然分娩的一些运动，包括拉梅兹呼吸运动、拉梅兹按摩镇痛及一些有助于分娩的辅助肌的锻炼等。

要了解何种情况下必须去医院，认识临产的现象，也可以记下医生的电话，有情况及时询问，以免延误去医院的时机。

要为去医院的路线，交通工具做好准备。计算好医院离家有多远，乘什么交通工具去医院，在上下班时间交通拥挤时，从家大约需多长时间到达医院，最好预先演练一下去医院的路程和时间。另外还要准备备用方案，以便当第一条路堵塞或交通工具不到位时选择，也能尽快到达医院。

预先安排好工作和生活。如请人帮助料理家务，请同事帮助做一些工作，并事先与上司和同事打好招呼。

剖宫产与剖腹产不是一回事

剖宫产是分娩的一种方式，是在因产妇骨盆小或宝宝大不能阴道分娩，或宝宝在子宫内缺氧等而采取的分娩方式，是指妊娠28周以后剖开子宫使胎儿娩出。有许多人把剖宫产与剖腹产等同起来，其实二者还是有区别的。剖宫产是切开子宫娩出胎儿，不一定必须剖开腹，大多数手术方法需要先剖腹再剖宫，如子宫体剖宫产、子宫下段剖宫产，但腹膜外剖宫产是不需要剖腹的，这种手术方法是在膀胱后绕过腹腔，直接剖开子宫而娩出胎儿，所以严格说它不属于剖腹产。另外，还有罕见的腹腔妊娠需要剖腹产的又不需要剖开子宫。因此，剖宫产与剖腹产不是一回事。

必须施行剖宫产的情况

自然分娩是人类分娩中的自然过程，不需或只需局部麻醉、损伤小、产后恢复较快、住院时间短，同时无痛分娩的开展又减轻了宫缩的疼痛，所以自然分娩仍然是人类生产的主要方式。但自然分娩时间长、变化多，有些产妇不能经阴道分娩，以下两方面有问题时，则需要剖宫产：

母体方面

● 骨盆狭窄或骨盆腔肿瘤。因阻碍产道，使产道狭窄，足月胎儿不能通过。

● 产前出血。如前置胎盘、胎盘早期剥离，为避免产时大出血，或需要立即终止分娩。

● 高龄初产妇。大于35岁的产妇并发症多、产时宫缩乏力，可考虑剖宫产。

● 产程迟滞。就是产程进展较慢或停滞。

● 母亲生殖道受到感染，如尖锐湿疣。

● 分娩过程发生问题，如先兆子宫破裂、产妇衰竭等。

● 疤痕子宫。产妇既往有剖宫产史、子宫肌瘤剔除或子宫破裂病史。

● 不良的产科病史。如前次为产钳助产、死产等。

胎儿方面

● 胎儿窘迫。胎心音持续小于120次或大于160次、胎心监护提示胎儿缺氧、羊水为胎粪污染。

● 巨大儿。胎儿预估体重超过4000克。

● 胎儿宫内发育受限，预计不能耐受阴道分娩者。

● 胎位不正，如横位、臀位等。

● 多胎妊娠。

● 胎儿畸形，或胎儿长肿瘤，如联体儿。

● 脐带脱垂。

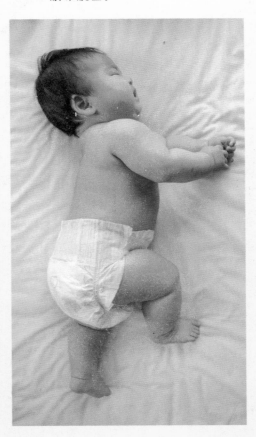

怎样做才能减少剖宫产

建议从以下几点入手：

从主观思想上要对剖宫产有正确的认识，了解剖宫产的利弊。

要树立自己能生的信心，对分娩阵痛要正确理解和对待，不要惧怕。

对分娩的风险不要过分担忧，因为过分担忧也会影响子宫收缩，反而会造成产程长，胎儿缺氧等。

分娩过程中不要急躁，不要教条地认定初产妇产程一定是14小时，经产妇一定是8小时的平均时间。在没有特殊情况发生，在一定范围内，不要因产程进展缓慢而急于选择剖宫产，因为医生会掌握产程进展。

待产时，产妇不应平卧太久，因为这样会造成子宫压迫血管而引发低血压、产道变窄、子宫收缩减少等。只要情况允许，产妇应多走动或直立，采取母体舒适的体位，既可以缓解不适，又能增加胎儿氧气供应。

第二产程用力时，应尽量以蹲姿或抱腿方式，这样可以增加腹压，有利于胎儿的娩出。

孕期尽量参加孕妇学校，经培训做好拉梅兹呼吸法及分娩运动，可减少疼痛，便于有效用力。

孕期控制好体重增长，从而达到控制胎儿大小，因为体重增长过多，胎儿会过大，且产道脂肪壁也会增厚，对分娩不利。

剖宫产能解决哪些自然分娩不能解决的问题

由于现代医学的进步，麻醉、手术的安全性提高，剖宫产已成为一种较为安全的分娩方式。但它毕竟是一种手术，势必有其危险性，而且还可能发生

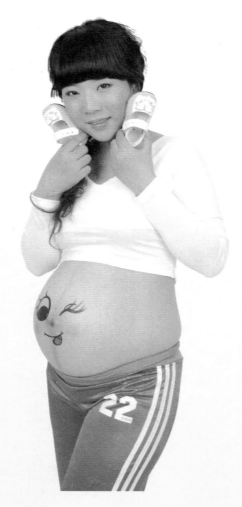

一些近期、远期并发症。所以剖宫产并不是最佳的分娩方式。然而剖宫产能解决自然分娩一些无法解决的问题：

能解决明显的产道异常不能阴道分娩，如母亲的骨盆狭窄。

能解决因胎位异常或胎儿过大而不能顺利分娩，如臀位、横位、巨大儿。

母亲或胎儿发生危险时，尽力挽救其生命，如母亲子宫破裂、胎儿在子宫内缺氧等。

产力不够不能分娩，或引产不成功。

母亲有病不能耐受生产过程。

但剖宫产不能解决所有问题，胎儿已经缺氧的情况不能用之解决，不能解决早产或过期产对胎儿的影响，不能解决羊水栓塞和产后出血对母亲的影响，故剖宫产率上升到一定程度后并不能降低母儿死亡率。

剖宫产的方法

剖宫产的方法是按照手术方式分类，可以分成四种，再加上目前的新式剖宫产（以色列式），共计五种，即古典式（子宫体式）剖宫产、子宫下段剖宫产、腹膜外剖宫产、剖宫产加子宫切除及新式剖宫产。

古典式剖宫产是最早使用的手术方式，现在已经基本不用了，仅用于前壁前置胎盘和子宫下段粘连严重无法暴露者；子宫下段剖宫产是使用最广泛的

手术方式，适用于绝大多数（99%）产妇，除非在子宫下段无法暴露或子宫下段完全被胎盘覆盖为避免大出血外均可采用；腹膜外剖宫产适用于子宫下段形成良好的产妇，特别适用于胎膜早破、有感染可能的产妇；新式剖宫产是最新为临床广泛使用的一种手术方式，实际上是子宫下段剖宫产的一个改良术式，改锐性分离为钝性分离、腹壁下横弧形切口改为横直切口，以减轻损伤和使宝宝顺利娩出。

普通子宫下段剖宫产、新式剖宫产及腹膜外剖宫产各自的优缺点

这三种剖宫产方式较古典式剖宫产共同的优点是创伤小、出血少，子宫切口愈合好，下次妊娠发生破裂的可能性小。新式剖宫产与子宫下段剖宫产相比较，运用的腹壁下横直切口，更有利于胎头娩出，组织分离采用钝性分离技术，进一步减少组织损伤，有利于组织愈合，子宫缝合层次少，减小子宫疤痕，它是子宫下段剖宫产改良的术式。腹膜外剖宫产较前两种术式优点在于其不经过腹腔，肠管不受干扰，羊水和血不进入腹腔，故发生肠粘连、腹盆腔粘连、腹壁子宫内膜异位症的可能小，术后进食早，疼痛也相对轻，缺点是操作相对复杂，技术要求高，分离不当容易

损伤膀胱，另外，因其腹腔未打开，不能探查附件（输卵管和卵巢）。

因此，剖宫产的这三种术式各有优缺点，可根据情况选择。

剖宫产术后在腹部压沙袋的目的

做剖宫产的产妇术后往往要压沙袋，其目的主要有三个，一是压迫腹部切口，减少创面的渗血、渗液；二是通过压迫，刺激子宫收缩，减少子宫出血；三是预防产后腹腔压力突然降低，导致瘀血在腹腔静脉和内脏中，使产妇有效循环血量减少，而导致休克，特别是在双胎妊娠和巨大儿产妇尤其要压沙袋。

为什么有些产妇做了剖宫产同时又行产钳助产

有些产妇行剖宫产，但手术记录上既有剖宫产术又有产钳助产术，表示不可理解，怎么同时做两种手术呢！其实，这并不奇怪，一般剖宫产医生是用手取胎头，当宝宝相对较大、胎头位置较高、羊水较少或麻醉不够满意，用手取胎头困难时，医生就需要借助于产钳取头，一方面可以减少手的占位，另一方面可以固定胎头，使宝宝能顺利娩出，这种产钳一般无任何损伤，相反可以减少切口延伸导致出血的可能。

生了一半出现难产怎么办

有些产妇分娩到一半时，因难产而中途改变分娩方式，即所谓的"受两重罪"，这种情况在临床上并不少见。因为分娩过程是一个动态变化的过程，任何一个不利因素存在均可能引起难产，包括产力、产道、胎儿大小以及精神状态。如果遇到这种情况，首先，不必紧张，仍要保持对顺产的充分信心，因为信心不足可以导致产力无力，使原来的不利因素更加强化，加重难产的可能性。其次，要与医生沟通，了解有哪些不利因素，能否纠正及纠正的方法，如子宫收缩乏力可以用催产素纠正。最后，与医生共同商讨分娩的方式，不要一味要求剖宫产，可听取一下医生的意见，权衡利弊再决定分娩方式。

监护难产中的胎儿

对胎儿监护的方法主要包括三个方面：胎儿是否能顺产、胎儿在宫内是否缺氧和做好出生后抢救、监护的准备。

通过胎头是否按时衔接、产程中胎头下降是否顺利、子宫口扩张是否符合预期情况来监测胎儿能否顺产。

通过胎心率的快慢、胎心监护的变化、胎儿脉搏氧甚至胎儿头皮血pH来监测胎儿在宫内是否缺氧。

只要发生难产，无论是阴道分娩还是剖宫产，都要做好新生儿抢救的准备，包括请儿科医生到场、抢救药品的准备、新生儿抢救器械的调试等。出生后宝宝还要去新生儿室观察。

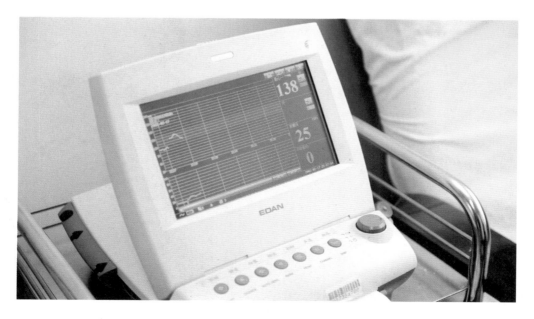

做好心理准备

总担心肚子里的宝宝是否正常

作为孕妇，常常想象自己腹中的孩子，希望他身体健康，活泼可爱，希望自己能顺产，所以夜间做梦梦到孩子怎样都是正常现象，弗洛伊德说过："日有所思，夜有所梦。"从另一方面，也提示了母亲对孩子的担忧，对未来的疑惑，所以，应该多学习一些生儿育女的知识、参加孕妇学校、定期产前检查、与医生和朋友多交流，通过多途径了解孩子的情况和相关的知识，这样有助于你的思想放松，减轻担忧。总之，这种担心是正常现象，不必过分去想它，同时按时接受产检，以保证宝宝的健康发育和顺利分娩。

总认为宝宝有问题是正常的感觉吗

一个人怀孕以后心情变化，除与其体内的激素变化有关外，与其紧张、焦虑的情绪密切相关。脑子里不断地想象，充满了一大堆的问题：我肚子里的宝宝长得好吗？是男孩还是女孩？是什么模样？有

没有畸形？我吃的东西是否够？胎位正不正？能不能顺产？医生怎么说……越到预产期，问题越多，患得患失越明显，影响了心情，同时也影响了孕妇的休息、睡眠，容易健忘等等。其实，这并不是疾病，只要调节好心理，消除紧张情绪，按时进行产前保健检查，多和丈夫沟通。另外要提醒的是引起的这些症状在你顺产了一个可爱的宝宝后自然会消失，所以也不必担忧。

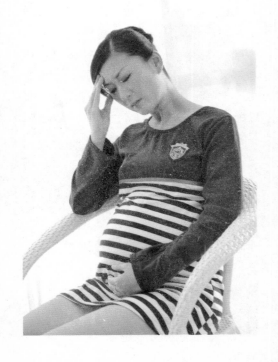

丈夫要帮助产妇克服分娩时的沮丧情绪

分娩是一个疼痛的过程，特别是分娩不顺利时，产妇往往产生沮丧的情绪，如不加以注意引导，就会产生产后忧郁，医学上称之为"产后忧郁症"，在此丈夫对妻子克服沮丧情绪中起着至关重要的作用。

别把生产视为女人单打独斗的事，这是夫妻两人所必须共同面临、度过的历程，陪伴她分娩，分享、分担她临盆的欢乐与痛苦，迎接宝宝的诞生。

要鼓励她，肯定她一定能克服困难顺利娩出宝宝，时常告诉她正在做一件伟大的创举。

提供分娩支持。和她一起进入宫缩的节奏，一同调整呼吸，帮助她按摩背部，鼓励她尝试不同的放松方式。

不要提起不愉快的事，不要将家庭、单位和社会矛盾带到产房，有事以后再说。

让她吃一些东西或喝点水，可以缓解一些疼痛，并且可以增加点能量。

可以讲一些笑话来缓解紧张的气氛，同时也可以转移她的注意力。

在宝宝出生的时刻一定得庆贺，与她共同庆祝，同时也别忘记表扬一下她，这样一切沮丧就可能烟消云散了。

让自然分娩成为一种美好的回忆

人们一提到自然分娩就会想到那痛苦的时刻，常把自然生产与疼痛联系在一起，其实自然分娩也是幸福的时刻，我们应把它变成美好的回忆，这就要减轻自然分娩疼痛、增加自然分娩安全。

产妇应从主观上正确认识自然分娩，思想上、心理上做好自然分娩的准备，减少对自然分娩的恐惧感和紧张感。借助客观条件来减轻产痛，正确练习和运用呼吸运动，自己或丈夫帮助按摩。

可根据条件运用针灸、笑气吸入、硬膜外镇痛等方法减轻疼痛。同时，去一个人性化服务好的医院，让丈夫进产房陪产，共同分担疼痛，共同享受幸福时刻的到来。这样分娩后一定会留下许多美好的回忆。

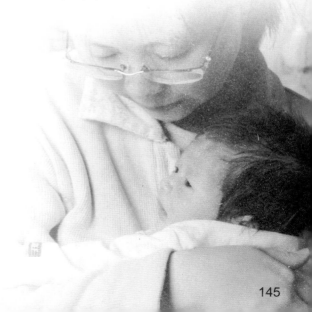

生产前要避免紧张心理

很多孕妇每每想到自己即将临产时，心中就忐忑不安，充满恐惧心理。所以，必须从思想上消除对分娩的恐惧不安的心理障碍，保持平静的心情，分娩时也就不会感觉太疼痛了。

要消除精神紧张。精神越紧张，就会觉得越痛。心情越紧张，肌肉就会绷得越紧，产道不容易撑开，婴儿不能顺利出来，不但疼痛会更厉害，而且还会造成难产、滞产。相反，心情舒展，让肌肉和骨盆放松，婴儿才能顺利通过。

参加孕妇学校的课程，了解生产的过程和引起疼痛的原因，有助于克服对分娩的恐惧心理。

学习和练习分娩镇痛的呼吸和按摩方法。

安排好工作，处理好各种家庭、朋友、社会关系，消除各种矛盾，尽可能不让不良的情绪带到临产后。

与老公交谈，安排好分娩前的准备工作，协商好分娩过程中可能出现的问题和解决办法。

总之，持着"既来之，则安之"的态度，事先对分娩的过程有详细的了解，做好配合助产人员的准备，这种心理状态能很好地帮助产妇克服产前的种种不适和产后的尽快恢复。事实证明，有心理准备的产妇，比没有心理准备的产妇生宝宝要顺利得多。

迎接小宝宝出生要做的准备

在迎接宝宝来临之前，除准备临产和宝宝物品之外，孕妇和丈夫还应该为迎接小宝宝做必备品的准备工作。

孕妇的准备

坐月子期间所穿用的内衣、外衣，洗干净后放在一起。内衣选择纯棉制品，因纯棉制品在吸汗方面较化纤制品优越，穿着比较舒服。上衣要选择易解、易脱的样式，这样就比较适宜产后哺乳和室内活动的特点。衬衣应以保护身体、方便哺乳的样式为主。裤子可选购比较厚实的针织棉纺制品，如运动裤，既保暖，又宽松舒适，同时还要容易穿脱。

准备卫生巾数包。

准备专用的洗脸和擦洗身子用的毛巾各一条，以及专用的牙刷、牙膏。

准备10包左右的卫生纸。

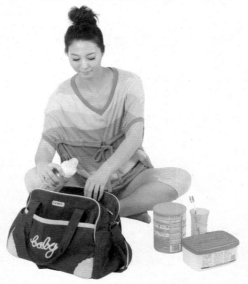

临产前丈夫应做的准备

清扫布置房间。在妻子产前就将房子收拾好，使妻子和宝宝在一个清洁、安全的环境里愉快地度过产褥期，房间要求采光、通风条件好、安静、干燥。

拆洗被褥、衣服。妻子坐月子前，行动已经不方便了，当丈夫的应当主动地将家中的被褥、床单、枕巾、枕头拆洗干净，并在阳光下曝晒消毒。

购买近期必需物品、用具及食品：购买一些小米、大米、红枣、面粉、挂面等；购买红糖、鲜鸡蛋、活鸡、鱼、肉类及食用油；适量的虾皮、黄花、木耳、花生米、芝麻、黑米、海带、核桃、胡椒等能够储存较长时间的食品。

多购置一些洗涤用品，如肥皂、洗衣粉、洗洁精、去污粉等。

达到快乐分娩

分娩往往需要经受阵痛，要做到快乐分娩应注意几个方面：

主观思想上要正确认识分娩的意义，了解分娩的过程，努力将注意力从宫缩的疼痛转移到分娩后抱着健康、可爱的宝宝，那种满足、骄傲的成就感的愉快心情中来。

学习、应用"拉梅兹生产呼吸法"来转移注意力，使身体放松来达到减少疼痛。

可借助于无痛分娩来减轻产痛。

最主要的一点是要配合医生，使分娩更加安全。只有这样才能使分娩成为安全、快乐、美好的回忆。

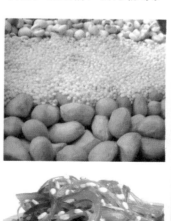
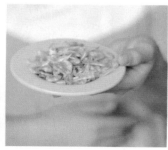
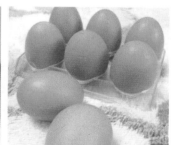
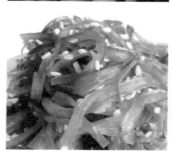
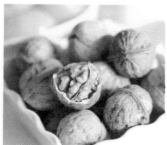
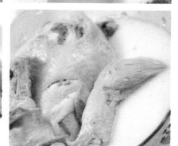

产前运动与锻炼

分娩前要进行呼吸和运动的锻炼

分娩是人类繁殖的自然过程，也是一个复杂的过程，所以应该做好充分准备，呼吸和运动的锻炼是准备工作的一部分，呼吸运动的锻炼是为了减轻分娩时的疼痛，同时能增强膈肌的力量。运动的锻炼是为了增加腹肌、肛提肌和膈肌等产力的辅助肌的力量，以利于顺利分娩，也能加快产后的恢复。所以，分娩前呼吸和运动的锻炼十分必要，应尽可能利用一切机会进行锻炼。

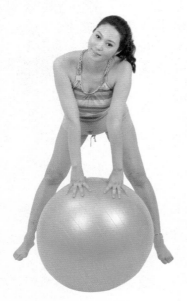

产前要练习呼吸技巧

呼吸运动减轻产痛是分娩中最常用的方法，但呼吸练习也要有技巧，呼吸运动分浅呼吸、深呼吸和短促呼吸。浅呼吸技巧是吸气要浅，感觉吸到肺的上半部，在宫缩达顶峰时用；深呼吸有镇静作用，在宫缩开始和结束时应用，技巧是尽量做到放松；短促呼吸用在子宫颈口未开大前抵御向下用力和镇痛，其技巧是呼吸上提放松，以不感到使力为度。同时还可以借助于丈夫的配合，丈夫可以用行为、手势和语言来指导。

进行盆底肌肉的锻炼

盆底是支撑盆腔器官（膀胱、子宫、部分肠管）于正常位置。盆腔肌肉控制着膀胱和直肠功能，其断裂或功能不良就可引起疾病，如引起张力性尿失禁。盆腔肌肉的收缩也是构成产力的一部分，在分娩过程中协助宝宝运动，它的功能减弱也可能导致难产，而且也有助于产后盆底组织的恢复。所以盆腔肌肉的锻炼就显得十分重要了。

那么如何进行盆底肌肉的锻炼呢？

可通过收缩和放松直肠、阴道和尿道，就像排尿—逼尿—排尿，上提肛门—放松—再上提，这样反复练习。练习方法分为快速运动和慢速运动，快速运动就是在几秒钟内迅速收缩和放松，慢速运动是缓慢收缩和尽可能保持，或可以默数到10，然后放松休息几分钟后再重复。这样每天锻炼数次，越接近分娩越要增加锻炼次数，收缩保持的时间也逐渐延长，或数的数逐渐增加，这种运动要坚持到产褥期。检测锻炼的效果可以用以下方法：

排尿时，排尿过程中能否让它停阻或控制其缓慢排泄。

在大腿间夹一面镜子，观察在收缩运动时阴道和肛门是否上提。

双手洗净，放一手指于阴道内，感觉在运动锻炼时是否有缩紧感。

拉梅兹生产呼吸法

拉梅兹生产呼吸法是减缓生产时的疼痛、加速产程进展的良好方法，达到轻松顺利地生产。同时在夫妻共同的练习过程，可以促进彼此间的感情。具体方法如下：

深呼吸

有镇静效果，又称廓清式呼吸，用于宫缩开始和结束时。方法是：坐、躺皆可，集中注意力，身体完全放松，用力呼气和吸气，吸气用鼻子慢慢吸气，使气直达肺底，产妇的丈夫或家人把手放在产妇的腰部，会感到产妇的肋骨骨架，即胸廓向外、向上扩张，然后用嘴像吹蜡烛一样慢慢呼气，频率较慢。

浅呼吸

能有效地缓解疼痛，又称胸部呼吸，用于宫缩两次深呼吸之间。方法是：坐、躺皆可，集中注意力，身体完全放松，用鼻子慢慢吸气，气只吸到肺的上半部，让产妇的丈夫或家人将两手放在产妇的肩胛上，会感到产妇的两肩胛有向上提的感觉，然后嘴像吹蜡烛一样慢慢呼气，频率较快。

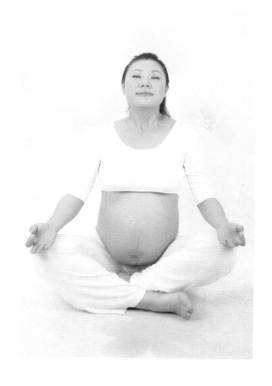

❀ 短促呼吸 ❀

短促呼吸是有效缓解疼痛呼吸方法，用于第一产程的转换期，子宫颈尚未完全张开，如果此时感觉想向下用力，用此呼吸来抵抗这种推力。方法是：坐、躺皆可，集中注意力，身体完全放松，用嘴呼吸，吸入少量的气，然后再吹出，速度要短要快，技巧在于用力吹，像吹袋子一样，比浅呼吸更浅、更快。

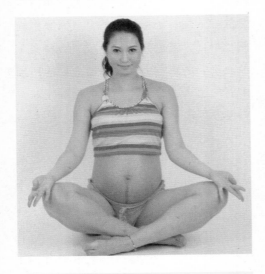

🐾 拉梅兹生产呼吸法在分娩中的应用

❀ 第一产程 ❀

宫缩来时可以先做一次深呼吸，然后做浅呼吸，频率根据疼痛情况调整，加速或减速，宫缩结束时再做一次深呼吸。如果无效，可用先做一次短促呼吸，接着做一次深呼吸，再做三次短促呼吸，接着再做一次深呼吸，最后做5次短促呼吸，之后再做一次深呼吸结束。或者每做4次短促呼吸，做一次深呼吸。

❀ 第一产程末过渡期 ❀

这是分娩过程中最疼痛的时刻，此时宫缩最强烈，持续时间也最长，但还未到用力推出胎儿的时候，产妇又有向下用力的感觉，可采用先做两次短促呼吸，跟着一次较长的呼气。

❀ 第二产程 ❀

这是宫口开全用力将宝宝推出的时候，当宫缩来时做一次深呼吸，并在所能忍受的时间范围内屏息一会儿，同时用力向下推，在两次推的动作之间，做几次深呼吸以镇静，在宫缩消失后恢复正常呼吸，以保持体力。

另外在第二产程还有一个最重要的方法是用力将宝宝生出来，在宫缩来时马上用力推，在无收缩时完全放松休息。方法是：先做1～2次深呼吸，双手抱住膝窝处，肘部保持向外，将两膝抬起分开两腿，骨盆底肌肉、腿、脚完全放松。再深深吸一口气，憋住气，向下用力，使肺部内的空气压向下腹部肌肉，尽可能憋气。需要另一次换气时，保持原有姿势，马上做1～2次平静深呼吸，再吸足气憋住继续用力，直到宫缩完全结束。当收缩结束，继续做平静的深呼吸，以弥补用力时造成的缺氧。

拉梅兹生产运动法

拉梅兹运动法是保证顺利生产有效的方法，通过产前运动可以让肌肉更有弹性，尤其是生产时需用力的部位，从而增强产力，有利于宝宝在生产中的运动，保证顺产，而且多运动对身体也有帮助，所以应每天做这些运动。

盘腿运动

可以增加骨盆底的可动性，以及肌肉的韧性。坐在地上或床上，背部倚靠墙壁，盘腿，每日练习数次。

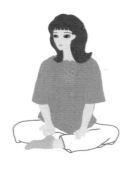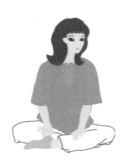

压膝运动

增加骨盆底的可动性，以及肌肉的韧性。两脚底合在一起，将两脚及膝盖尽量靠近身体，双手置于膝盖上，柔柔下压，再轻放，反复练5下，每天练3次。

摇摆骨盆

使肌肉有力，减轻腰酸背痛。躺卧，吸气时收紧臀部肌肉，腰部有略为抬高的感觉，吐气时放松，反复练5下，每天练3次。

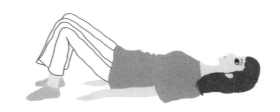

变化式

这种方式能够更有效地减轻腰酸背痛。跪在地上，双手扶地，两膝与肩同宽，吸气时抬头，腹部朝地压，使背下沉，呼气时，收缩臀部，低头、眼睛看肚子，将背及腰拱起、放松，反复练5下，每天练3次。

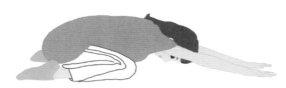

腿部运动

加强腹部肌肉，增加大腿及背部肌肉的韧性。取仰卧位，手放于两侧，做深呼吸，吸气慢慢抬腿（保持腿伸直位）至90度，呼气将腿放下，放松，另外还可以将腿向侧方运动，两腿交替练习，反复练5下，每天练3次。

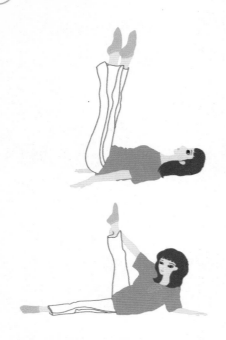

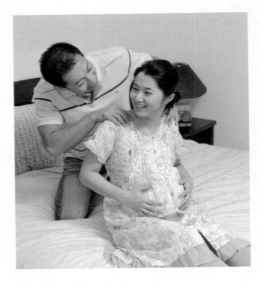

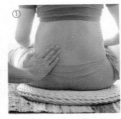 腰骶部按摩

适合腰骶部疼痛明显者。以手掌贴住腰骶部位，在原位平稳地做圆形运动。

拉梅兹待产按摩放松法

分娩是一个极其难熬的过程，产妇疼痛不安，但这并不是没有办法解决的，拉梅兹按摩放松法就是效果较好的方法，不过这就要准爸爸付出一些代价。但要你们知道通过按摩能让妻子感到舒服与放松，同时也是夫妻之间感觉交流的好机会。具体方法包括以下几个部位：

脊椎按摩及脊椎两侧按摩

适合腰背部疼痛明显者。准爸爸先将两指张开，顺着脊椎两侧由胸脊向下按压滑动，然后以拇指指腹，沿着脊椎两侧，一节一节轻轻按压，两种手法可交替应用。

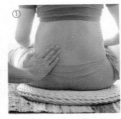
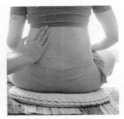
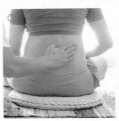
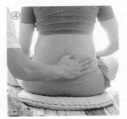

腹部按摩

适合腹痛明显者。以手掌由外向内顺着腹部做弧形按摩，这一按摩可由产妇自己完成。

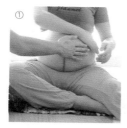 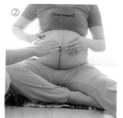
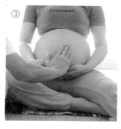 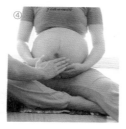

大腿内侧按摩

主要用于避免腿部痉挛，并能放松会阴。用手在大腿内侧作圆形运动，双侧轮流按摩。

这四种按摩方法只要应用得当，可有效缓解疼痛，按摩时应注意手直接接触产妇皮肤，不要隔着衣服，用力要适度，按摩时可用些爽身粉以减少摩擦力。

刚生下宝宝应该做些什么

刚生完宝宝后，往往有完全放松感，还有一点点失落感，同时又想做一些事来表示对下一代的关心，但看着软软的宝宝却不知从何着手。其实产妇经过艰难的分娩后，身体非常疲惫，不必做很多的事，首先，要放松一下筋骨，按摩子宫以减少出血，稍事休息（10～15分钟）后清洗乳头，让宝宝行乳头吸吮。护士处理完宝宝后，你就能抱他了，行早期皮肤接触（半个小时）、乳头吸吮。然后，美美地吃饱后，再睡上一觉，以恢复体力。

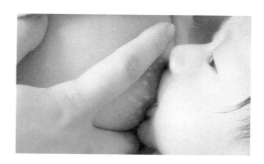

早产、急产和过期妊娠

识别早产

怀孕晚期偶有子宫收缩的现象是正常的，特别是夜间感觉明显，但是倘若每15分钟出现2次以上的宫缩，就很可能是早产的先兆。识别早产产兆，首先，要知道自己有无早产的高危因素，如以前怀孕曾经晚期流产或早产、子宫先天畸形、妊娠合并子宫肌瘤、前置胎盘、羊水过多、多胞胎等。其次，要观察宫缩的次数和持续及间隔的时间，每15分钟出现宫缩≥2次以上，每20分钟≥4次或每60分钟≥8次，休息以后不减少，同时如宫缩持续30秒以上，间隔时间有规律，则可能要早产，及时到医院就诊确定。另外，破水、见红等也会早产，需立即到医院进一步诊疗。

引起早产的常见原因

- 胎膜早破，占30%～40%。
- 下生殖道及泌尿道感染。
- 妊娠合并或并发症，如妊娠高血压疾病、妊娠合并肾炎、妊娠合并心脏病等。
- 子宫膨胀过度，如多胎妊娠、羊水过多。
- 胎盘因素，如前置胎盘、胎盘早期剥离。
- 子宫畸形，如纵膈子宫、双角子宫。
- 宫颈内口松弛。
- 胎位不正，如臀位、横位等。
- 其他，如妊娠合并子宫肌瘤、外伤等。

预防早产

早产对宝宝危险性较大，因为宝宝未完全发育好，各器官发育不成熟，可出现呼吸窘迫综合征、高胆红素血症、坏死性小肠炎、脑室内出血、动脉导管持续开放、视网膜病变、脑瘫等，所以预防早产十分重要，日常工作生活中要注意几点：

不要碰撞腹部，不要到人多的地方去，以免拥挤，不要跌倒，不要拿重的或高处的东西。

不要刺激腹部，养成良好的排便习惯，预防发生便秘和腹泻，以免刺激子宫收缩，夫妻生活要适度。

要注意休息，避免精神紧张、烦躁和疲劳。

积极治疗合并症，如心脏病、肾病、高血压等。

预防并及时治疗并发症，如妊娠高血压疾病、双胎、前置胎盘、羊水过多等。

积极治疗子宫畸形和缺陷，如纵膈子宫可于孕前纠正，子宫颈口松可于孕13～16周行宫颈内口环扎术。

应尽量避免长时间持续站立或下蹲的姿势，这也会使腹压升高子宫受压，也可引起早产。

孕期肚子有时特别发硬是早产现象吗

在怀孕中、晚期，当孕妇走动多、休息睡眠不足或工作劳累时，常会有子宫变硬的现象，而且愈靠近怀孕后期，频率会愈高，如果这种现象是不规则的，但是平躺休息就会改善，均属于正常现象，不必担忧。

如果属于容易流产或早产的孕妇，最好还是行保胎治疗。如果发生子宫规则性的发硬或痛，休息无好转，就有可能发生流产或早产，必须马上去医院就诊，以免宫缩现象导致子宫颈口扩张到2厘米以上，再保胎，效果就差了。

急产和滞产对产妇和宝宝的影响

急产是指总产程＜3小时，滞产是指总产程超过24小时。无论是急产还是滞产对母亲和宝宝都有不良影响。

急产对母亲可引起产道的裂伤、羊水栓塞等；对宝宝可造成子宫胎盘血流减少，发生宝宝缺血缺氧，甚至死亡；如果来不及消毒，则可增加母亲和宝宝的感染机会；另外，宝宝出生快，胎头的压力突然减小，会引发颅内出血。

滞产则往往存在子宫收缩乏力或头盆不称，对母亲可引起产妇衰竭、子宫脱垂、子宫破裂、产后出血等；对宝宝可引起宫内窘迫、新生儿窒息、新生儿颅内出血、缺血缺氧性脑病，甚至引起新生儿死亡；同时因产程长也增加母儿感染的概率，如果处理不及时将牵涉到母儿两条性命的安全。

过期妊娠的危害

过期妊娠是指平时月经规律的女性，怀孕时间超过42周未分娩者。此时，胎儿的患病率及死亡率都会增加，所以要引起警惕。过期妊娠具体有以下的危害：

羊水减少。脐带受压的发生率就增高，羊水中胎便的浓度也增加，高浓度胎便会导致新生儿发生吸入性肺炎。

巨大儿。过期妊娠的胎儿可继续生长，有20%体重超过4000克。胎儿过大会使母亲自然分娩的过程变得困难，而且自然产的并发症也增加，常常需要剖宫产结束分娩。

胎儿窘迫。因为过期妊娠常常合并胎盘功能不良、羊水减少及脐带受压迫等现象，使胎儿供血供氧发生障碍，胎儿发生窘迫的机会增加。

胎儿过熟综合征。在过期妊娠中，有20%的胎儿会发生胎儿过熟综合征，其症状包括皮肤干燥多皱纹、皮下脂肪消失、表皮脱落、指甲长、毛发多、胎脂消失，还有羊膜及脐带上染有绿色或黄色的胎便，所以，这部分胎儿会有较高的患病率和死亡率。

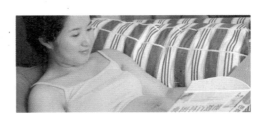

过了预产期还没生，怎么办

有些孕妇过了预产期还没生，就显得急躁不安，甚至影响工作和休息，恨不得立即就去医院引产或剖宫产，这就要求产妇对分娩的时机有正确的认识。据统计，胎儿能在预产期出生的概率为5％，在预产期前后2周出生的概率为80％，早于38周的概率为10％，所以晚于42周出生的过期妊娠所占比例不到10％。因为过期妊娠对母亲和宝宝都不利，特别是宝宝的危险较大，所以过了预产期产妇的担忧也不是没有根据的，但过了预产期就要住院分娩或手术也是没有必要的，只要加强产前检查（每3天检查一次），自己观察胎动是否正常，做胎心监护了解胎儿在宫内的情况，B超监测羊水量等均正常，则可以过预产期一周再住院，如果平时月经周期长（＞30天），还可适当延长几天再住院。

引起过期妊娠的常见原因

发生过期妊娠的原因还不明确。因为引发分娩的可能因素很多，包括黄体酮阻断、催产素刺激及胎儿肾上腺皮质激素分泌等，任何因素引起这些激素失调均可导致过期。所以过期妊娠可能与以下因素有关：雌、孕激素比例失调；盆腔空虚；胎儿畸形，如无脑儿，与胎儿肾上腺皮质激素分泌不足有关；遗传因素。

预防过期妊娠

定期做产前保健检查，听取医生的建议。

产前应通过各种方式确定预产期。医生可以帮助确定预产期。

怀孕36周后要多运动，或做一些分娩的准备练习，以避免过期妊娠。

过了预产期1周应住院待产，对胎儿在宫内健康状况、胎盘功能进行监测，必要时引产。

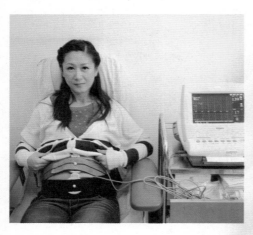

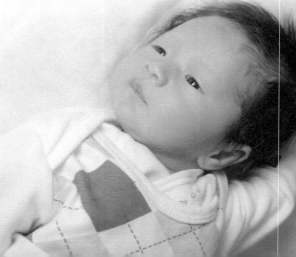

产兆、临产、胎膜早破

识别产兆

所谓产兆就是产妇即将生产的征兆，是指分娩发动前出现的一些预示孕妇不久将临产的症状。产兆包括三个方面：见红、不规律阵痛及胎儿（子宫）下降。三者只要出现其一，就代表宝宝要出来了，该到医院待产。

见红

通常在分娩发动前24～48小时内，产妇会发现有混杂着血的黏稠状分泌物出现，这是因为子宫颈内口附着的胎膜与子宫壁分离，毛细血管破裂而少量出血，与子宫颈黏液混合而流出所致，是即将分娩的征兆之一。

不规律阵痛

又叫假临产，在分娩发动前，由于子宫肌层的敏感性增强，出现的不规律收缩，也是即将分娩的征兆之一。其特点是宫缩频率不一致，收缩持续时间不恒定，间歇时间长且不规律，宫缩强度不增强。

胎儿（子宫）下降

是临产前胎儿先露部下降进入骨盆，使宫底下降，也提示分娩将来临。

另外，早破水是分娩前的一种异常情况，但大多数产妇在破水后24小时内临产，破水无论是否临产均需到医院待产。

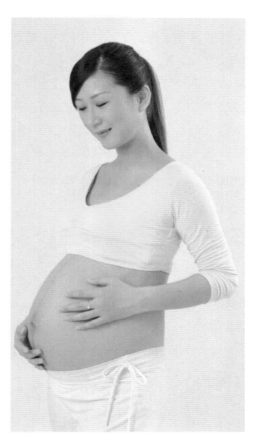

阵痛表明进入产程了吗

阵痛并非都是真正进入产程的开始，有许多产妇因为阵痛到了医院，却被医生判定是假性阵痛。因为随着预产期的临近，子宫对刺激越来越敏感，可以出现不规律子宫收缩，其频率多少不等，持续时间不恒定，往往少于20秒，间隔时间长短不一，多大于10分钟，强度较弱，常在夜间出现而于清晨消失，这是为临产做准备，属正常现象，可不必去医院。

而真正临产的阵痛的特征是：疼痛的强度越来越强、阵痛的时间越来越密集、收缩的时间越来越久，并且，真的阵痛不会因为休息或走动而减轻。如果第一胎出现3～5分钟疼痛一次、每次疼痛的时间达20秒以上，第二胎时每10分钟疼痛一次，就可以到医院待产了。

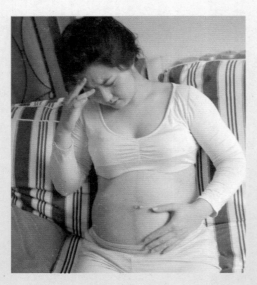

临产与产兆的区别

临产与产兆是两个性质不同的概念，它们之间有质的区别。

所谓产兆就是产妇即将生产的征兆，是指分娩发动前出现的一些预示产妇不久将临产的症状。产兆包括三个方面，见红、不规律阵痛及胎儿（子宫）下降。三者只要出现其一，就代表快要临产了，宝宝要出来了，应该为去医院做好准备。而临产是分娩的开始，它的重要标志是有规律且逐渐增强的子宫收缩，特点是，疼痛的间隔时间越来越短、持续的时间越来越长、疼痛的强度越来越强。

产兆的疼痛往往持续20秒以下，如果持续30秒以上，间隔5～6分钟，或10分钟出现3次疼痛，可能就是临产，可以去医院检查，医生根据检查宫颈管是否消失、宫口扩张和胎头下降程度确定是否临产。

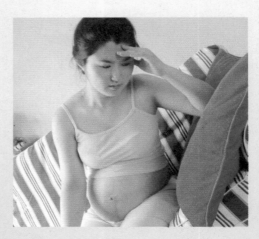

临产应注意的事项

有些产妇临产时过分紧张、恐惧，往往会影响产程进展，而且可造成宝宝缺氧，所以临产要注意以下几点：

调整好心理。产妇对分娩有程度不同的紧张、恐惧心理。这种不良的心理，不仅会影响产妇临产前的饮食和睡眠，而且还会妨碍全身的应激能力，使身体不能很快地进入待产的最佳状态，因而影响正常分娩。

产妇分娩时消耗很大的体力，因此，临产前一定要吃饱、吃好。忌身体或精神上的过度劳累，保证充足的睡眠。处理好生活、工作上遇到较大的困扰，如有心理压力，也是出现难产的重要诱因之一。一般在接近预产期的前一个月，就不宜再远行了，尤其是不宜乘车、船远行。及早做好临产准备，以免临产后手忙脚乱，容易出差错。丈夫在妻子临产前应该尽可能多地陪伴妻子。临产前不宜过于懒惰，长时间地卧床，应适当运动，最好做一些有助于分娩的运动，但也不宜活动过量。

胎膜破是否是临产

胎膜破又称破水，是指包围胎儿的羊膜破裂、羊水流出。正常情况下胎膜应在临产后，子宫口近开全时才破裂，是生产过程中的一个现象，但有些产妇在未出现阵痛前突然感到有水由阴道流出，或感觉像尿失禁且无法控制，或发现弄湿了床单，这些现象均可能是胎膜破了。胎膜破裂不是临产的标志，但大部分产妇在胎膜破裂后24小时内会临产，有人也将其列入产兆，而且未临产胎膜破裂对母婴都存在危险，所以产妇如怀疑自己破水，应速到医院检查。

胎膜早破

正常情况下胎膜应在临产后，子宫口近开全时才破裂，胎膜早破是指临产前胎膜发生自然破裂。是产妇异常表现之一，它隐藏着许多危险。

可能发生脐带脱垂，这是对宝宝最危险的情况，一旦发生，宝宝在几分钟内就会死亡。羊水流出引起羊水少，可导致分娩困难、脐带受压，发生难产、胎儿窘迫、新生儿窒息等。

破膜时间长引起感染，同时危及到妈妈和宝宝的生命。另外，发生胎膜早破给我们一个暗示，可能存在胎位不正，应尽早做出判断和处理。

如果发生胎膜早破，应立即躺下，取平卧位，臀下放一个枕头或一些衣服，使臀部抬高，一方面防止脐带脱垂，另一方面减少羊水流出，然后尽快地赶到医院检查待产。

快到预产期了，什么情况下应该去医院

有些产妇接近或到了预产期还未分娩，就焦急起来，不知什么时候去医院。其实这并不必担忧，据统计，自然分娩时间在孕38～42周分娩者占80%，＜38周分娩占10%，还有10%将可能发生过期。所以接近预产期，即孕40周，正处于分娩概率最高的阶段，不必急于住院，只要注意观察临产征象就行，一旦临产再去医院，临产最主要的现象就是规律的腹痛，其特征是疼痛的间隔时间越来越短、持续的时间越来越长、疼痛的强度越来越强。如果持续30秒以上，间隔5～6分钟，或10分钟出现3次疼痛，可能就是临产，可以去医院检查。值得注意的是每个人对疼痛的忍受程度都不一样，不见得都感觉疼痛，有些产妇会出现腰酸，第二次生产的产妇有肚子变硬的感觉，只要是规则性的，也应到医院检查。

确定住院分娩的时间

在怀孕后期，有下列情况之一者，可以确定住院观察或分娩。

若发生胎膜早破，虽未临产也应住院。

自觉胎动近1～2天明显异常者。

围产检查发现胎心异常，或脐血流异常者。

产前有阴道出血者。

有并发症和合并症的孕妇，医师会根据病情决定入院时间。如妊娠高血压疾病、妊娠期糖尿病、妊娠合并心脏病。

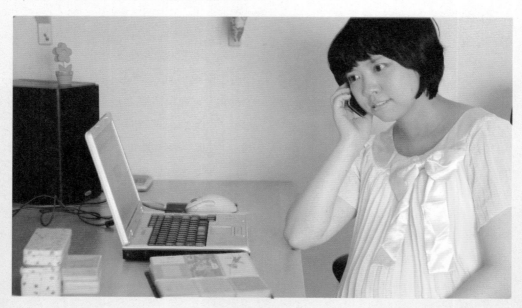

确诊为前置胎盘，即使不出血也应提早住院。

已经超过预产期一周，无任何临产迹象者。

产前检查发现羊水异常。

胎位不正或骨盆狭窄，事先已决定做选择性剖宫产者，应在预产期前1～2周入院。

双胎妊娠者，应提前1～2周入院。

一般情况下，无并发症的产妇，不需提前入院，等临产后再住院，以免休息不好或受其他产妇的影响，也可减轻经济负担。

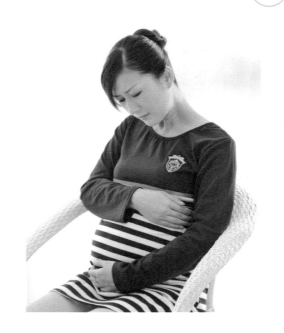

意外的应对

耻骨疼痛厉害不能行走怎么办

耻骨疼痛不能行走是因为严重的耻骨联合分离所造成的。正常非孕时耻骨联合紧密结合在一起，腔隙非常狭窄，不易活动，能承受300千克的牵引力而不会分离。但是，在妇女怀孕7～10周后，卵巢就开始分泌一种激素叫松弛素，它能使骶髂关节和耻骨间纤维软骨及韧带变得松弛，以适应妊娠、分娩，扩大产

道，有利于胎头顺利通过骨盆腔。所以孕妇耻骨联合或多或少都有些分离，正常情况下不会引起疼痛，当耻骨分离较大时，就可能引起牵拉痛，在走路尤其是上楼时疼痛明显。这是因为上楼时后脚着地，身体重心偏向一侧，造成左右耻骨形成剪切力，牵拉耻骨间的纤维软骨及周围韧带，引起疼痛，分离严重者甚至引起韧带断裂、水肿、不能走路。

孕妇耻骨联合分离较轻者，孕妇自觉疼痛，一般均能忍受，不影响日常的

生活与工作，不需要特殊处理，避免重体力劳动和长时间行走就可以了。疼痛明显时需卧床休息，而且要侧卧位，其中以左侧卧位为好。疼痛剧烈时，除卧床休息外，可用布制骨盆兜带将骨盆扎紧，以减轻疼痛。

耻骨联合分离一般并不需要剖宫产，如果胎儿按时在预产期前2周入盆，可以经阴道分娩，如果胎儿较大、胎头迟迟不入盆，为避免入盆后可能使耻骨联合进一步分离，可以考虑剖宫产结束妊娠。

有乙肝"大三阳"是否会传染给孩子

许多孕妇在孕期查出了乙肝"大三阳"，最担心的是会不会传染给宝宝，这就要看具体情况。首先要看是否是乙肝活动期，如果有临床症状，转氨酶高，说明肝细胞有破坏，大量的乙肝病毒释放到血液中，传染给宝宝的总概率高达85%～90%。感染发生在妊娠不同时期也有差异，妊娠早期感染胎儿传染率接近0%，妊娠中期感染胎儿传染率为25%，妊娠晚期感染胎儿传染率高达70%。如肝功能正常，仅"大三阳"，传染率就低于上述概率，如HBV-DNA是阴性，而且在孕期7月、8月、9月三个月的时候打了乙肝免疫球蛋白，这种情况下传给宝宝的概率就更低一些。

另外，母婴通过胎盘传播的概率远小于血液传播以及日常生活的接触，注射过免疫球蛋白后又降低了传染可能性。目前先进的防治措施，宝宝在医院出生后，一般立刻注射乙肝免疫球蛋白及乙肝疫苗，更有效地预防了宝宝的感染，所以现在幼儿的乙肝病毒携带率大大降低了。

已经到预产期了，胎头还没有入盆，可以生产吗

一般情况下，第一胎于怀孕36周以后胎头就开始逐步入盆，大部分于怀孕38周入盆，到预产期胎头未入盆者约10%，其中大部分（60%～70%）于临产后还是能顺利入盆的，但仍有一小部分不能入盆，可能因为胎儿偏大、胎位异常、骨盆临界或形态略有异常。第二胎有50%以

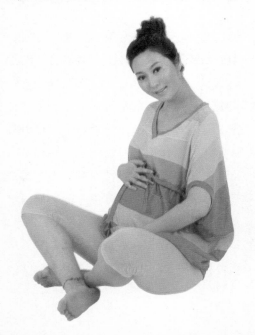

上到预产期未入盆，其中绝大部分临产后能入盆，所以预产期到了胎头未入盆并不一定不能生产，应有正确的认识，保持能生产的信心，可给予试产的机会，一般临产后6～8小时仍不入盆，可能就不能入盆了，需要剖宫产。

宫口还未开大，就想大便，不自主用力，是怎么回事

正常分娩时，当宫口近开全，胎头下降到骨盆腔压迫直肠时，产妇才会不自主地用力，这时产妇可以用力将宝宝挤出。而有一些产妇子宫口未开大就出现大便感，不自主用力，这多半是因为宝宝头位置不正，提早压迫直肠有关，这时应尽量放松，可以做浅呼吸或短促呼吸来放松，不要屏气和用力，因为这时用力不但无助于分娩，相反可引起子宫颈水肿，阻碍子宫口的扩张，甚至造成难产。

羊水是怎样产生的

在妊娠早期主要是母体血清经胎膜进入羊膜腔的透析液。

妊娠中期以后，胎儿尿液是羊水的主要来源。

妊娠晚期胎儿肺也参与羊水的生成，每天600～800毫升从肺泡分泌入羊膜腔。

羊膜、脐带及胎儿皮肤也有少量渗出液体，但量极少。

羊水是否会流干

正常情况下胎膜应在临产后、子宫口近开全时才破裂，有些产妇未到预产期胎膜就发生破裂，这种情况属于胎膜早破，随着羊水不断外流，产妇担心羊水会流干。其实羊水是活水，在妊娠期羊水不断地产生，也不断地吸收，足月妊娠每天的交换量可达到800毫升。

羊水不会流干，一方面羊水会不断地产生，另一方面随着羊水的流出，子宫逐渐缩小，或有宫缩后将胎先露挤入骨盆，可以阻止羊水流出。但如果胎先露高、胎膜破口大、羊水流出多，会引起羊水少，可导致分娩困难、脐带受压、发生难产、胎儿窘迫、新生儿窒息等。所以一旦破水，应平躺抬高臀部，以减少羊水流出，然后尽快地赶到医院检查待产。

区分正常羊水与羊水污染

正常足月羊水为无色透明或略混浊的液体，呈中性或弱碱性，可有胎脂等悬浮物。羊水污染是由于胎粪的排出引起的，羊水呈绿色、混浊、黏稠及量少。根据污染的程度不同分3度：Ⅰ度浅绿色；Ⅱ度黄绿色；Ⅲ度呈棕黄色、黏稠。羊水污染提示可以有胎儿缺氧，由

于胎儿在子宫内缺氧，使肠蠕动增强和肛门括约肌放松，从而胎粪排出，羊水受到污染。Ⅰ度、Ⅱ度、Ⅲ度羊水污染中胎儿发生缺氧的可能性分别为20%、50%和80%。所以，羊水发生污染，特别是污染程度逐渐加重要提高警惕，及时处理，以确保宝宝的顺利分娩。

羊水过少

正常羊水量随着妊娠的不同阶段而不同，在妊娠8周时为5～10毫升，妊娠10周时约30毫升，妊娠20周时约400毫升，妊娠36～38周达高峰，可达1000～1500毫升，以后逐渐减少，妊娠足月时羊水量约为800毫升。羊水过少是指羊水量少于300毫升，发生率为0.5%～5.5%，对围生儿预后有明显的不良影响，可能的原因有胎儿泌尿道畸形、胎盘功能不良、胎膜早破及母亲血容量不足等。羊水过少是监测胎儿在宫内状况的指标之一，是胎儿危险的重要信号，提示胎盘功能不良、胎儿慢性缺氧，需要提前分娩。

分娩过程中，胎儿正常胎心率

正常胎儿在子宫内的胎心率为120～160次/分，如果出现<120次/分，或>160次/分，就有可能是胎儿缺氧。但在分娩过程中并不一定是完全在这范围内，因为子宫收缩会导致临时性胎盘供血减少，或胎头下降过程中受压，或脐带绕颈的牵拉，均可使胎心率有所降低，可少于120次/分，甚至小于100次/分，但应很快恢复，这对胎儿影响不大。但如果超过30秒钟仍不能恢复，说明胎儿在子宫内缺氧。另外，在子宫收缩后胎心率会增快，可以大于160次/分，在15秒内恢复正常，也属于正常现象，如持续在160次/分以上也要考虑有缺氧可能。

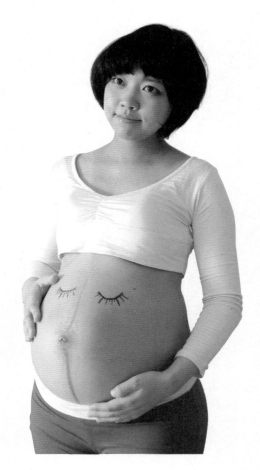

分娩过程中要经常监测胎心率

分娩过程是一个比较复杂的经历，在此期间随着子宫收缩的逐渐增强，胎心随时会发生变化，而且还有许多不可预测的因素存在。在此阶段宝宝最容易发生缺氧，如胎盘功能状态、脐带绕颈等在产程中是否会发生宝宝缺氧很难预料，所以在分娩过程中要不断地监测胎心率，因为当宝宝缺氧时最先表现的就是胎心率的变化。

监测胎心率目前有两种方法，一种是听胎心率，一种是行胎心监护，后者是连续描记胎心率的变化，更客观、更准确地反映宝宝在宫内的状况，因此在分娩过程中医生会经常用胎心监护来监测宝宝的胎心率，以便及早发现宝宝缺氧，及时处理。

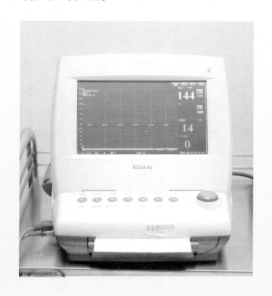

正常胎头在分娩过程中的状况

正常分娩胎头需要经过一系列变化，才能适应产道，顺利娩出，一方面胎头在产力的作用下，通过头颅骨相互重叠和胎头的变形来缩小胎头周径；另一方面胎头通过旋转以适应产道的形态。首先，胎头以枕前位（后脑勺朝向母亲前侧方）进入骨盆，然后俯屈（低头）使枕骨最低，这样的胎头位置径线最小，最后为适应中骨盆和出口的形态，胎头还要向前旋转，使后脑勺朝向母亲前方，这样才能顺利通过产道。需要指出的是，胎头的这些变化都是在产力作用下的被动变化的，如果产力异常，这些变化不能顺利进行，也就不能顺产了。

胎位不正

所谓胎位，就是胎儿在子宫内的位置和姿势。它直接关系到产妇是顺产还是难产，处理不好就会影响宝宝的健康，甚至可以造成母亲和宝宝的死亡。我们知道，子宫内的胎儿是浸泡在羊水中的，由于胎头比胎体重，所以胎儿绝大多数都是头下臀上的姿势。正常的胎位不但头朝下，而且胎头俯屈，枕骨在前，分娩时枕部最先伸入骨盆，医学上称之为枕前位，也就是趴着生，这种胎位分娩一般比较顺利。

胎位不正有以下几种情况：分娩时胎儿处在臀部先露，或者脚或膝部先露的臀位，分为单臀、混合臀和足位；分娩时手臂、肩部先露的横位。以上两胎位是常见的胎位不正，但有些胎儿虽然也是头部朝下，也存在胎位不正，称为头位不正。如胎头由于俯屈不良而变为仰伸的前囟先露、额先露、面先露；由于胎头旋转不良的枕后位、枕横位；既旋转不良又俯屈不良的高直位；以及胎头倾斜不均的前、后、侧不均倾等，这些也属于胎位不正了。这些不正常的胎位对分娩设置了障碍，因而容易导致难产。

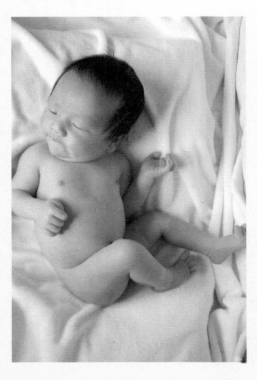

胎位不正的应对方法

有些产妇临近分娩，仍胎位不正，对选择自己生呢还是剖宫产，常常拿不定主意。这里我要告诉你，胎位不正也不必惊慌，只要定期做好产前检查，按医生的指导去做，也能安全度过分娩。因此，孕妇要去医院做详细的检查，尽可能弄清引起胎位不正的原因，如骨盆狭窄、子宫畸形、胎盘异常、多胎等，了解能否纠正及纠正方法。

在妊娠30周前，任其自然，只要勤做产检就行了。可采取饮水疗法，每小时饮1杯水，每天10杯，连饮3天后休息3天，检查胎位是否纠正。

妊娠30～34周，是纠正胎位的时机。

方法一：做膝胸卧位来纠正，每天早晚各1次，每次做15分钟，连续做1周，每周检查一次看胎位是否转正。其姿势是，在硬板床上，胸膝着床，臀部抬高，大腿和床垂直，胸部要尽量接近床面，注意做前要空腹、松开裤带。

方法二：用艾条炙两小脚指甲外侧的至阴穴，每日1次，每次15～20分钟，连续做1周。注意艾卷离皮肤不要太近，以免烧伤皮肤。

两种方法可合并使用，如无人帮助，可一先一后运用，如有丈夫协助，可同时进行。

以上两种办法都要在医生指导下进行，如果不见效，到妊娠34周后，由医生检查确定是否可行从外部进行倒转，让胎儿转180度，及约好倒转的时间。

中药自疗法：方一：车前子9克，烘干研成粉，温水吞服。1周后复查，未转胎，再服1次。最多服3次。方二：苏叶、黄芩各6克。水煎服，每日1剂，1周后复查。方三：当归、黄芪、党参、白术、白芍、川断、枳壳、熟地、甘草各10克，川芎6克，每日1付，分2次煎服，1周后复查。

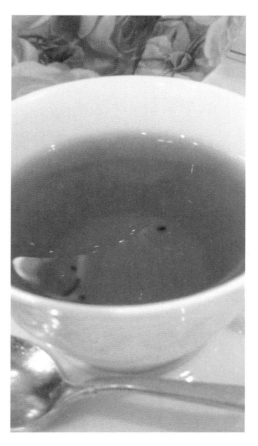

经上述方法胎位仍然不能得到纠正，则需要在预产期前1～2周住院待产。但胎位不正医生可根据具体情况决定分娩方式，不一定都要行剖宫产，根据骨盆大小、胎儿大小、胎位不正的类型、产力及产次等情况决定分娩方式，当然剖宫产也不失为解决胎位不正的一个常用、安全的方法。

🔹 临产时胎位发生了变化

有些产妇在门诊产前检查一直被告知胎位是正的，而生产过程中却被告知胎位不正，感到不可理解，产妇及家属均难以接受。其实这是对妊娠、分娩的生理缺乏认识，在门诊检查时，只要胎头向下时，就认为胎位是正的，但是因胎头（枕部）的朝向和俯屈不同仍有胎位不正的存在，这种胎位不正只有在临产后才能被检查出来，正常胎头位置应该为枕部朝向母亲左前方或右前方，胎头俯屈，枕部位置最低。如胎头枕部朝向母亲一侧、朝向正前正后方、朝向后侧方均是异常的胎位，如胎头俯屈不良，前囟、额、面部等部位处于最低位置时也是异常胎位，这些胎位不正都要等到宫口开大4厘米后才能确定，至少也要开大2厘米可初步诊断。然而这些胎位不正在诊断后又不能立即得到处理，因为有一部分是临时的初始胎位，在临产一段时间后，由于分娩产力的作用，使胎头发生旋转和俯屈，回到其正常的位置。另外，还有一部分产妇胎位不正在宫口开大7～8厘米以后可以手转动胎头，使其到正常位置，得以顺产，只有少部分经处理后不能回到正常位置，或恢复后又回到异常位置，或产程无进展，则需要根据胎儿大小、骨盆大小及胎头高低等情况行产钳助产或剖宫产。

胎位发生变化后的应对

遇到这种情况时，产妇要有自信心，相信经过自己和医生的共同努力能顺利分娩，这一点很重要，它是决定顺产的一个因素。

在医生的指导下，进行适当的运动，如行走、下蹲、俯卧等。

按照医生的要求取侧卧、屈腿等。

不要随意使用腹压，同时及时排大小便。

向医生了解产钳和剖宫产的利弊，以选择最有利的分娩方式。

要保持一个正确的心态，相信医生、护士和产妇是一样的心理，都希望母婴健康，尽可能采纳医生的建议。

生产过程中发生脐带缠绕的原因

脐带缠绕是指脐带围绕胎儿颈部、四肢或躯干，其中约90%为脐带绕颈，以绕一周者居多，占分娩总数的20%左右。其发生的直接原因还不很清楚，多数可能与脐带过长、羊水过多、经产妇、胎儿较小、胎动过频等使胎儿活动多有关，也可能与脐带过短、羊水过少等使胎儿活动受限有关。

脐带绕颈

脐带是宝宝在妈妈肚子里的唯一的生命线，它发生问题直接危及宝宝的安全，脐带绕颈是产科常见的并发症。绝

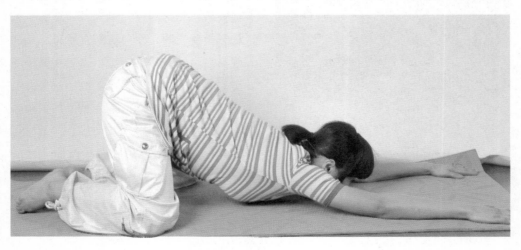

大部分脐带绕颈在妊娠期不会对胎儿产生大的危害，所以没有必要过于担心，只要监测胎动和按时进行产前检查就可以了，如果胎动突然特别频繁或胎动明显减少（12小时胎动少于15次，或较以往减少50%），甚至不动，要及时到医院就诊。但分娩时可能引起胎头衔接困难、下降缓慢、胎儿缺氧等情况，所以有脐带绕颈的产妇，在分娩时加强监护，只要得到及时发现异常，及时正确处理，不会造成不良后果。

脐带绕颈是否需要剖宫产，要根据情况具体分析，一般而言，它并不是剖宫产的指征，但对脐带绕颈3周以上、影响胎头下降、发生胎儿缺氧可能、合并其他剖宫产指征时则要考虑剖宫产了。

脐带绕颈在分娩中的注意事项

脐带绕颈对分娩的影响主要有两方面：第一，引起胎先露下降受阻，由于脐带缠绕使脐带相对变短，影响胎先露部入盆，并可使产程延长或停滞。第二，引起胎儿宫内缺氧，当脐带缠绕周数过多、过紧时或宫缩时，脐带受到牵拉，可使胎儿血循环受阻，导致胎儿宫内缺氧。

所以，脐带绕颈分娩时应注意：绕颈3周以上最好行剖宫产。严密观察产程，如进展缓慢或停滞应果断决策。密切监测胎心率，一旦发生胎儿窘迫应立即终止分娩，行阴道助产或剖宫产。

常见合并症

妊娠合并心脏病在分娩过程中应注意的事项

妊娠合并心脏病是目前比较多见的内科合并，产妇一般对心脏病的危险比较担心，有恐惧感，而经过妊娠又感觉好像心脏没有什么不好，有疏忽现象。然而妊娠合并心脏病在分娩期是心脏负荷最重的时期，所以也是孕妇特别关心的时期。

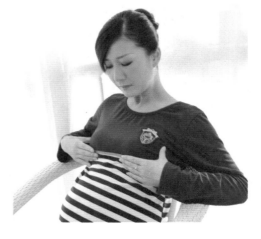

要保持镇静，不要紧张，不必惊慌，医生会对产妇的情况进行监护和处理的，因为紧张会使血压升高，加重心脏负担，更容易发生心衰。

要选择适当的分娩方式，一般而言，妊娠前心功能Ⅰ～Ⅱ级，胎儿不大，胎位正常，阴道分娩还是安全的，心功能Ⅲ级者以上或妊娠期有过心衰则需要剖宫产。

要保持大小便通畅，防止便秘。可以选择无痛分娩，以减少疼痛的刺激。屏气使用腹压要适当，医生为了使产妇减少用力，可能行助产（产钳可胎吸）。多与医生沟通，接受医生的建议，因为要做许多监测，如血气分析，不要想要做这个，不做那个。相信通过产妇和医生的密切配合一定能顺利分娩。

妊娠合并肝炎在分娩中的注意事项

妊娠合并肝炎往往在早孕期就行人工流产了，但一些慢性肝炎或妊娠晚期发生的肝炎仍可以达到分娩期，所以妊娠合并肝炎分娩并不少见，属于高危妊娠，分娩危险性较大，主要有两个方面：肝功肾衰竭和产后大出血。故妊娠合并肝炎分娩要做到：

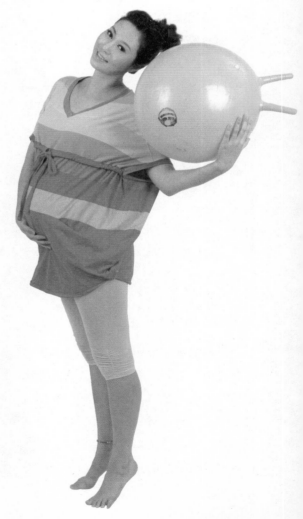

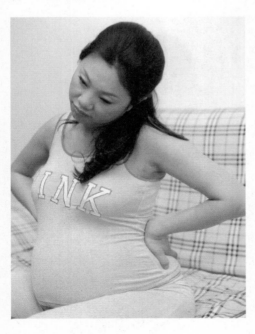

思想要乐观，休息好，以免影响子宫收缩。饮食要高热量、高维生素，蛋白不要太高，低脂肪，以减轻肝脏的负担。继续保肝治疗，维持体内水电平衡，不使用有损肝脏的药物。备好新鲜血、血浆，纤维蛋白原、凝血因子等，有条件可以备好自体血，行自家输血。到条件比较好的医院分娩。为自己和他人的安全，要注意隔离，物品要严格消毒。分娩时医生可能要做侧切和助产，以防产道裂伤出血。选择剖宫产要慎重。要有切除子宫的思想准备。

妊娠合并糖尿病与妊娠期糖尿病有什么区别

妊娠合并糖尿病是指妊娠前就已经存在糖尿病，之后发生的妊娠，可分成糖尿病Ⅰ型和Ⅱ型。妊娠期糖尿病是妊娠期特有的疾病，是妊娠期首次发生或发现的糖代谢异常。妊娠期糖尿病是妊娠特有的，随着妊娠的终止，它会自然而愈，而妊娠合并糖尿病于妊娠期可能加剧病情发展，而且不会因妊娠终止而自愈，并对母婴的影响也较妊娠期糖尿病大，使用胰岛素概率也高。

二者也有共同特点：第一，都是糖代谢异常。第二，对母亲和宝宝的影响相同，对孕妇可造成流产、羊水过多、妊高征、酮症酸中毒、感染、手术率高、产道损伤、产后出血，控制不佳，

病变发展快，可发生糖尿病肾病、糖尿病视网膜病。第三，治疗措施相同，均采取饮食控制和胰岛素治疗。第四，发生机理相似，都有胰岛素抵抗和胰岛素的相对或绝对不足。对宝宝可以引起死亡率高、流产率高、畸形发生率高、巨大儿、新生儿低血糖（低于2.2毫摩尔／升）、高疸、呼吸困难综合征、低血钙、低血镁、高血磷、心肌病变等。

分娩前后妊娠合并糖尿病与妊娠期糖尿病的处理

妊娠合并糖尿病与妊娠期糖尿病从发病机制相似，对母婴的影响相同，在分娩前处理也相同，而分娩后略有差异。临产后应严密监测产妇的血糖变化、尿酮，停止皮下注射胰岛素，开放静脉通道，静滴葡萄糖＋胰岛素，以利于血糖的控制、产妇体液的维持及抢救的需要，同时给宝宝和母亲提供葡萄糖，减少子宫收缩乏力和胎儿窘迫的发生。同时还要严密监护胎儿在子宫内的状况，一旦有胎儿缺氧及时处理。产程时间不能太长，一般要求在12小时内结束分娩，故可能需要助产。宝宝出生后30分钟内要喂葡萄糖，送婴儿室观察，也需要监测血糖。

不同之处：妊娠期糖尿病分娩后大多数可以恢复正常产妇饮食，一般也不需要用胰岛素，而妊娠合并糖尿病则还

应为糖尿病饮食，胰岛素用量第一天减到原来的1/2量，第二天为原2/3量。另外，产后两者都需要常规予以催产素预防产后出血，予以抗菌素预防感染。

😊 甲状腺疾病在分娩中的注意事项

妊娠合并甲状腺疾病中以甲状腺机能亢进最多见，一般而言甲状腺疾病并不是剖宫产的指征，只要疾病控制良好都能顺利生产。如甲状腺疾病控制不

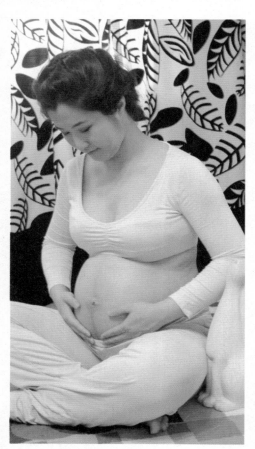

好，伴有甲亢性心脏病或高血压等重症病例，则需要行择期剖宫产。

分娩中应注意几个问题：第一，监测和治疗甲状腺疾病，因产程中容易发生甲亢危象，并做好随时抢救的准备。第二，甲状腺疾病容易引起子宫收缩乏力，所以可适当给予催产素加强子宫收缩。第三，甲状腺疾病易发生胎儿宫内发育受限，产程中发生缺氧的概率高，所以要严密监护胎儿状况，及时处理，以免发生不良后果。第四，应缩短第二产程，多需要行阴道助产。第五，常规使用催产素预防产后出血，使用抗菌素预防感染。

😊 怀孕时贫血，分娩时应选择顺产还是剖宫产

妊娠期合并贫血比较常见，因为孕妇对铁的需要量明显增加，母体血容量增加需铁650毫克，减去孕妇体内积存铁200毫克，所以孕期需要铁800毫克，每天需铁至少4毫克，而正常饮食每天仅能提供1～1.5毫克，故易造成孕期贫血。但妊娠合并贫血并不需要剖宫产，相反剖宫产增加产后出血，使贫血加重，因此应尽可能选择顺产，在分娩过程中应注意预防子宫收缩乏力、预防产后出血、预防产后感染，对需要剖宫产的产妇要将贫血纠正到符合手术要求的水平。

产科出血与胎盘问题

什么是产前出血

有一小部分孕妇，好不容易熬过了害喜的不舒服，满怀着喜悦期待着宝宝的出生，可还未到预产期，夜间突然下身出血，医生诊断为产前出血，这是不是动了胎气要早产了？

其实产前出血是一个症状诊断，在怀孕的中期与后期发生阴道出血的现象统称为产前出血，这种现象并非少见，出血量往往多于月经量。

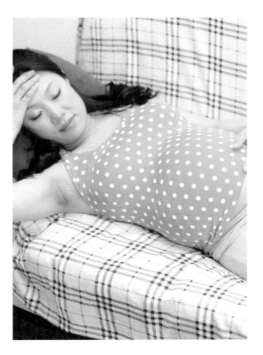

发生产前出血最常见的原因有前置胎盘、胎盘早期剥离，除了以上两种原因外，还包括外伤、早产、前置血管破裂、子宫颈糜烂、子宫颈息肉或子宫颈癌等原因皆有可能引起怀孕中后期的出血。另外还要排除合并内、外科的疾病，如合并血液系统的疾病也会引起产前出血。

发生产前出血的注意事项

一旦发生产前出血也不必惊慌，只要正确、及时地处理，绝大部分孕妇和宝宝都能安全度过，但必须注意几点：

● 要定时行产前检查，早期发现可能发生产前出血的原因，做好思想准备，按医生的嘱咐去做，或提前住院。

● 对产前出血要有正确、充分的认识。

● 保持平静的心态，不必过分担心和惊慌，因为惊慌、急躁可能使出血增多。

● 立即平卧休息，减少活动。

● 向他人寻求帮助，等待救援。

● 无论出血多少，都要到医院接受检查，以明确原因，得到及时治疗。

产前出血与见红的区别

产前出血是指在怀孕的中期与后期发生阴道出血的现象的统称。见红是指临产前阴道少量血性分泌物，是临产的先兆。它们之间有质的区别，前者是病理现象，往往有前置胎盘、胎盘早期剥离等疾病，出血量多，对母亲和宝宝可能构成危险，甚至造成母婴死亡，要及时得到诊断和治疗。后者是生理现象，出血量极少，对母亲和宝宝无危害，不必处理。

产后出血的原因

产后出血是指胎儿娩出后24小时内阴道流血量超过500毫升者。是分娩期严重的并发症，是产妇四大死亡原因之首，发生率占分娩总数的2%～3%。

产后出血主要原因依次为子宫收缩乏力、胎盘因素、软产道裂伤及凝血功能障碍，但根据不同原因引起的出血在临床上又各有其特点。

子宫收缩乏力引起的出血表现为胎盘娩出后出血，为间断性出血，血色暗红，按摩子宫或给予宫缩剂后好转。

胎盘因素引起的出血又因引起的原因不同又有特点，胎盘剥离不全表现胎儿娩出几分钟后开始流血，胎盘残留出血特点与宫缩乏力相似，但检查胎盘有缺失。

软产道裂伤出血特点是胎儿娩出后立即出血阴道流血，呈持续性可伴阵发

性增多，血色鲜红。

凝血功能障碍的出血表现为持续阴道流血，且血液不凝固，量可多可少，常伴有原发病变，如原有血液系统疾病、胎盘早期剥离。

怎样预防产后出血的发生

重视产前保健。加强孕前及孕期保健工作，有凝血功能障碍的疾病治疗后再受孕，如已经怀孕应在早孕时终止妊娠；可能发生产后出血的高危孕妇，如多胎妊娠、巨大儿、妊高征等应提前入院。孕期不要偏食，注意补充铁和维生素，特别是贫血者要及时纠正。

提高分娩质量，分娩时注意心理调整，消除紧张心情，同时利用一切机会休息，减少疲劳，如胎儿娩出后发生出血增多要及时告知医生。

产后注意宫缩情况及阴道流血情况，发现异常及时告知医生，以免发生大出血。

产后自行按摩子宫，促进子宫收缩，减少子宫出血。产后尽早排尿（产后4～6小时内），以免影响子宫，造成产后出血。

胎盘的功能

胎盘是连接母亲和宝宝的附属结构，是宝宝的生命之源，它附属在子宫上，获取营养和氧气，再供给体内的宝宝。如果

它发生异常或老化，直接影响宝宝的生长发育，甚至危及宝宝的生命。

胎盘的主要功能有：

代谢功能。包括气体交换、营养物质供应和排出废物。

防御功能。在胎儿血与母体血之间构筑了一道屏障，保护胎儿，使胎儿免受感染的危险。

内分泌功能。胎盘能合成多种激素、酶及细胞因子，对维持正常妊娠有重要作用。如HCG（人绒毛膜促性腺激素）、HPL（人胎盘生乳素）等。

免疫功能。胎儿及胎盘是同种异体移植物，能在母体子宫内存活不被排斥，就是因为它们的免疫学特性（免疫耐受）有关。

胎盘早剥是否安全

正常生产时，胎盘应在宝宝出生后才与子宫剥离而娩出。胎盘早剥是指怀孕20周后或分娩期，正常位置的胎盘于胎儿娩出前，全部或部分从子宫壁剥离。根据病情轻重分轻型和重型，根据是否有阴道流血分显性、隐性和混合性。

胎盘早剥主要表现为腹痛、阴道流血，其贫血的程度要重于阴道流血量。对母亲和胎儿有较大的危险，对胎儿，由于胎盘是胎儿在子宫内生命维系的所在，故发生胎盘早期剥离超过1/3就会引起胎儿缺氧，造成胎儿窘迫、死

胎。对母亲，除出血直接引起的贫血、休克之外，可发生弥漫性血管内凝血（DIC）、羊水栓塞、急性肾功能衰竭等并发症，均危及母亲的生命。胎盘早期剥离发生的原因至今不是很清楚，可能与高血压、外伤有关。所以胎盘早期剥离的处理原则是尽快将胎儿生出来。

胎盘功能不良需要提前分娩吗

胎儿在宫内生长发育的营养要素均来自胎盘，它的功能减退直接影响到胎儿的供血供氧。一般胎盘功能在过期妊娠时才减退（怀孕42周以后），而有少数孕妇胎盘功能提早减退，甚至未到预产期就减退了。它首先表现为胎动的减少，＜10次／12小时；接着表现为胎儿反应差，胎心监护异常，羊水量也逐渐减少，这时测定代表胎盘功能的激素均降低，综合这些因素，医生就会提示胎盘功能不良，要提前分娩，因为再等下去胎儿不但不再发育了，反而会体重减轻，出现胎儿缺氧的表现，甚至死在妈妈肚子里。

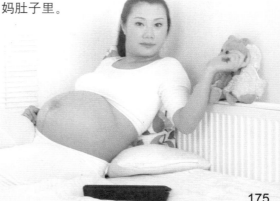

胎盘成熟度与胎儿生长有什么关系

胎盘在产前检查时是看不见摸不着的，主要靠B超来确定它的位置、大小以及成熟度。B超下根据胎盘的底板、绒毛膜板及分隔的程度将其分为4级，正常情况下与胎儿生长的孕周相一致，即妊娠中期（孕12～28周）胎盘为0级；妊娠晚期（孕30～32周）胎盘为Ⅰ级；妊娠36周以后为Ⅱ级；孕38周以后胎盘为Ⅲ级。胎盘分级间接反映胎儿的成熟情况，Ⅲ级胎盘胎儿基本都成熟了；Ⅱ级胎盘胎儿80%以上成熟；Ⅰ级胎盘胎儿有50%成熟；0级胎盘胎儿成熟率不到20%。如果孕37周以前发现胎盘Ⅲ级并结合双顶径的值及对胎儿体重的估计在2500克以上，则考虑胎盘早熟。胎盘早熟要警惕发生胎儿宫内发育迟缓的可能，需密切监护，必要时终止妊娠。

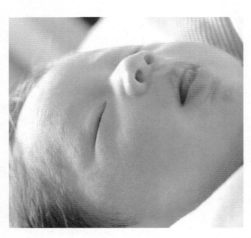

在分娩过程中如何监测胎盘功能

胎盘功能的监测可以通过胎动计数、胎心监护、B超生物物理评分、测定尿和血中雌三醇值或雌三醇/肌酐比值、测定产妇血清中胎盘生乳素和特异性糖蛋白及阴道脱落细胞检查等综合判断。在分娩过程中则主要靠胎心监护，即催产素激惹试验（OCT）和宫缩应激试验（CST）了解胎盘一过性缺氧的负荷，测定胎儿的储备能力。若10分钟内连续出现3次以上晚期减速，胎心率基线变异减少<5bpm，胎动后胎心率无加速为OCT阳性，提示胎盘功能减退。胎儿缺氧，需立即终止妊娠，常需剖宫产分娩。

胎盘钙化是否要提前分娩

胎盘钙化是否一定要提前分娩还要根据孕周、胎盘钙化的范围及功能、胎儿宫内情况等综合考虑。如果宝宝还不足月、胎盘钙化较局限、胎盘功能良好、胎儿在宫内无缺氧，则可以适当等待；如果宝宝已经足月、或经过检查胎盘功能已经减退、或宝宝在宫内已经有缺氧表现，则需要及时分娩。不管是等待或提前分娩，均要严密监护，每日数胎动是最简便的方法，发现胎动减少，应及时去医院检查，同时要增加产前检查次数。

助产、催产、引产

阴道助产的常用方法

阴道助产常见的方法有臀助产、胎吸助产及产钳助产。

臀助产用于臀位分娩，是指臀位胎儿脐部以下自然分娩，脐部以上由助产人员协助娩出。

胎吸助产仅用于头位分娩，在胎儿拨露（阴道口可见到胎头）后，由于产力不足或胎儿缺氧，为尽快娩出胎儿，借助于胎头吸引器帮助胎儿娩出。

产钳助产既可以用头位，也可以用于臀位，当胎儿娩出困难时或胎儿发生宫内缺氧时，为迅速娩出胎儿，借助于产钳所采取的有效的助产方式，同时对一些不适合用胎吸助产的产妇，可以用产钳助产，如前囟先露。在臀位分娩时，牵引胎头发生困难时，也可借助于产钳帮助分娩。

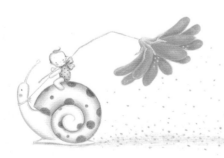

产钳的作用

产钳是帮助胎儿娩出的良好工具，这是由它的构造特点决定的，它的设计由三部分构成，即产头、产柄和产颈，并有二个弯曲，即头弯和产道弯，头弯的弧度适合胎儿头部的大小和弧度，对胎头起到保护作用；产道弯适合生产通道的弯度，这样有利于娩出胎儿。因此，产钳在目前仍不失为良好的助产工具。

阴道助产与剖宫产的选择

阴道助产和剖宫产是两个不同的概念，其使用的适应证和条件各不相同，各有其利弊，不能将二者进行比较。阴道助产是当子宫口开大后，因为胎头略大、胎头位不正、胎儿宫内缺氧或母亲有并发症等需要借助器械帮助胎儿尽快分娩，可以解决分娩困难和让胎儿很快脱离缺氧状态，当然也有助产的并发症。剖宫产是在胎儿不能经产道娩出或胎儿缺氧而子宫口又没开全时采用的分娩方式，也是解决分娩困难和让胎儿很快脱离缺氧状态，但要手术，其并发症就会存在。如果将二者条件使用不当，

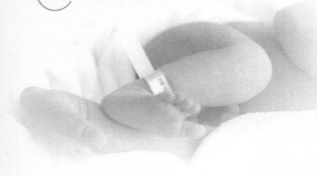

不但不能得到相应手术的好处，反而会增加对母亲和宝宝的损伤，如子宫口开全，胎头已经下降，行剖宫产需上推胎头，易引起母亲切口延伸、大出血，对胎儿可造成窒息、颅内出血。

● 臀助产与臀牵引的差别

臀助产是指胎儿脐部以下自然分娩，助产人员帮助娩出胎肩和胎头。臀牵引是指胎儿从臀到头全部由助产人员牵引娩出。臀牵引是在胎儿发生危险时采取的紧急措施，对母亲和宝宝损伤较大，特别是可引起宝宝骨折、窒息，甚至死亡。

● 何种情况需要进行引产

有下列情况需要引产：胎膜早破；妊娠超过预产期1周以上；妊娠合并症有心脏病、甲状腺机能亢进、肝病、肾病等；妊娠并发症有妊娠高血压疾病、妊娠期糖尿病、羊水过多、羊水过少；母儿血型不合等。

● 引产与催生的区别

一听到滴催产素，很多人就认为是催产，其实静脉滴注催产素有三个目的，即促宫颈成熟、引产和催产。

引产是指原本无产兆，而因某一原因要求提前分娩者，运用静滴催产素引发产程发动，使产妇进入临产，而单纯靠静滴催产素引起的宫缩远不足以分娩。催产是孕妇已经临产，因为子宫收缩乏力采取的静滴催产素加强宫缩。引产一般无严格的时间限制，白天引产不成功，晚上可回病房休息；而催产有时间限制，要严格按产程时间处理，否则会引起母婴损害，如子宫破裂。所以，要了解催产素使用的目的，才能更好地配合。

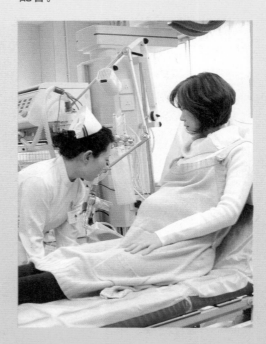

了解无痛分娩

什么是无痛分娩

据统计，对于分娩疼痛，约有6%的初产妇感觉轻微疼痛，50%感觉明显疼痛，44%感觉疼痛难忍，这就使一些产妇惧怕疼痛而选择剖宫产作为分娩方式。因此，人类一直为缓解分娩疼痛而寻找有效而安全的方法。随着新的麻醉药物及麻醉技术的运用，分娩镇痛技术也得到新的发展。目前，我国主要采取的分娩镇痛方法有精神心理支持、非药物镇痛及药物镇痛三类。硬膜外阻滞或腰麻－硬膜外联合麻醉用于分娩镇痛，是目前国际医学界使用最广泛的方法。

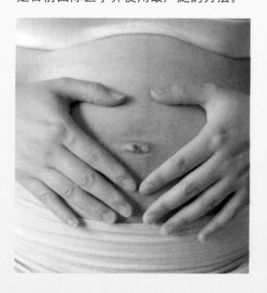

但即使最好的无痛分娩也不是完美无缺的，其镇痛有效率只有90%～97%，而且无痛分娩并非完全无痛，从严格意义上讲应为减痛，即减轻产妇的产痛，使之减轻到产妇能耐受的程度。

常用的无痛分娩方法

经皮神经电刺激（TENS）

神经刺激早在古代已成为一种有效的镇痛方法，那时运用按压穴位或针灸来达到目的，现代神经刺激应用电刺激，包括各种分娩镇痛仪。分娩镇痛时，电极一般放置于背部，刺激频率和强度逐渐调节至取得最大镇痛效果。

吸入镇痛

笑气（N_2O）是目前使用最广的吸入性镇痛药物。其优点是作用时间快，吸入后数秒钟即起作用，45～60秒达高峰；持续作用时间短，药效在两次宫缩间期便可消除；无创伤、不良反应少。主要缺点有头晕、烦躁不安、不合作和恶心；吸入时由于过度通气还可引起口干和呼吸性碱中毒；镇痛效果不近人意，约有50％的产妇可取得满意的镇痛效果，17％者疼痛轻微缓解，1/3无效。

❀ 全身使用阿片类药物 ❀

哌替啶是最常用镇痛药，肌内注射起效缓慢，作用也较弱，同一部位反复注射还可影响生物利用度。静脉注射起效快，而且不存在生物利用度问题，一般每2～5分钟给计划量的20％直至取得满意效果，然后镇痛维持，可由患者自控镇痛。

❀ 局部麻醉镇痛 ❀

有硬膜外麻醉、蛛网膜下腔麻醉、联合蛛网膜下腔-硬膜外、骶管内麻醉及会阴神经阻滞加局部浸润。硬膜外镇痛被认为是最有效的分娩镇痛方法，有很好的镇痛效果。

👶 产程的不同阶段疼痛的感觉

分娩疼痛的产生是一个比较复杂机制，但不同的产程阶段疼痛产生的主要疼痛又各具有不同的特点。

第一产程，主要是内脏（子宫为主）痛，是因子宫平滑肌等收缩、宫颈扩张和下段的退缩引起的，表现下腹部

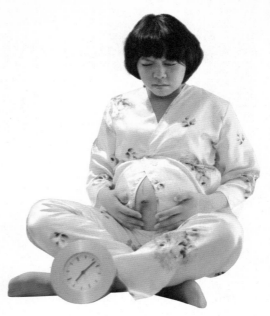

痛、背痛、肠痛，后期因产道的伸展和扩张，还出现直肠、下骶部、肛门，甚至大腿部疼痛。这一阶段产妇自己可以运用调整呼吸、分散注意力、改变体位、自行按摩或丈夫帮助按摩子宫来减轻疼痛，也可以借助医学分娩镇痛的方法来减轻疼痛。

第二产程，主要表现阴道和会阴痛，是由于阴道和会阴的扩张或器械的助产。这一阶段往往需要用医学方法来减轻疼痛，使用分娩镇痛或局部麻醉来减轻疼痛。

第三产程，主要是子宫收缩和会阴创面的疼痛。子宫收缩痛在胎盘娩出后仍为20％产妇存在，但绝大多数不需要处理，经2～3天后自行缓解；会阴创面的疼痛可用局部物理治疗，如激光、红外线照射，一般不需要药物治疗。

无痛分娩对产妇和胎儿的影响

无痛分娩已经广泛开展，被大多数产妇接受，其优点已经显示很明确，但它并不是十全十美的，常用的硬膜外分娩镇痛也有一定的不良反应。其常见的不良反应有低血压、轻微头痛、恶心等，除非出现意外，并不威胁到产妇的生命。主要是对产程、胎盘血供、胎儿循环和新生儿的影响。（1）硬膜外镇痛对子宫收缩和产程的影响与用药种类、药物浓度以及用药时间的不同有关，一般掌握好局麻药浓度、用药时间，产程中使用催产素，都可以纠正子宫收缩乏力。（2）硬膜外镇痛对胎盘血流的影响主要是低血压因素。现在局麻药浓度较低，对血液动力学的影响并不明显，低血压很少发生，故对胎盘血流的影响也很小。（3）硬膜外分娩镇痛时，可以出现胎心率加快或减慢。

总之，局部分娩镇痛时，对产妇和胎儿都有一定的影响，但只要加强对产妇和胎儿的监护还是安全的，一旦出现任何不能改善的胎盘血流下降、胎儿心率改变，应当机立断，终止自然分娩，仍能保证母婴平安。

减轻分娩时的痛苦的方法

目前，我国主要采取的分娩镇痛方法有精神心理支持、非药物镇痛及药物镇痛三类。作为产妇自己只能运用前两种来达到减轻疼痛的目的。

要克服心理上怕痛的焦虑，产前充分休息，精神饱满地面对分娩，学习分娩的一些知识，练习一些分娩减痛的方法（呼吸法、按摩法），同时可从丈夫那寻求支持。

在分娩初期，从开始出现间歇5～6分钟的规律宫缩，即进入产程起，产妇会因子宫收缩而感到疼痛，运用拉梅兹呼吸法来镇痛。宫缩间歇时暂作休息，可取卧位、行走、蹲位等感到最舒适的体位，待下次宫缩再重复上述动作。

为了进一步减轻分娩时的痛苦，在运用呼吸减痛的同时，还可辅以按摩，即在吸气时可用两手从两侧下腹部向腹中部按摩。呼气时从腹中部向两侧按摩。按摩的速度与呼吸的速度相一致。还可以用拳头压迫腰部处，用以减轻分娩时的腰痛和不适。

丈夫陪产

丈夫在产前应做的准备

随着生产日期的接近，妻子的心情越来越变得复杂，既有快要看见自己的骨肉而兴奋，又因为不知何时会发生阵痛而感到焦虑。此时大多数的产妇都希望丈夫陪伴在身旁，让她有安全感。身为丈夫应该了解她这种不安的心理，因此，在去医院前做好下列几点准备：

早一点回家，多陪陪妻子，以减轻她不安无助的情绪。

随时保持联络，不管是在加班，或是和朋友一起去喝酒，都要告知自己身在何处，以便随时将可能出现的情况进行沟通，同时应随身携带预定生产的医院、娘家和邻居的电话号码。

尽可能减少假日的应酬，多陪妻子去买东西、为她提东西，为宝宝的出生准备物品。

不要在意她的任性，不安、担心、害怕、焦虑等往往会使她变得有点任性，这时不妨睁只眼闭只眼。相信不久后，她就会抱着宝宝展露美好笑容。

安排好工作日程，不作远途出差，以免临产突然降临而措手不及。

最好能陪妻子一起参加呼吸运动和按摩减痛的训练。

在分娩中丈夫可分担产妇的疼痛

人生之疼痛莫过于生产，而作为男性的丈夫永远不能体会到这种疼痛，所以就会出现两种相反表现：一部分人对妻子分娩的疼痛漠不关心，另有一部分人则过于敏感，妻子一痛就不知所措。这两种表现都不利于顺产，也不利于夫妻感情的增强。丈夫应当尽可能帮助妻子减轻产痛，才有利于顺产，丈夫可以从以下四个方面入手：

在分娩前及分娩初期和妻子一起学习分娩的知识，练习一些分娩镇痛方法，让其坚定能顺产的信心。

在妻子宫缩来前讲一些有趣的事、笑话或故事来分散她的注意力，减轻她的疼痛。

与妻子一起做已经在产前学到的呼吸法、按摩法来减轻疼痛。

与医生沟通，采用一些药物和非药

物的镇痛方法来减轻疼痛。

丈夫在分娩中如何配合

丈夫陪产能与妻子共同承担分娩的痛苦和享受宝宝出生的欢乐，同时陪产还能增加顺产率。但有个别丈夫陪产达不到效果，甚至干扰了正常产房的工作，要避免这种不良影响，就要了解陪产中如何配合。

一方面和妻子的配合。要理解妻子，但不要迁就她。要给她以精神上的支持和心理上的安慰。要想方设法减轻妻子的疼痛。要热情地服务好妻子的日常生活。

另一方面是和医生的配合。要遵守产房的制度，因产房要求无菌，故不要随意出入或换人。不要急躁，多与医生沟通，在医生与妻子间起协同作用，说服她尽可能阴道分娩。对医生的检查、处理不要加以干预，如有不理解要及时沟通，增强互相了解、互相信任，更不要敌对。

总之，无论哪一方面的配合，都离不开对分娩过程的了解，所以，要做到配合好，生产前应学习相关知识，对分娩的知识了解越多，越能配合好。

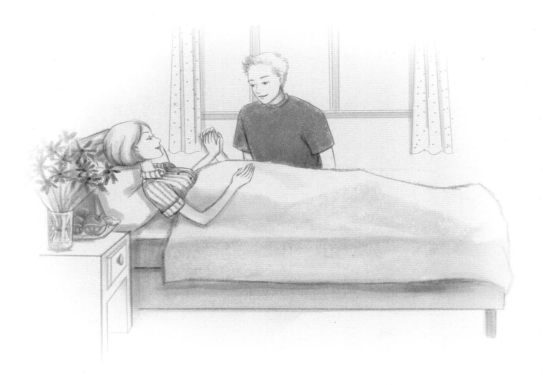

● 丈夫在产前、产后应尽的责任

从精子和卵子结合的一刹那间开始，丈夫就又多了一个做父亲的责任，为了他的出生和健康成长对妻子应倍加关怀和爱护。

要体贴、爱护妻子，要时刻想到她身上还有一个小生命在成长。对妻子的妊娠反应或其他原因造成的心情不佳或身体不适都理解和尽力慰藉。

应主动多做家务，不让妻子干重活，保证她有充分的睡眠和休息。

买一些营养丰富的食物，变换烹调方式和口味，满足妻子更多的营养需要，确保胎儿宫内正常生长发育。

多陪妻子出外散散步、看看花草、听听音乐等，保证妻子在整个孕期中精神愉快。

看一些孕期必读的书籍，了解一下怀孕、分娩的过程。

主动督促妻子按时去医院接受检查。

妻子临产前，应为妻子做好产前准备：布置好清洁、卫生、舒适的房间，使妻子和宝宝生活在一个清洁、安全、舒适的环境里；拆洗被褥，应主动将家中的被褥、床单、枕巾、枕头拆洗干净，并在阳光下曝晒、消毒备用；备足一切日常用品和生活用品及营养品等；给小宝宝布置一个新环境，周围布满颜

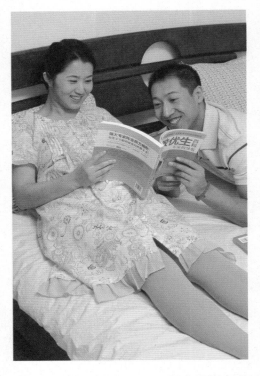

色鲜艳的图片和玩具，可以发展小宝宝的视觉并能刺激大脑的发育。

陪妻子一起参加孕妇学校学习，练习呼吸法镇痛和按摩镇痛。

与妻子共同阅读一些有关产后护理以及新生儿的喂养、护理等书籍，为科学育儿做好准备。

妻子分娩以后，由于体质需要一个恢复过程，因此，宝宝降生后的初期，丈夫应多承担护理与喂养宝宝的义务，使妻子的体力得以恢复。

总而言之，丈夫应与妻子通力合作，共同承担育儿的重任，履行自己应尽的责任和义务，尽可能为妻子创造好的环境和条件，使宝宝安全、幸福地成长。

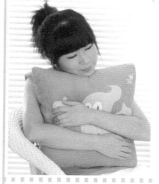

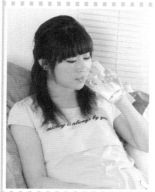

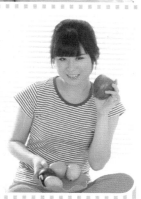

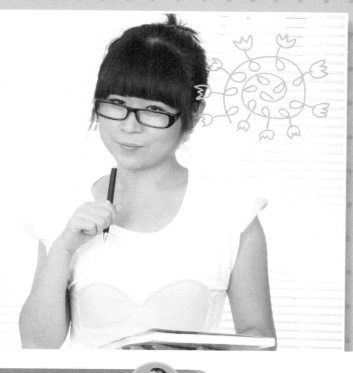

第四章

月子期的调养恢复及新生儿喂养

带着美妙的幸福，我们一起回家了，看着完美的小生命，时间仿佛停止了，我们也仿佛完美了起来。

调养恢复

产后"月子"有多久

民间所说"月子"是指生产之后在家里悉心静养的那段时间，这是机体和生殖器官的复原期，通常为一个月的时间，又有大"月子"和小"月子"之分，小"月子"就是通常所说的"月子"，即产后一个月以内，大"月子"一般指产后百天以内。

传统的"月子"概念有一定的道理，但欠科学，随着医学科学的发展，人们通过对产后恢复期产妇各系统的观察，把从胎盘娩出至产妇全身各器官除乳腺外恢复或接近正常未孕状态所需的一段时期定义为产褥期，一般规定为6周。我国民间所说的"月子"与现代医学所说的产褥期所指的含义基本相同，只是时间相差12天，在此期间，由于妊娠和分娩引起的全身各器官的变化，逐渐地恢复到妊娠前状态，而乳腺在妊娠期变化的基础上开始分泌乳汁。

产后子宫的恢复

妊娠期间子宫发生了巨大的变化，生产约6周后，子宫即恢复至怀孕前的大小，主要表现为子宫体肌纤维缩复和子宫内膜再生。

子宫体肌纤维的缩复

子宫复旧主要是肌细胞缩小，随着肌纤维不断缩复，宫体逐渐缩小，于产后1周子宫缩小至约妊娠12周大小，在耻骨联合上方可扪及。于产后10日子宫

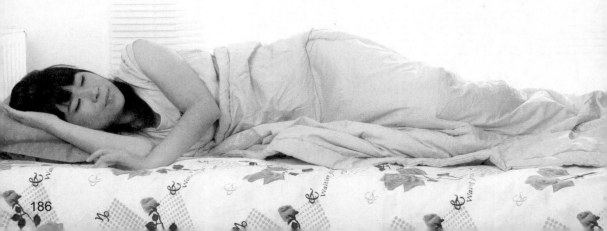

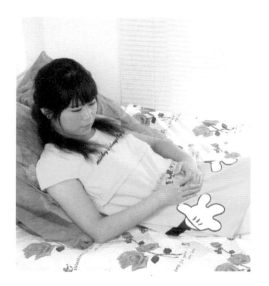

降至骨盆腔内，腹部检查扪不到宫底，直至产后6周，子宫恢复到正常非孕期大小。子宫重量也逐渐减少，分娩结束时约为1000克，产后1周时约为500克，产后2周时约为300克，直至产后6周为50～60克，较非孕期子宫稍大。

子宫内膜的再生

胎盘娩出后，胎盘附着面立即缩小至手掌大，面积仅为原来的一半，导致开放的血窦压缩变窄，血栓形成，出血逐渐减少直至停止。其后创面表层坏死脱落，随恶露自阴道排出。残存的子宫内膜基底层逐渐再生，整个子宫的新生内膜缓慢修复，约于产后第三周，除胎盘附着部位外，宫腔表面均由新生内膜修复。胎盘附着部位全部修复需至产后6周时，若在此期间胎盘附着面因复旧不良出现血栓脱落，可引起晚期产后出血。

宫颈的恢复

胎盘娩出后的宫颈松软、壁薄皱起，宫颈外口呈环状如袖口样，于产后2～3日，宫口仍可通过2指。宫颈外形（产后1周）及宫颈内口（产后10日）恢复至未孕状态，产后4周时宫颈完全恢复至正常形态，仅因宫颈外口分娩时极度扩张，肌纤维撕裂，使初产妇的宫颈外口由产前圆形（未产型），变为产后"一"字型横裂（已产型）。

生产后阴道、外阴、盆底组织的变化

一般来说，剖宫产术分娩对阴道、外阴及盆底组织影响不大，但经阴道分娩者，对阴道、外阴及盆底组织会产生一定的影响，产褥期如果不注意锻炼，会引起一些并发症。

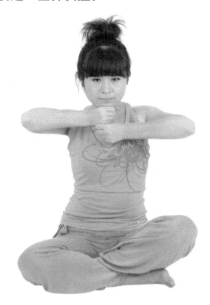

阴道

分娩后阴道腔扩大，阴道壁松弛及肌张力低，阴道黏膜皱襞因过度伸展而减少甚至消失。产褥期阴道腔逐渐缩小，阴道壁肌张力逐渐恢复，约在产后3周重新出现黏膜皱襞，但阴道于产褥期结束时尚不能完全恢复至未孕时的紧张度。

外阴

分娩后的外阴轻度水肿，于产后2～3日内自行消退。会阴部若有轻度撕裂或会阴切口缝合后，均能在3～5日内愈合。处女膜在分娩时撕裂形成残缺痕迹称处女膜痕。

盆底组织

盆底肌及其筋膜，因分娩过度扩张使弹性减弱，且常伴有肌纤维部分断裂。若能于产褥期坚持做产后健身操，盆底肌有可能恢复至接近未孕状态，否则极少能恢复原状。若盆底肌及其筋膜发生严重断裂造成骨盆底松弛，加之产褥期过早参加重体力劳动，可导致阴道壁膨出，甚至子宫脱垂。

泌乳早期的发热

产褥期乳房的变化是妊娠期变化的继续。产后2天乳房增大，皮肤紧张，表面静脉扩张、充血，即将来奶时乳房可能会变热、重且硬，似乎里面充满了石块。这一方面是由于充盈于乳房中的乳汁所致，另一方面是由于支持组织中血液与体液的增加，有时可形成硬结并使产妇感到疼痛。由于乳房充血影响血液和淋巴回流，可导致腋窝淋巴结肿大，严重者腺管阻塞，乳汁不能排出，乳头水肿，可有不超过38℃的低热，临床称之为泌乳热，又称乳胀热，这可能是由于母乳中的物质进入血液所致，一般不需作处理。如果发热持续48小时以上，体温超过38.5℃则应注意有无感染。不哺乳者，上述的乳房变化在1周左右恢复正常。喂哺时，妈妈应尽量多喂奶而将乳房排空。如果喂哺不能缓解胀感，则应将乳汁挤出。如果不能及时将乳汁排空，便可发生奶胀。如果奶胀得不到及时的处理，可引起乳腺感染、乳腺炎、乳腺脓肿，最终导致母乳喂养失败。

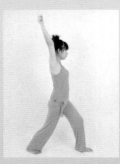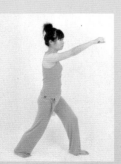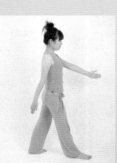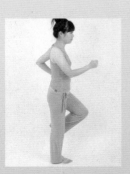

产后月经的复潮

宝宝出生后月经的恢复和初次排卵的时间有较大的个体差异，另外与是否哺乳以及哺乳时间的长短有关，一般未哺乳的妇女，在产后6～8周恢复月经，而哺乳的妇女，早可在产后8周，晚可在1年多恢复月经，一般在产后6个月左右。排卵的恢复不一定与月经的恢复同步，特别是在月经刚恢复的几个周期，常常是无排卵的月经周期。

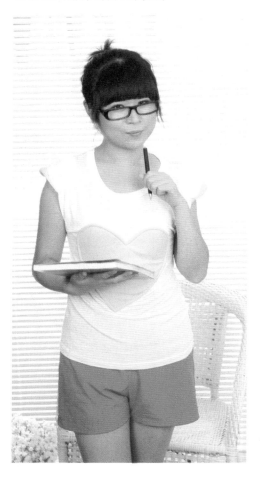

剖宫产术后的自我护理

术后加强自我保健，对于顺利康复是很重要的。

术后三天内配合输液，进食营养丰富，易消化的食物，以补足水分，纠正脱水状态。术后6小时可进食炖蛋、蛋花汤、藕粉等流质食物。术后第二天可吃粥、鲫鱼汤等半流质食物。

及早活动，这是防止肠粘连、血栓形成、猝死的重要措施。麻醉消失后，上下肢肌肉可做些收放动作，术后6小时就可起床活动。

剖宫产时子宫出血较多，应注意阴道出血量，如发现超过月经量，及时通知医生。

咳嗽、恶心、呕吐时，应压住伤口两侧，防止缝线断裂。

一般于手术后第二天补液结束即可拔除留置导尿管，拔除后3～4小时应及时排尿。如还不能排尿，应告诉医生，直至能畅通排尿为止。

体温如超过37.4℃，则不宜强行出院。回家一周内，最好每天下午测体温一次，以便及早发现低热，及时处理。

回家后如恶露明显增多，如月经样，应及时就医，特别是家住不便者更宜早做准备，最好直接去原分娩医院诊治。

及时采取避孕措施，产后3个月开始应注意避孕。

恶露

妊娠期，胎盘附着于子宫内壁上，胎儿出生后，胎盘也随之娩出，但胎盘从子宫剥离后造成的创面，还要经过一段时间才能完全愈合。因此，在产褥期就会有一些血液从创面排出。除了血液外，其中还混有坏死脱落的蜕膜组织，妊娠期的子宫内膜、黏液和细菌等，这种阴道排出物就是恶露。恶露是一种正常生理现象，随着子宫的缩小，恶露颜色慢慢变浅、量慢慢减少。在正常情况下，恶露变化可分为以下三种。

血性恶露

恶露中含血液较多，色鲜红，有时有小血块，并含有少量的胎膜、胎脂和坏死的蜕膜组织等。血性恶露持续3～4天逐渐转为浆液性恶露。血性恶露持续的时间过长，表示子宫复旧不良。

浆液恶露

色淡红，因浆液为主而得名。由于子宫内膜逐渐修复，出血明显减少，恶露由红色转为淡红色。含少量血液，浆液较多，少量的坏死蜕膜、宫颈分泌物、阴道排液和细菌。浆液性恶露可持续7～10天，以后逐渐变为白色恶露。

白色恶露

色泽较白得名。含大量白细胞、坏死蜕膜组织、表皮细胞及细菌等。

不正常的恶露

正常恶露有血腥味，但无臭味，持续4～6周，总量为250～500毫升，其中约3/4在产后第一周内排出，但个体差异很大。若子宫复旧不全或宫腔内残留胎盘、多量胎膜或合并感染时，恶露量增多，血性恶露持续时间延长并有臭味。

产后恶露不断从阴道排出，应该注意外阴清洁，勤换护垫。应该特别注意的是，护垫一定要用洁净的，千万不能用不洁之物，另外，产妇的内衣内裤要勤洗、勤换，每天用温水清洗外阴一次。

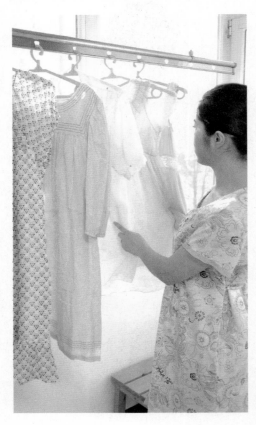

产褥初期会出现的不适

疲劳

胎儿和胎盘娩出后，产妇会常常会感到非常疲劳，不愿说话等，这是由于产程中疼痛刺激、精神高度紧张和较大的体力消耗等因素引起的，因此，产后第一天一定要好好休息。

产后全身发抖或寒战

胎儿一娩出，有时出现全身不可控制的抖动，有的出现寒战。一般不属于异常现象，足以控制自己的情绪，多喝点红糖开水一般会消失。

产后痛

大部分的产妇在产后会发生下腹部阵发性疼痛的现象，常发生在产后1~2天，一般3~4天后自然消失。

多汗

产后出汗量多，睡眠和初醒时更多，有时可浸湿内衣，常在数日内自行好转，这是正常生理现象，而不是体虚表现。产后最初几天，产妇皮肤排泄功能旺盛，排出大量的汗液，习惯称之为褥汗，无论气温高低，天热与否，以夜间睡眠和初醒时更明显，经常能够看到产妇头发、衣裤、被褥被汗液浸湿，这

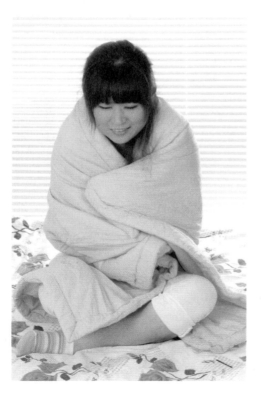

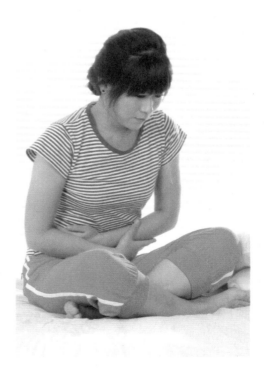

不属于病态，是产后一种生理现象，一般数日内自行好转。

体温增高

产褥初期的泌乳热，剖宫产或会阴切开术后，因创伤引起的吸收热等，均可导致产后体温升高，但一般不应超过38℃，常常在24小时内自然下降。

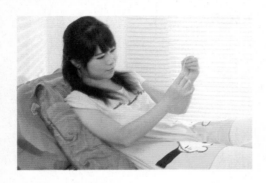

会阴部疼痛水肿

分娩时由于胎头的压迫，使会阴部水肿疼痛，或由于胎头娩出时会阴部轻度擦伤，使会阴部疼痛，一般在数日内自然消失，不必处理。

产后下腹部阵痛

大部分的产妇在产后会有子宫收缩疼痛的现象，这就是一般所说的产后痛。产后痛是由于产后子宫强直性收缩，子宫本身相对的缺血、缺氧所致，通常会持续2～3天。

产后子宫收缩的目的在于帮助子宫止血，并将子宫内残余的血块排出，促进子宫的恢复。通常在初产妇，由于子宫肌肉较为有力，能够持续收缩，故产后痛的感觉较不明显。而经产妇（第二胎以上），由于子宫肌肉的力量较差，无法持续性收缩，必须间歇性的用力收缩，所以疼痛的感觉会较明显。而在多胞胎或是羊水过多的产妇，由于肌肉较松弛，子宫不能持续收缩，也会有较明显的疼痛。

通常在生产之后，医师会开帮助子宫收缩的药物，有些产妇对于子宫收缩药的反应较强，就会感到强烈的子宫收缩痛。另外，母乳喂养的产妇，由于宝宝在吸吮的时候会刺激妈妈的脑下垂体后叶分泌催产素，引起子宫收缩，故疼痛也会较厉害。

月子期间的休息与活动

休息是坐月子的头等大事。产后一定要在家里静养，注意睡眠，不要让自己再疲劳，但这并不是让说卧床休息一个月。由于分娩，产妇会感到很疲劳，所以产后24小时内需要卧床休息，但第二天就可以起床做适当的活动，行会阴侧切术或剖宫产的产妇也应该尽早离床活动，但应以不感到疲劳为宜，这样有助于产妇体力的恢复，能促进子宫收缩复旧及恶露的排出，促使其尽早排尿、排便，避免或减少静脉血栓的形成，促进盆底和腹肌张力的恢复。

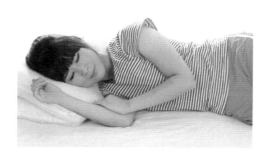

产妇如有会阴侧切伤口，应取侧卧位，（即右侧卧位，因会阴侧切伤口一般在左侧），这样可以防止恶露或粪便污染侧切伤口，产妇起床时不应过快过猛，防止一过性脑缺血而摔倒。产褥期应保证充足的睡眠，每天保证10小时左右的睡眠时间。产褥期应避免体力劳动或蹲位姿势，也不要长期站立，以免造成日后的阴道壁膨出和子宫脱垂。另外，在注意充分休息的同时，要保持精神愉快，产后由于生理上的变化，精神比较脆弱，加之压力增大，有可能发生产后抑郁症。因此，家里一定保持欢乐的气氛，尤其是丈夫应该多体谅妻子，在精神上和生活上都给予支持。

月子期间是否可以过性生活

产后因持续有恶露，阴道、盆底肌肉松弛，伴有会阴切开或阴道壁细小裂伤，子宫颈口还未关闭，需禁止性生活。因为这时候容易引起生殖道感染，影响伤口的愈合。

在产后3个月内因产后性激素水平较低，易引起性交痛；乳汁分泌、乳房肥大可致性欲减退，加之由妻子到母亲的角色转换，常处于性欲减退，致使性交次数减少，丈夫对此要有心理准备。

分娩之后，大多数产妇经过3个月的调理，产道和外生殖器的损伤已完全康复，卵巢开始排卵，月经也恢复正常，性欲逐渐增强，可以过正常的性生活了。

哺乳期的避孕

哺乳期母体月经的恢复往往较晚，有些人认为哺乳期不需要避孕，也有的人在哺乳期以月经的复潮作为避孕的起始时间，这些都是不科学的。大多数人在产褥期结束后，出现月经复潮。即使是恢复较晚的女性，月经恢复以前也多有排卵，因此在开始性生活的同时一定要做好避孕工作。

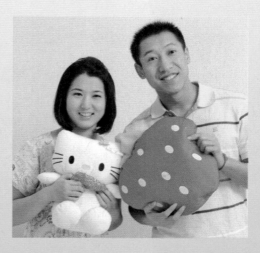

哺乳期生殖系统的改变以及需要哺育婴儿，使哺乳期的避孕方式选择和新婚时大不一样。具体来说，要注意以下几点：

安全期避孕不再安全。有许多女性生育后，卵巢排卵和月经的恢复并不同步，有些女性在月经复潮前就早有排卵，因此哺乳期尤其是哺乳中期，避孕的时机要把握好。婚前习惯采用安全期避孕的，如果在产后月经复潮迟迟不出现，最好换用其他的避孕方式。

药物避孕不利于宝宝的成长。药物避孕在哺乳期当属禁忌，原因之一是避孕药物将导致乳汁分泌量减少，并使乳汁的质量下降，从而不能满足宝宝对营养的需求；原因之二是避孕药物可直接经乳汁进入宝宝体内，在妈妈进行药物避孕的同时，宝宝体内出现了大量的激素类避孕药，给宝宝以后的发育埋下了隐患，因此哺乳期的妈妈不宜采用药物方式避孕。

工具避孕。放置宫内节育器是较为普遍采用的一种避孕方式，但哺乳期的子宫壁薄而且柔软，放置宫内节育器的时候很容易发生穿孔。另外，哺乳期子宫较小，需要放入小号宫内节育器，而在哺乳期结束后，子宫变大，相对较小的宫内节育器就有可能降至子宫下段，而在宫腔空隙处形成带器妊娠。为防止穿孔和带器妊娠应定期检查。

哺乳期的女性可以选择下列避孕方法：

男用避孕套。这是哺乳期应当首选的避孕法。此法应用简单，但采用这种方法避孕，要求男方充分合作，要在性交一开始就戴上，事先还必须检查避孕套有无破口，并将顶端气体排出，性交后及时取出，才能保证效果。

女用子宫帽，是在弹簧状的金属圆环上，包着碗形的乳胶薄膜。将其扣在子宫颈上，可以防止精液进入子宫内，避免精子与卵子相遇，而达到避孕目的。

外用避孕药膜。这是一种半透明的柔软薄膜，溶解后能杀死精子。

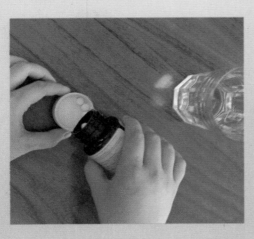

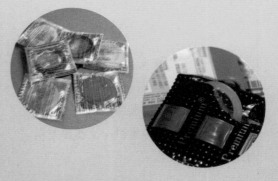

防止产后发胖

产后发胖的原因大多数是因摄入的热量过多，活动量小，热量消耗少，体内过多的热量转化为脂肪积存在皮下和体内各组织。产妇发生肥胖后不但失去了人体的曲线美，还给身体各器官增加过多负担，久而久之对各种疾病的抵抗力也会下降。

防止产后肥胖，关键在于产后膳食的合理搭配及适当运动，产后要多吃些瘦肉，豆制品、鱼、蛋、蔬菜、水果等食物，少吃高脂肪及高糖类食物。同时要尽早活动，一般顺产的妇女，产后24小时就应下床适当活动，因为活动能够增强神经内分泌系统的功能，促进人体新陈代谢的调节，消耗体内过多的脂肪和糖。另外，应该尽早哺乳，因为哺乳可以加速乳汁的分泌，促进母体的新陈代谢，将身体组织中多余的营养成分运送出来，减少皮下脂肪的蓄积。总之，防止产后肥胖，要从各个方面加以注意，并持之以恒，这样才能收到良好的效果。

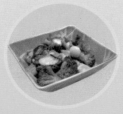
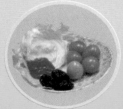

月子期间的营养

产妇的营养对保证产妇的身体恢复，乳房泌乳以保证宝宝的需要，都是至关重要的。在这段时间里，产妇既要补充分娩时的消耗，还要适应全身各器官的需要。产后12小时可进流质或半流质等易消化的清淡饮食，以后就可进普通饮食。饮食宜多样化，主、副食合理调配，选用高蛋白、低脂肪、营养丰富，易于消化的食物，产妇及哺乳妇女每日摄入的总热量不应低于3000卡路里。宜少食多餐，多吃新鲜蔬菜、水果和含纤维素较多的食品，并补充足够的维生素、钙剂、铁剂等。部分行剖宫产的产妇在排气前可进流食，不要吃奶及糖类，排气后则要避免吃过硬、过冷的食物，通过合理的饮食和适当的锻炼，以维持合理的体重，避免由于过量的摄入营养物质而导致产后肥胖。

具体来说，坐月子期间的饮食应该依照以下原则：

由于胃肠功能还没有恢复正常，食物要松软、可口、易消化吸收。要少吃多餐，一天可以吃5～6次。干稀搭配，这样更利于消化和吸收。干的保证营养供给，稀的保证足够水分。荤素相宜，清淡适宜。不宜食用生、冷、硬的食物。不宜过度、过快进补。

从食物中摄取营养素

在产褥期间，产妇需要多种营养素，这些营养素可以从下列食物中摄取：

维生素A：胡萝卜、韭菜、苋菜和莴苣叶中含胡萝卜素较多；胡萝卜素在人体内可以转化为维生素A。

B族维生素：小米、玉米、糙米、标准面粉、豆类、肝和蛋中都含有大量的B族维生素，青菜和水果中也富含B族维生素。

维生素C：各种新鲜蔬菜、柑橘、橙柚、草莓、柠檬、葡萄、红果中都含有维生素C，鲜枣含量尤其高。

维生素D：鱼肝油，蛋类和乳类中含量丰富。

为从食物中获得各种营养，一定不要偏食，少吃精米面，多吃些杂粮，更要多吃新鲜蔬菜，这样才能获得均衡的营养。

应有良好的休养环境

产褥期产妇的居室不能紧闭门窗，使空气不流通，这样室内空气污浊，相对湿度增加有利于细菌生长，对产妇和宝宝都是十分不利的。产妇和宝宝都应该在空气新鲜，通风良好，清洁卫生的环境中生活。同时无论是产妇还是宝宝，都需要阳光的照射，如果把屋子捂得过严，整日不见阳光，对产妇和宝宝的健康都是不利的。产妇的居室温度应适中，一般在20℃～24℃，注意通风，在夏天通风尤为重要，以防止中暑的发生。但产妇在产褥早期多汗，故应避免被风直吹，这对防止感冒也是十分重要的。因产妇和宝宝的抵抗力都较低，所以产褥期间应尽量减少过多客人的探视，避免空气污浊，及把病菌带入，同时会影响产妇和宝宝的休息。

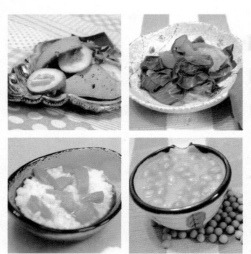

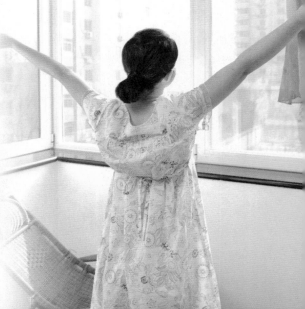

月子期间能定期洗澡吗

有人认为产妇分娩后洗澡容易感受外邪，所以不主张洗澡。这种说法是错误的。

分娩不是疾病，只是生理过程。生产后出汗较多、分娩时出血，分娩中体力消耗，都会削弱身体抵抗疾病的能力。产时产后出汗、下身恶露以及溢出乳汁，多种液体混在一起，散出难闻的气味，不仅产妇本人感到不舒服，病菌也会乘虚而入。因此，产妇要勤换衣服，适时洗澡。

如果分娩过程不顺利，出血过多，或平时体质较差，不宜勉强过早淋浴，可改为擦浴。

汗。夏天的浴室宜空气流通，洗澡水与人的体温相宜，37℃即可，不可贪凉，室温20℃最适宜。洗澡时间不宜过长，每次5～10分钟即可。

洗澡后，不要立刻把湿头发扎成辫子，不要马上睡觉，过分饥饿或刚吃饱时都不宜洗澡，洗澡的次数不能太多，比正常人略少为宜。

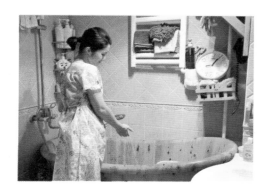

月子期间洗澡的注意事项

产妇虽然应当经常洗澡，但是产后气血虚弱、抵抗力差，容易受邪气侵害，所以产后洗澡时应注意保暖，以防风、寒、暑、热乘虚而入。一般认为，正常分娩的产妇分娩后2～5天便可以洗澡，但是不应早于24小时，以选用淋浴为佳。产后6周内不宜洗盆浴或在大池洗浴，以免不洁洗澡水流入生殖道，引起感染。洗澡前应避免空腹，防止发生低血糖，引起头晕等不适。另外，在产后洗澡应做到"冬防寒、夏防暑、春秋防风"。在冬天洗澡，也必须避风，浴室宜暖，水温适宜，洗澡时不能出太多的

月子期间要刷牙

有人说"产妇刷牙，以后牙齿会酸痛、松动，甚至脱落……"其实，这种说法是没有科学根据的。这是因为：

在怀孕以后，女性内分泌发生改变，同时维生素C的摄入相对不足，牙龈充血、水肿，容易出血，易于发生感染。

怀孕后矿物质往往补充不足，牙齿的坚固性差，这些情况对牙齿都不利。

产妇分娩时，体力消耗很大，体质下降，抵抗力降低，口腔内的条件致病菌容易侵入机体致病。

为了产妇的康复，多在产后坐月子期间给予富含维生素、高糖、高蛋白的

营养食物，尤其是各种糕点和滋补品，都是含糖量很高的食品，若停留在牙缝间时间过长，易引起感染。

如果吃东西后不刷牙，这些食物残渣长时间地停留在牙缝间和牙齿的点、隙、沟凹内，发酵、产酸后，促使牙釉质脱矿（脱磷、脱钙），牙质软化，口腔内的条件致病菌乘虚而入，导致牙龈炎、牙周炎和多发性龋齿的发生。所以，产妇刷牙恰恰能预防以后的牙痛病。因此，为了产妇的健康，产妇不但应该刷牙，而且必须加强口腔护理和保健，做到餐后漱口，早、晚用温水刷牙；另外，还可用些清洁、消毒作用较好的含漱剂，在漱口或刷牙后含漱，每次15毫升左右，含1～1.5分钟，每日3～5次，含漱后15～30分钟内勿再漱口或饮食，以充分发挥药液的清洁、消炎作用。

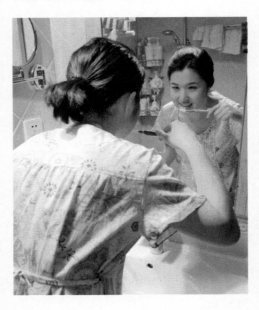

月子期间中暑的原因

产褥中暑是指在产褥期因处于高温环境中，体内余热不能及时散发引起中枢性体温调节功能障碍的急性热病。在产褥期间，由于室内高温、高湿、通风不良的环境，可使产妇体内余热不能及时散发。另外，受传统观念影响，相当多的产妇都深居卧室不出屋，关门关窗不通风，居室处于高温高湿闷热的环境，产妇头上戴帽、身盖厚被、穿长衣长裤，使本来已很虚弱的产妇出汗散热的途径受到严重影响时，导致体温调节中枢功能衰竭而出现高热、意识丧失和呼吸循环功能衰竭。当人体处于超过散热机制能力的极度热负荷时，因体内热积蓄过度而引起高热，发生中暑。

产褥期小百科

根据产褥中暑临床表现可将其分为三级：

中暑先兆：发病急骤，发病前多有短暂的先兆症状。出现口渴、多汗、心悸、恶心、胸闷、四肢无力。

轻度中暑：先兆未能得到及时处理，产妇体温开始升高，随后出现面色潮红、胸闷、脉搏增快、呼吸急促、口渴，痱子布满全身。

重度中暑：产妇体温高达41℃～42℃，呈稽留热型，可出现谵妄、抽搐、昏迷、面色苍白、呼吸急促、脉搏细数、血压下降、皮肤干燥无汗、瞳孔缩小，反射减弱。若不及时抢救，数小时内可死亡。即或幸存也常遗留中枢神经系统不可逆的后遗症。

🐾 防止产褥中暑的办法

产褥中暑关键在于预防，做好卫生宣教，能识别产褥中暑的先兆症状。破除旧风俗习惯，居室保持通风，避免室温过高，产妇衣着应宽大透气，有利于散热，以舒适为度。产妇的居室要保持清洁，要经常打开门窗，通风透气，保持室内空气流通。产妇要注意个人卫生，每天都应该用温热水擦洗全身，有条件者可以进行淋浴，以保持皮肤的清洁，使汗腺分泌通畅，应穿着宽大柔软又吸汗的衣服，有利于通风散热，并经常换洗。要多吃一些生津解暑的食物，如多吃西瓜，可达到降温、利尿、补充水分的目的，也可喝绿豆汤，或喝些淡盐水。

一旦发生中暑应立即改变高温和不通气环境，迅速降温，及时纠正酸中毒和休克，补充水分及氯化钠。首先应将患者置于阴凉、通风处，用冷水、酒精等擦浴，快速物理降温。按摩四肢，促进肢体血液循环。已发生循环衰竭者慎用物理降温，以避免血管收缩加重循环衰竭。

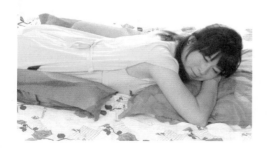

🐾 月子期间感到排尿困难的原因

正常情况下，产妇于分娩后4～6小时内应当解一次小便，有些分娩不顺利的产妇往往出现排尿困难，这是因为：

分娩过程中，胎儿先露较长时间的压迫膀胱，膀胱黏膜充血、水肿、肌肉张力减低，收缩力差。

会阴伤口产生疼痛，对排尿有恐惧心理，尿道反射性痉挛，因此排尿困难。

腹壁松弛，张力下降，排尿无力。

有的人不习惯躺着排尿。因此很容易发生尿潴留或尿不彻底，留有残余尿，加之产后抵抗力差，细菌容易乘虚而入，发生尿路感染。

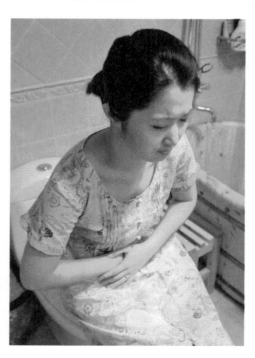

月子期间排尿困难的解决办法

当发生尿潴留时，产妇会很痛苦，因膀胱过度充盈，影响了子宫的收缩，从而导致产后出血的发生，也容易出现泌尿系统感染。产后4～6小时仍未解小便，可以尝试以下方法协助排尿。

产后多饮水，短时间内饮水500～600毫升，可使膀胱充盈，产妇有膀胱充盈感后能促使排尿。

小便时争取半蹲半立的姿势，用热水熏洗外阴，或用温开水冲洗尿道周围，或让产妇听流水声，以诱导排尿。

在下腹正中放置热水袋以刺激膀胱收缩。

用开塞露2支挤入肛门，刺激排便时排尿。

针灸治疗，可采用强刺激法刺激关元、气海、三阴交及阴陵泉穴。

药物治疗，肌内注射新斯的明，帮助膀胱肌肉收缩。

经以上处理仍无效时，就应在无菌操作下行导尿术，并将导尿管长期开放24～48小时，使膀胱充分休息，待其水肿、充血消失后，张力自然恢复，即可自行排尿。

另外，还应指出，即使排尿后仍需注意防止膀胱内有残余尿。检查的方法为产妇排尿后在耻骨上方用力压小腹部，体会一下是否还有尿意。如果仍有尿意，说明有残余尿，需用上述方法治疗一个阶段，直到恢复正常排尿为止。

月子期间选用抗生素的原则

近年来由于剖宫产率的不断上升和剖宫产术后感染率高的特点，使人们对剖宫产术前应用抗生素预防感染这个问题越来越重视，现已证明，对剖宫产术患者术前预防性应用抗生素可减少产后子宫炎发生率50%～60%，那么选择预防用抗生素的原则有哪些呢？

所选用抗生素必须是对可能存在的病原体敏感的广谱抗生素；能在手术部位对常见病原体达到有效浓度；被临床证明有效；是一线治疗用抗生素；对患者无毒性作用；不易产生耐药性；价格便宜。

应避免用青霉素或超广谱头孢菌素预防手术后伤口感染。

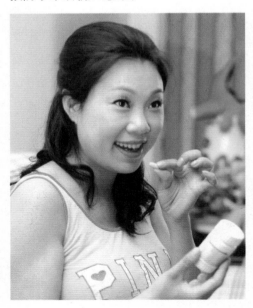

月子期间易患生殖道感染的原因

分娩降低或破坏了女性生殖道的防御功能和自净作用，增加病原体侵入生殖道的机会，若产妇体质虚弱、营养不良、孕期贫血、妊娠晚期性生活、胎膜早破、羊膜腔感染、慢性疾病、产科手术操作、产程延长、产前产后出血过多等，机体抵抗力下降，均可成为产褥感染的诱因。这种发生在分娩及产褥期生殖道感染临床称为产褥期感染。

感染的来源

内源性感染，正常孕妇生殖道或其他部位寄生的病原体多数并不致病，当抵抗力降低等感染诱因出现时可致病。

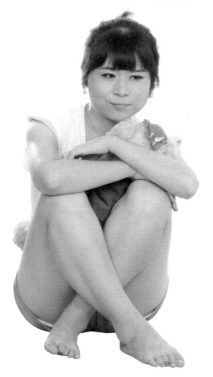

外源性感染，由被污染的衣物、用具、各种手术器械、物品等均可造成感染。近年研究表明，内源性感染更重要，因孕妇生殖道病原体不仅可以导致产褥感染，而且还能通过胎盘、胎膜、羊水间接感染胎儿，导致流产、早产、胎儿发育不良、胎膜早破、死胎等。

临床常见的表现为：急性外阴炎、阴道炎、宫颈炎、急性子宫内膜炎、子宫肌炎、急性盆腔结缔组织炎、急性输卵管炎、急性盆腔腹膜炎及弥漫性腹膜炎，可在直肠子宫陷凹形成局限性脓肿，若脓肿波及肠管与膀胱则可出现腹泻、里急后重与排尿困难。急性期治疗不彻底可发展成慢性盆腔炎而导致不孕。

月子期间要预防患生殖道感染

产褥感染系细菌在女性产前、产中、产后进入产道所致。特别是在产妇分娩后，子宫颈、阴道和外阴均可能受到不同程度的损伤，甚至会出现较大的创面，若不注意个人卫生，细菌极易乘虚而入，进而造成产褥感染。产褥感染的发病率为1%～8%，是产褥期最常见的严重并发症，是引起产妇死亡的重要原因之一。为预防感染，应做到：

加强孕期卫生宣传，临产前2个月避免性生活及盆浴，加强营养，增强体质，及时治疗外阴阴道炎及宫颈炎等慢性疾病和并发症，避免胎膜早破、滞产、产道损伤与产后出血。消毒产妇用物，接产严格无菌操作，正确掌握手术指征，保持外阴清洁。必要时给以抗生素预防感染。

由于产妇身体较弱，在月子里防止感冒是很有必要的，但过度保暖、不敢洗澡、房间长期不通风等传统做法也是不科学的。

产妇应经常洗澡，但应注意的是要保持浴室适宜的温度，并且最好是淋浴。在给房间通风时，可让产妇和宝宝暂时去其他房间，再开窗换气。

😊 月子期间易发生便秘的原因

产褥期女性最易出现便秘，尤其在产后2～5天，主要原因如下：

产后因腹肌和盆底肌肉松弛，收缩无力，腹压减弱，加之产妇体质虚弱，解大便时用力不足，又不能依靠腹压来协助排便。

产妇在产后多卧床休息，活动减少，使肠蠕动减弱，影响排便。

由于会阴伤口的疼痛或痔疮的疼痛而不敢使劲排便。

在产后的前几天内产妇的饮食较单调，往往缺乏纤维素食物，尤其缺少粗纤维的含量，这就减少了对消化道的刺激作用，也使肠蠕动减弱，影响排便。

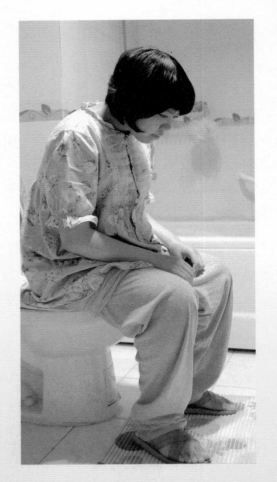

产妇在分娩前一般都经过灌肠，所以产后2日内多无大便。

😊 月子期间发生便秘怎么办

发生产后便秘时可以采取下列措施：

要适当活动，不能长时间卧床。

平时要保持精神愉快、心情舒畅，避免不良的精神刺激，因为不良情绪可使胃酸分泌量下降，胃肠蠕动减慢。

每日进餐要适当搭配一定比例的杂粮，做到粗细粮搭配，力求主食多样化，还要多吃一些含纤维素多的新鲜蔬菜和水果。多吃蔬菜、水果、蜂蜜等，以增强润肠通便。蔬菜以菠菜、芹菜、洋葱、苦瓜、空心菜、韭菜等，水果以香蕉、苹果、梨、杏等。

口服药物治疗：以柔和缓泻的中药及中成药为好，禁用峻猛攻下之剂，以免损伤正气。中成药：（1）加味逍遥丸，6克，日2次。（2）麻子仁丸，6克，日2次。中药：（1）肉苁蓉10克，麻子仁10克，首乌10克，泡水饮。（2）番泻叶3克，泡水饮。

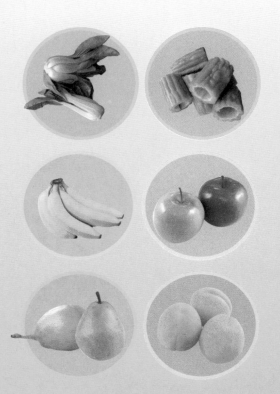

外用药物治疗：若4～5天仍未行便，可在服用药物的同时用开塞露、甘油栓塞入肛门。

如果以上两种方法均无效，可用温肥皂水少量灌肠。

产后忧郁症

产后忧郁症是指因生育及产后精神刺激而引起的精神病，它以病态的情绪低落、自责自罪、焦虑不安或反应迟钝为主要表现，并伴有失眠、食欲减退、月经不调等症状，有自发缓解或复发倾向，需注意患者的自伤、自杀倾向。

产后忧郁症和产妇本人的身体和心理素质、家人的理解关怀、产后的生活负担和人际环境等问题有关，来自社会的因素也不容忽略。城市产妇大多是职业女性，都希望自己在工作上能有进步，不少人还是单位里的骨干。因生育以及随之而来的较长时间的哺乳期，不仅彻底打乱了原先的工作和生活节奏，还可能因生育而失去原本较好的职位和工作。

学会自我调适是最主要的预防和控制手段。要树立克服生活困难的信心，要尽量培养适应新的生活状态的能力，要明白生儿育女是大自然赋予女性的不可推卸的职责，也应深刻体会自己付出母爱的社会价值和人生价值，保持心理平衡。

家人的理解和关心是减轻和消除忧

郁症的有效方法。家人，特别是最亲近的、正在照料着产妇和婴儿的人等，应理解产妇所承受的产后痛苦和烦恼。

增强产妇的体质也是避免和消除产后忧郁症的必要途径，加强身体锻炼、产前必要的体能适应，可降低产后忧郁症的发生率。

😊 月子期间痔疮复发

妊娠晚期，特别是分娩过程中，腹内压力增高，使静脉回流受到影响，

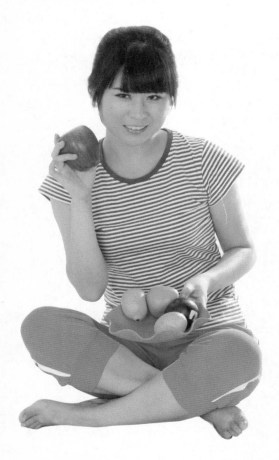

容易造成直肠黏膜下或肛管皮下静脉丛充血、扩张，形成痔疮。产后产妇自觉肛门处有异物感，部分产妇会因局部水肿使痔疮嵌顿，血栓形成，引起肛门剧痛，排便困难，检查时发现肛门皮肤或直肠下端黏膜部分呈环状外翻，瘀血水肿明显，可采取以下处理方法：

用食指在痔疮上涂少许痔疮膏等，轻轻按摩，将痔疮还纳至肛门内。

保持大便通畅，养成定时排便的好习惯。

做缩肛运动，每日3次，每次10分钟，随着分娩结束，腹压减小，痔疮会逐渐减轻，如仍无好转或有症状时，可到外科就诊。

😊 足跟痛

产后足跟痛是因为有的产妇在分娩后不注意足部保暖，爱穿拖鞋或赤脚穿凉鞋，加上过于疲劳不注意休息，以至于足跟疼痛。产后足跟痛表现为站立时足跟疼痛，休息后疼痛减轻，遇热则感舒适，站立、步行稍远或寒冷时则疼痛加重，尤其上下台阶时由于疼痛剧烈，常有身体不适感，有时时间久了，症状会自然消失，但遇冷时又会发病。

中医认为产后足跟痛是虚症，不是外伤，也不属于骨刺所致。这种产后病，以肾虚为主，肾为元气之本，肾主生殖、主骨。根据经络循环路线，足跟

属肾经循环的范围。产后本身肾气虚弱，冲任受损，百脉空虚，气血两亏，如果再经常赤脚使足跟外露，或经常穿硬底、弯曲度高的高跟鞋，使产后本已虚弱的足部肌肉不能得到休息，气血失于温养而不流畅，就很容易导致足跟痛。如果不及时调治，日久不愈，便会落下"病根"。

预防的方法是：产后3个月内不要穿高跟鞋和硬底鞋，穿凉鞋、拖鞋时最好穿上袜子。一旦出现足跟疼痛可每日坚持按摩足跟及全脚掌，并注意保暖，千万不要再受寒。也可请中医师指导，采用以补肾为主的食疗和药疗，积极调养。经过一段时间的保健，是会痊愈的。

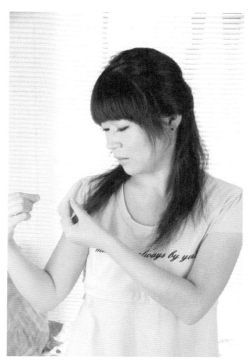

产后脱发

产后脱发现象在医学上叫做分娩性脱发。产后有35%～40%的女性会有不同程度的脱发现象，这是因为头发也像人的其他组织一样，要进行新陈代谢，因此不必忧虑。一般说来，人的头发每隔5年就要全部更换1次，由于头发的更换是分期分批进行的，人们往往觉察不到。

为什么在坐月子期人们会发现头发更换呢？这是因为，女性头发更换的速度与体内雌激素水平的高低密切相关。雌激素增多，脱发的速度减慢；雌激素减少，脱发的速度加快。女性怀孕

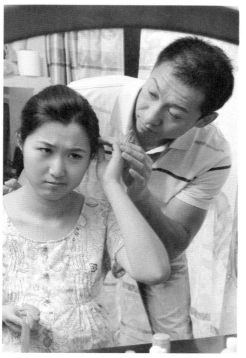

以后，体内雌激素增多，头发的寿命延长，部分头发便"超期服役"，分娩以后，体内雌激素恢复正常，那些"超期服役"的头发就纷纷"退役"。另外，有的产妇分娩后精神上受到不良刺激，情绪低落、消沉，也会诱发产后脱发。还有的女性在怀孕期间饮食单调，加上母体和胎儿对各种营养素的需要量增多，如不及时补充，在分娩后造成体内蛋白质、钙、锌、B族维生素的缺乏，影响头发的正常生长与代谢，使头发枯黄，易断和脱落。

产后脱发是一种暂时的生理现象，旧发脱落之后，新发就会长出，脱发就不治自愈了。为预防和减少脱发，女性怀孕期和哺乳期应当心情舒畅，保持乐观情绪，注意合理饮食，多吃新鲜蔬菜、水果及海产品、豆类、蛋类。还可以经常用木梳梳头，或有节奏地按摩，经常洗头刺激头皮，促进头部的血液循环。一旦发生产后脱发，可在医生指导下服用谷维素、B族维生素、钙剂、养血生发胶囊等药物。

子宫脱垂

正常子宫的位置是前倾前屈的，子宫颈在坐骨棘水平以上。这个正常位置是依靠骨盆底的肌肉和筋膜以及子宫的韧带来支持的。如果这些组织发生了损伤或过度松弛，子宫就会沿阴道下降，

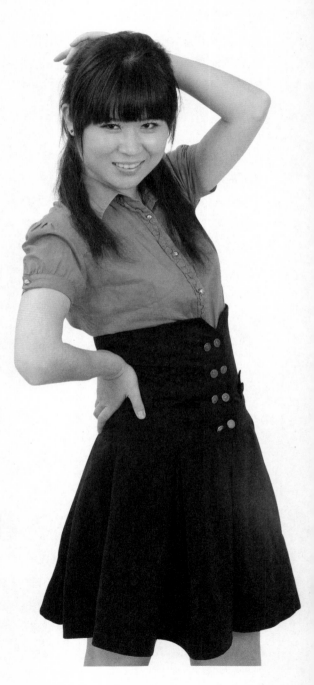

甚至全部脱出于阴道口以外，称为子宫脱垂。发病初始子宫只是在腹压增加或站立过久时脱垂，休息后即可缩回，但病情发展后就会终日脱出在阴道口外不能送回。患子宫脱垂的妇女常有下腹、阴道和会阴部下坠感，并常觉腰酸。由于子宫颈长期脱在外面，受到摩擦后就会肥大、发炎、溃烂、出血。如合并有膀胱或直肠膨出，还会发生尿频、尿急或排尿、排便困难，甚至引起输尿管积水、肾盂积水，反复发生尿路感染，给患者带来极大的痛苦，影响日常生活和工作。

避免出现产后子宫脱垂

计划生育，自觉晚婚晚育、少生优生。因为生育次数过多、过密，不但会使身体健康受到不良影响，同时由于子宫组织和肌肉的弹性降低，还会增加子宫脱垂发生的可能性。

要采用新法接生，提高助产技术水平，尽量避免产伤。

要做好月经期、孕期、产褥期和哺乳期的劳动保护。产后至少要有42天的休息时间，不可过早地参加体力劳动；避免参加过重的体力劳动。尽量避免蹲着干活。当然，产后也不能总是躺着不动，适当下地活动或做产后体操是颇有好处的。

积极防治可增加腹压的慢性病，如慢性咳嗽、便秘等，因为它们都会增加腹压，容易引起子宫脱垂。

会阴部有伤口要注意的问题

应采取向对侧卧位，会阴侧切伤口一般取左侧，因此一般产妇应取右侧卧位，避免伤口被恶露污染。同时应勤换月经护垫，产后一周内，大小便后，应用温开水或生理盐水擦洗外阴部，擦时应从前到后，最后擦至肛门。会阴伤口肿胀、疼痛时，可用50%硫酸镁局部湿热敷，每日两次，每次30分钟。并用红外线灯或普通电灯在床边行局部照射，每日一次，每次30分钟。如伤口化脓，应提前拆线，行引流及扩创处理，并用1：5000高锰酸钾溶液坐浴。

晚期产后出血

产后出血发生在产后24小时以后者称为晚期产后出血。以产后1～2周发病最为常见，亦有迟至产后6～8周发病者。阴道流血可为少量或中量，持续或间断，亦可表现为急剧大量流血，同时有血凝块排出。

晚期产后出血多见于胎盘、胎膜残留、副胎盘稽留、子宫胎盘附着部位复旧不全而引起，经过积极治疗，一般预后良好。

建议做产褥体操

由于怀孕期子宫增大和分娩，产后产妇的腹壁肌肉和骨盆底筋膜、肌肉肛门筋膜、阴道的肌肉都明显松弛。分娩后虽然说可以慢慢地恢复原状，但是如果听任自然，恢复较慢，且有可能不能恢复原状。因此，为早日恢复，建议做产褥体操。

产褥体操可以帮助子宫收缩，促进子宫的复旧和恶露的排出，促进性器官的复原。

产褥体操可以促进腹壁及盆底肌肉张力的加强，尤其对腹壁过度膨胀的产妇，如羊水过多、双胎、巨大胎儿等更为重要。

产褥体操可以补充产妇在产褥早期活动的不足，使膀胱功能恢复，减少尿潴留的发生。

产褥体操可以改善肠道功能，防止便秘。

产褥体操可促进盆腔脏器及全身的血液循环，使血液循环通畅，减少静脉血栓及下肢静脉炎的发生。

产褥体操有利于保持健美的体型。

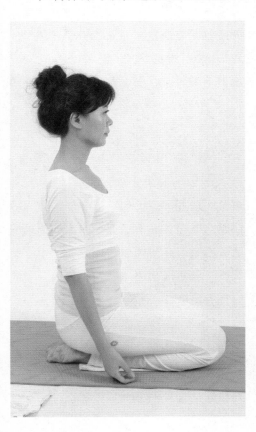
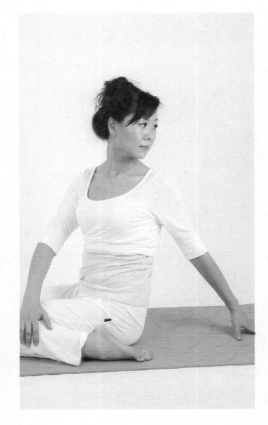

不宜做产褥体操锻炼的产妇

产褥体操需要消耗一定的体力，调动全身肌肉参与，因此，不是所有产妇均可参与，凡属于下列情况的产妇不宜做产褥体操。

产妇发热者；血压持续较高者；有较严重心、肝、肺、肾疾病者；贫血及有其他产后并发症者；做剖宫产手术者；会阴严重撕裂或产褥感染者。

做产褥体操时的注意事项

产褥运动应该循序渐进，并应注意以下事项。

要得到医生、助产士的许可后，在他们指导下进行。

要配合体力的恢复，从轻微的动作开始，渐渐地加大运动量。

做体操前应排尿、排便，在发烧时、饭后不要做，以不过度疲劳为限。

要保持室内空气清新，保持愉快的心情。如果室内暖和，可少穿衣服。

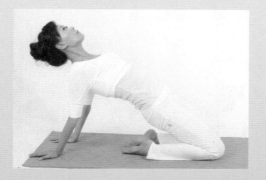

产褥体操

产褥体操从分娩后24小时即可开始。每日清晨起床前和晚上临睡前，每次15分钟左右。具体做法可以按产后日期进行，如第一天适合做哪项，第二天适合做哪项，逐日推延。

❀ 第一天 ❀

胸式呼吸运动：

步骤1：仰卧，膝盖直立，脚心平放在床上，双手轻轻地放在胸口上。

步骤2：慢慢地做深吸气，再把肺里的空气排空。吸气时放在胸口上的双手要自然离开。

每2～3小时做5～6次即可。

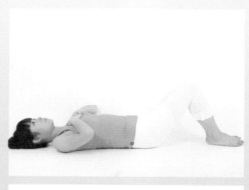

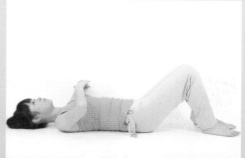

脚部运动：

步骤1：用胸式呼吸的姿势，双手放在两侧，腿伸直，后脚跟着地，脚尖伸直。

步骤2：脚尖向内侧弯曲，双脚的脚心像合在一起似的。

步骤3：保持合在一起的姿势，脚尖向外翘。

每日早、中、晚3次，每次10下。

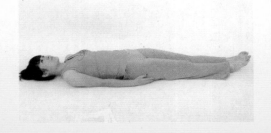

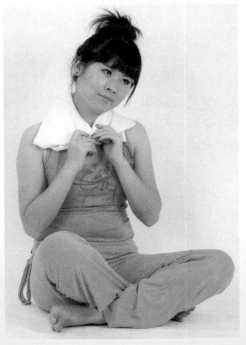

🌸 第二天 🌸

腹式呼吸运动：

步骤1：与胸式呼吸姿势相同。双手放在肚子上。

步骤2：做深呼吸。让肚子鼓起来，稍微憋会儿气，然后再慢慢地呼出，使肚子瘪下去。

每日运动次数可与胸式呼吸运动一样。每2～3小时做5～6次。

抬头的运动：

步骤1：撤掉枕头，双腿并拢伸直一只手放在肚子上，另一只手放在旁边。

步骤2：抬起头来，眼睛能看到肚子上的手（这期间不停止呼吸），呼吸一次，再躺下。

一天可做数次，每次要求每只手各做5次，共计10次，要在做腹式呼吸运动之后做。

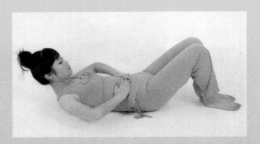

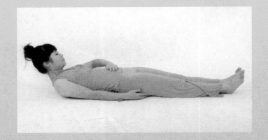

脚部运动:

步骤1:双腿并拢,脚尖伸直。

步骤2:用力弯曲脚脖子。这时要绷紧腿部肌肉,膝盖不要突起。呼吸两次左右,恢复原状。

每日早、中、晚3回,每回各10次。接着产后第一天的脚部运动做。

脚部运动:

步骤1:左脚的脚尖伸直,右脚的脚脖子弯曲。

步骤2:左脚的脚脖子弯曲,右脚的脚尖伸直。

每日早、中、晚3回,每回各10次。

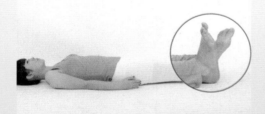

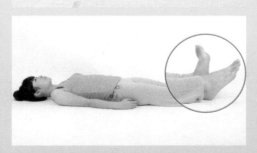

手指的运动:

步骤1:伸直手臂,握拳。

步骤2:然后把手尽量地张开。

一日可做10次。

第三天和第四天

腹肌的运动(绷紧肚子肌肉的运动):

步骤1:和呼吸运动采取相同的姿势,双手放入背下,在身体和褥子之间留个缝隙。

步骤2:不要停止呼吸,慢慢地像绷紧肌肉似的用力(使身体和褥子的缝隙变得很小)。

一日数回,每回5次。

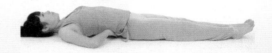

倾斜骨盆的运动(调整产后腰身的运动):

步骤1:后背平躺在床上,双手放在腰部。

步骤2:保持双膝伸直的状态,右腰挺起牵动左腰。

步骤3:坚持1~2秒钟,再恢复原状。

每日早、晚两回。每回双腿交替各5次。

绷紧脚部的运动:

这是为绷紧生产时被宝宝扩张的骨盆肌肉而做的运动。

步骤1:脚尖交叉,上边的脚轻轻地敲打下边的脚两三次。

步骤2：然后像绷紧腰部肌肉似的使大腿紧张，两腿向内侧拉，猛然绷直到脚尖。保持此状态呼吸一次，再慢慢地泄掉劲儿，恢复原状。

左右各做5次，共计10次。

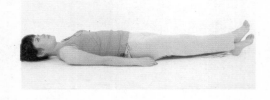

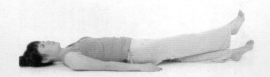

手部运动：

步骤：手腕不要用力，上下晃动。

每日可做数次，每次10下即可。

🌸 第五天和第六天 🌸

下半身的运动（举腿的运动）：

步骤1：仰卧，双膝直立，脚心平放在床上。首先，大腿和床像成直角似的弯曲，呼吸一次。

步骤2：大腿更加靠近肚子。

步骤3：大腿和床像成直角似的恢复原状，腿伸直，呼吸一次放下腿。

每日早、晚两回。双腿交替各做5次。

按摩胳膊运动：

步骤1：用手掌和手指从上到下揉搓胳膊的外侧。

步骤2：然后用相同的要领揉搓胳膊的内侧。

每日可随时做，做时左右交替各10次。

扭动骨盆的运动：

步骤1：仰卧，膝盖直立，脚心平放在床上，手掌平放在两侧。

步骤2：双腿并拢，先向右倒，呼吸一次，再向左倒。

每日早、晚两回，左右各5次。

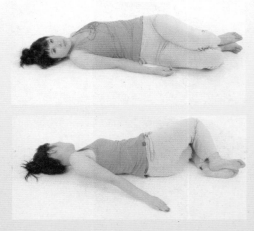

举落手臂的运动：

该项运动主要作用是在刺激胸肌使母乳流淌通畅的同时，上半身的肌肉也得到恢复。

步骤1：仰卧，双手平伸，做深吸气。

步骤2：一边呼气，一边把手举到胸前，手掌合拢，再吸气，胳膊恢复原状。

每日可做两回，每回5次。

新生儿喂养方案

母乳喂养的概念

妈妈喂养宝宝是人类的自然现象，那么究竟什么是母乳喂养，可能多数要当妈妈的人并不完全清楚。母乳喂养包括以下几个方面的概念：

纯母乳喂养：是指除给母乳外不给宝宝其他食品及饮料，包括水（除药物、维生素、矿物质滴剂外，也允许吃挤出的母乳）。

几乎纯母乳喂养：是指用母乳喂养宝宝，但也给少量水或以水为基础的饮料，如水果汁。

全母乳喂养：是指纯母乳喂养或几乎纯母乳喂养。

奶瓶喂养：奶瓶喂养是指以奶瓶来喂宝宝，不管奶瓶中是什么，其中也包括挤出的母奶。

人工喂养：人工喂养是指用人工食品喂养宝宝，完全没有母乳喂养。

部分母乳喂养：是指有时给宝宝母乳喂养，有时人工喂养，如用奶、粥或其他食品。

目前在全球都提倡母乳喂养，但随着宝宝的长大，还应适时添加辅食，一般于出生后4~6个月后可以添加蛋乳、鱼泥、肉泥、水果汁等。

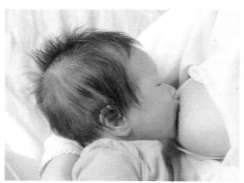

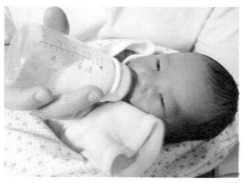

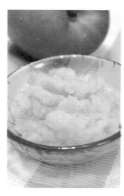

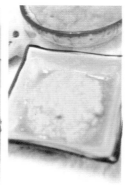

母乳喂养的优点

对于宝宝：

母乳是宝宝最好的营养品。母乳中含有宝宝生长发育所需的一切营养物质，包括糖、蛋白质、脂肪、维生素及矿物质等。

保护宝宝不得病。母乳中特别是初乳中，含有丰富的抗体（IgG），对一些感染性疾病可获得先天性的免疫能力，同时，母乳中还含有大量的分泌性slgA，可以保护宝宝的胃肠道，免受细菌的侵犯。

母乳中营养成分的比例适合宝宝，易于消化吸收，如酪蛋白/乳蛋白。

母乳的温度与人体相同，适宜宝宝吸吮。

通过母乳喂养，能够增进母婴感情，有利于宝宝神经系统的发育。

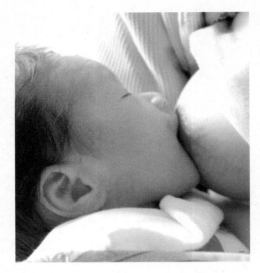

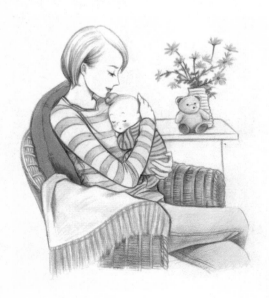

母乳喂养时，对宝宝观察更仔细，能尽早发现宝宝的一些疾病。

对于妈妈：

产后立即母乳喂养可以促进子宫收缩，从而能减少母亲产后出血。

母乳喂养通过对乳头的吸吮，反射性刺激下丘脑、垂体分泌催产素，能促进子宫恢复，减少恶露量。

对乳头的刺激，还能促进垂体分泌催乳素，有利于乳汁分泌。

能够抑制排卵，延迟月经来潮，有利于母亲康复和避孕。

母乳喂养的闭经（月经不来潮）可以对子宫内膜异位症有治疗作用，还可以减少患乳腺癌和子宫内膜癌的机会。

使妈妈得到心理安慰、满足，有利于身心健康。

对家庭来讲，母乳无菌、经济、卫生，既减少家务劳动，又节省开支。

初乳的特点

所谓初乳是指产妇产后最初（多指产后7天内）乳房分泌的乳汁。从外观上，初乳量少，较黏稠，色微黄或黄色。从其含量上，初乳中含有婴儿生长发育需要的营养物质，蛋白质含量多，脂肪含少，同时含有丰富的维生素、矿物质及β胡萝卜素，另外，还含有婴儿防御疾病的免疫物质，含丰富的溶菌酶、sIgA、IgG等。

初乳对新生儿的好处

初乳尽管含量少，但其保证新生儿生长发育及身体健康是十分珍贵的。

初乳含有丰富的营养物质，其中较多的蛋白质和较少的脂肪特别适合于新生儿生长快、需要蛋白质多和消化脂肪能力弱的特点。

初乳比以后的成熟乳含有更多的维生素和矿物质。再次，含有大量的β胡萝卜素而呈黄色，看上去不像奶，有的人误以为产后头几天的奶脏而丢弃，这是十分可惜的。

初乳不仅营养好，而且含有保护新生儿抗御疾病的物质，称之免疫物质。如初乳中溶菌酶的含量比牛奶中的含量高数百倍，尤其是初乳中含有丰富的分泌型SIgA，不被胃酸和消化酶破坏，能在肠道里起到黏膜保护剂的作用，使新生儿免受肠道细菌的感染。所以，母乳喂养的新生儿很少发生腹泻。

婴儿从初乳中获得各种特异免疫球蛋白质IgG，对一些特异性感染性疾病有抵抗力。

分娩后母乳喂养的开始时间

许多产妇对宝宝出生后什么时候开始吃奶的认识还是很模糊的，甚至有的妈妈认为刚生完孩子，没有奶，而不去喂养。那么究竟什么时候"开奶"才科学，既往规定，如果产后妈妈和宝宝都很健康，生后2小时开始喂水，生后4小时就开始喂奶，但最新研究的观念认为，尽早开始喂奶对母子健康好处多，可促进母乳分泌和子宫恢复。开奶晚的新生儿黄疸较多，有的还会发生低血糖，使脑细胞受到损害。现在按照母乳喂养的规定，新生儿在出生后30分钟内就应进行吸吮母乳。当然早产儿、虚弱儿或妈妈有特殊原因可适当推迟。

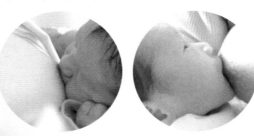

判断母乳不足的方法

当妈妈生完孩子后，都会有兴奋和自豪的感觉，但同时又有养育孩子的责任感，大多数妈妈都愿意母乳喂养，但往往有一些妈妈担心自己母乳不足，还给宝宝添加牛乳等代用品，其中有相当一部分是多余的，这是对母乳是否充足缺乏估计，只有一小部分真正母乳量不足。所以在母乳喂养时，要正确判断乳量是否充足十分重要。可根据以下几点判断奶量不足：

● 喂奶前妈妈没有乳房胀的感觉，喂养前后乳房变化不明显。

● 宝宝吃奶时间较长，用力吸吮乳头，却听不到连续吞咽声。

● 喂完奶后宝宝仍哭闹，或不久又哭闹；宝宝吃奶后睡眠时间短，往往少于1小时。

● 宝宝大小便量少，次数也少。

● 体重增加缓慢。

有条件的可以在宝宝吃奶前后称重来判断进奶量。

乳汁不足的应对

妈妈喂养宝宝是人之天性，对绝大部分妈妈来说产后乳汁的分泌都足以喂养自己的宝宝，但也有少数妈妈因乳汁不足而忧心忡忡，担心自己的奶不够宝宝吃，其实这是多余的，越是担心越会缺乳。

应该树立母乳喂养的信心，让婴儿早吸吮、早开奶，教会妈妈正确、有效的喂奶方法。频繁的吸吮和排空乳房，可以更好、更快地建立哺乳过程。

保证充足的睡眠和休息，保持心情舒畅，有利于乳汁分泌。

妈妈摄入富有营养的平衡膳食，多喝汤汁，可使乳汁分泌增加。

可以用猪蹄+中药（党参、黄芪、木通、穿山甲等）通乳，增加乳汁分泌。

可针灸膻中、合谷、外关、少泽等穴位。

可以服用一些中成药，如乌鸡增乳胶囊、生乳汁等。另外，家庭成员和亲朋的关心、支持、鼓励也会起到重要作用。

吃公鸡更有利于乳汁分泌

产后吃公鸡更有利于乳汁分泌。因为公鸡的体内含有较多的雄性激素，雄性激素有对抗雌性激素的作用，能帮助减少雌性激素的含量，同时雄激素有合成作用，从而有利于发挥催乳素的泌乳作用，促进产妇乳汁的增加，达到催乳的目的。此外，由于公鸡肉中的脂肪含量少，产妇吃后可以防止发胖，还可减少母乳中的脂肪含量，防止婴儿吸乳后发生脂性腹泻。因此建议，产妇在产后吃清炖的大公鸡，这样就能使乳汁分泌增加得又快又多。

尽量不让宝宝边吃奶边睡觉

有些妈妈为了让孩子睡得快一点，特别喜欢在宝宝临睡时喂奶，宝宝吃着奶才能渐渐睡去。其实这是个错误的做法，对宝宝不利。

容易吸呛。宝宝入睡时，口咽肌肉的协助性不足，不能有效保护气管口，易有奶水呛入气管的危险。

容易造成乳牙龋齿。奶水长时间在口腔内发酵，会破坏乳齿的结构，造成龋齿。

降低食欲。因为肚子内的奶都是在昏昏沉沉的时候被灌进去的，宝宝清醒时脑海里没有饥饿的感觉，所以以后看到食物会降低欲望。

易养成被动的心理行为。

因此，宝宝睡觉时吃奶利少弊多，不利于宝宝的生长发育，建议宝宝吃奶后喂两勺水清洁口腔后再让他入睡较好。

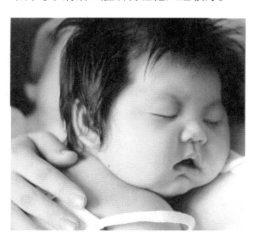

喂奶后拍嗝的技巧

宝宝吃完奶后往往会吐奶，如果不注意还有可能引起宝宝吸入到气管内，甚至窒息。这都与宝宝吃奶时咽下去一部分空气有关，所以在宝宝吃奶后要拍嗝，那么，拍嗝都有哪些技巧呢。

✿ 俯肩拍嗝法 ✿

将垫布铺平在妈妈的左（右）肩上，以免宝宝溢奶沾到妈妈的衣服，抱直宝宝，放在肩膀上，让下颌靠着垫布，一手抱住宝宝的臀部，另一手手掌弓成杯状，由下往上轻轻叩击背部，或是手掌摊平轻抚背部，直到宝宝打嗝排气为止。

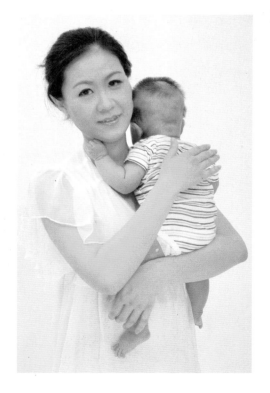

❀ 坐腿拍嗝法 ❀

将围巾围在宝宝的脖子上，避免宝宝溢奶沾到衣服，让宝宝坐在妈妈大腿上，一手弧口张开，托住宝宝的下颌及前胸，另一手手掌弓成杯状，由下往上轻轻叩击背部，或是手掌摊平轻抚背部，直到宝宝打嗝排气为止。一般拍嗝时间以5～15分钟为宜，若宝宝仍未打嗝，可将宝宝放回床上。

🌙 喂哺时护理人员的正确姿势

选择协助母乳喂养的恰当姿势：首先应选择好自己和乳母的舒适姿势，避免指导时护理人员的肌肉过度疲劳，出现背痛和其他不适，丧失指导喂哺的信心。

❀ 稳定宝宝头部和乳房位置 ❀

用手掌根部托住宝宝颈背部，四指支撑宝宝头部，而另一手的四指和拇指分别放在乳房上方、下方，柔和地握住乳房。

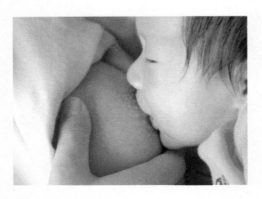

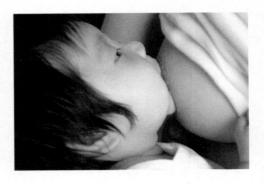

❀ 配合含吮 ❀

使宝宝口腔对着乳房移动，将乳头从口的上唇掠向下唇引起宝宝觅食反射。当宝宝嘴张大、舌向下的一瞬间，护理人员的手密切配合，柔和地将乳头引入宝宝口内。

🐻 哺乳宝宝的正确姿势

❀ 体位舒适 ❀

喂哺可采取不同姿势，重要的是让妈妈心情愉快、体位舒适和全身肌肉松弛，有益于乳汁排出。

❀ 母婴必须紧密相贴 ❀

无论宝宝抱在哪一边，宝宝的身体与妈妈身体应相贴，头与双肩朝向乳房，嘴处于乳头相同水平位置。

❀ 防止宝宝鼻部受压 ❀

须保持宝宝头和颈略微伸展，以免鼻部压入弹性乳房而影响呼吸，但也要防止头部与颈部过度伸展造成吞咽困难。

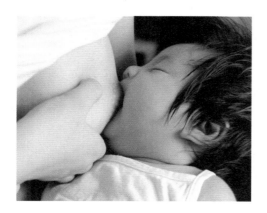

🌸 妈妈手的正确姿势 🌸

应将拇指和四指分别放在乳房上方、下方，托起整个乳房喂哺。

避免"剪刀式"夹托乳房（除非在奶流过急，宝宝有呛溢时），那样会反向推乳腺组织，阻碍宝宝将大部分乳晕含入口内，不利于充分挤压乳窦内的乳汁。

有些妈妈喜欢在喂奶时把一手指放在宝宝的鼻子旁，其实这并不必要。如不把手指放在那里，宝宝照样能畅通地呼吸。

🌸 宝宝吸吮的正确姿势

判断宝宝吸吮位置是否正确，是极为重要的。宝宝吸吮部位正确的表现：宝宝的整个身体靠近母体，且面向妈妈；宝宝的嘴及下颏部紧靠乳房；宝宝的嘴张得很大；在宝宝上唇上面可看到部分乳晕，但在口唇外较少见到；宝宝吸吮动作缓慢而有力；宝宝显得轻松、愉快；妈妈不感到乳头疼痛。

🌸 母乳喂养开始时的做法

母乳喂养的最重要时间，是出生后头几天。如果母乳喂养有一个良好开端，那么妈妈往往乐意坚持下去。

🌸 第一次喂哺 🌸

出生后第一小时左右，是建立母子感情纽带的重要时机。产后立即吸吮，能使妈妈给予宝宝更多的母爱和关心，以及比较容易坚持长时间喂哺宝宝。如果延迟开始吸吮的时间，即使仅几个小时，也会使母乳喂养失败的可能性增大。另外，吸吮刺激了催产素的产生，有助于胎盘的娩出和减少出血。

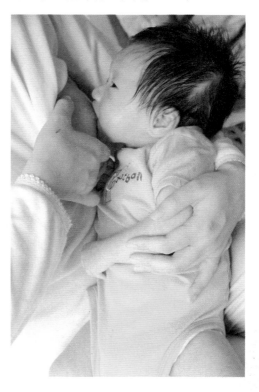

❀ 母婴同室 ❀

正常分娩后，不需要将妈妈和宝宝分开，应该使妈妈从一开始便担负起关心照料宝宝的责任。让宝宝和妈妈睡在同一张床上是很安全的，可避免许多母乳喂养问题。

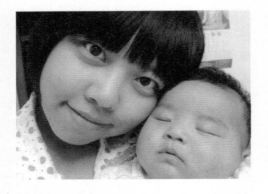

❀ 按需喂哺 ❀

按需喂哺是指每当宝宝啼哭，或妈妈觉得该喂哺的时候，就抱起宝宝喂哺。在刚开始时，宝宝吃奶可能很不规则，在最初两天，可能要吃的次数很多，当然也有的宝宝一天只要吃几次，但经过1～2星期后，都会渐渐地形成一定的规律，但如果人为地定时给宝宝哺乳，会影响母乳喂养。

❀ 每次喂哺的时间 ❀

大多数宝宝吸吮6～10分钟便停止了，但有些宝宝似乎需较长时间，甚至半小时。乳头疼痛与喂哺时间长短无关，它是由于吸吮部位不对所致。所以，应让宝宝在乳头的正确部位吸吮，同时让宝宝尽情地吸吮。

❀ 两侧乳房喂哺 ❀

大一点的宝宝在每次喂哺时会要求吃两侧乳房，较小的宝宝可能在吃了一侧后已饱了，或仅从另一侧乳房中吃少量的奶。许多母亲都有喂哺一侧乳房的习惯。但是，如果经常从一侧乳房中吃奶多，而在另一侧吃得少的话，那么"受冷落"的那侧乳房便会停止泌乳。

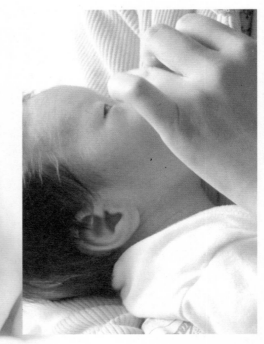

哺乳前喂养

现代研究表明，哺乳前喂养并不必要。少量的初乳已能满足刚出生正常宝宝的需要。许多专家认为，即使怀疑宝宝有吞咽困难问题，也应该尽早给宝宝吃初乳，或吃用手挤出来的奶。哺乳前喂养会让宝宝不愿吸吮母亲的乳头，容易腹泻；如果过早喝牛奶，宝宝容易发生过敏；如果宝宝用奶瓶喂养，则有可能出现乳头混淆。

哺乳前喂养会推迟妈妈来奶时间，更易发生奶胀和乳腺炎，妈妈难于建立母乳喂养，而且容易中断。

喂水

正常宝宝在出生时，体内已贮存了足够的水分，可维持至妈妈来奶，而不需要饮水，加喂水反而会影响母乳喂养。

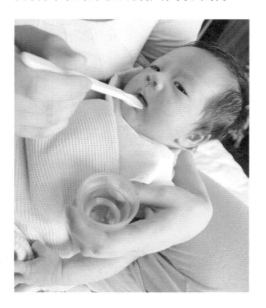

夜间喂哺

有的妈妈在夜间不给宝宝吃奶，试图让宝宝安静睡一晚上。其实，如果妈妈坚持夜间喂哺，对宝宝是有利的，因为夜间喂哺使宝宝吸吮次数增多，有助于妈妈泌乳；夜间喂哺对白天上班的妈妈来说是有益的，这样能与宝宝亲密接触，建立牢固的亲情关系。

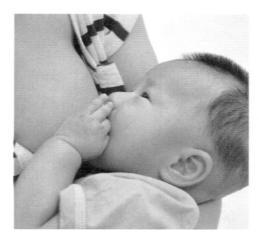

母乳较牛奶的优点

母乳含有宝宝生后4～6个月内所需的全部营养物质。含有适合宝宝需要的适量的蛋白质和脂肪。含有比牛奶含量较多的人体所需的乳糖。含有足量的维生素。母乳喂养的宝宝不需要补充维生素或水果汁。含有足够的铁，虽然含量并不高，但易被宝宝肠道吸收。母乳喂养的宝宝不会发生缺铁性贫血。含有足够的水分。即使在天气炎热时，也能满足宝宝的需要（见下表）。

表 母乳与牛奶的比较

项目		母 乳	牛 奶
细菌污染		无	有
抗感染物质		有抗体有白细胞，如铁蛋白，双歧因子	无活性
蛋白质	总量	1%	4%
	骆蛋白	0.5%	8%
	乳蛋白	0.5%	0.5%
氨基酸	胱氨酸	对大脑发育足够	不足
	氨基乙磺酸		
脂肪	总量	4%	4%
	脂肪酸的饱和性	足量不饱和脂肪酸	过多饱和脂肪酸
	亚油酸	足量	不足
	胆固醇	足量	不足
脂肪酶		有	无
乳糖		7%（足量）	3%～4%（不足）
盐（毫克/分升）	钠	15（适量）	58（过量）
	氯化物	43（适量）	103（过量）
	钾	55（适量）	138（过量）
无机盐（毫克/分升）	钙	33（适量）	125（过量）
	钙	15（适量）	120（过量）
	铁	量少但易吸收（足够）	量少，不易吸收（不足）
维生素		足够	可能不足
水		足够，不需要另外补充	需要补充

母乳有抗感染的作用

母乳喂养的宝宝比人工喂养的宝宝较少患腹泻，同时呼吸道感染及中耳感染的机会也较少，这是母乳有抗感染作用的结果。

母乳清洁无菌，它不会使宝宝得病。

母乳含有对付许多常见感染性疾病的抗体（免疫球蛋白），这些抗体有助于保护宝宝不致发生感染，直至他本身能产生抗体为止。

母乳含有具有抗感染力的活白细胞。

母乳中含有一种双歧因子，它有助于宝宝肠道内乳酸杆菌的生长，乳酸杆菌能阻止其他有害菌的生长而预防腹泻的发生。

母乳中含有乳铁蛋白，它能阻止那些需铁的有害菌的生长。

在宝宝出生后两年内，母乳仍有预防疾病和有助于疾病康复的作用。

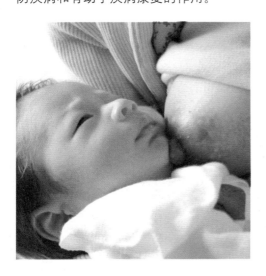

母乳喂养儿不易发生便秘

母乳喂养的宝宝可能几天不解大便，但这并不是便秘，而是说明了母乳是宝宝的理想食品。因为母乳能充分被宝宝体内所吸收，所以废物较少。

母乳喂养的宝宝，大便柔软而通畅，很少出现大便干结的情况。

人工喂养的缺点

容易发生污染

人工喂养常易被细菌所污染，尤其是当奶瓶不是每次使用后都煮沸消毒时。细菌在人工喂养食物中生长迅速，即使尚未变酸的牛奶对宝宝也是有害的。

容易发生宝宝感染

由于牛奶中不含预防感染的白细胞和抗体，所以人工喂养的宝宝较易得腹泻及呼吸道感染。

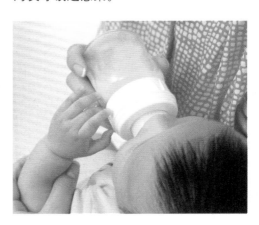

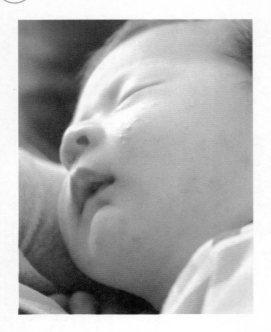

消化不良和便秘

由于牛奶不含消化脂肪的脂肪酶，同时酪蛋白易形成难以消化的凝块，所以牛奶较难被宝宝所消化。正因为牛奶的消化过程缓慢，因而它充盈在宝宝胃内的时间较母乳长，所以宝宝不会很快出现饥饿感。牛奶喂养的宝宝大便较硬，容易产生便秘。

过敏

较早采用牛奶喂养的宝宝，会出现较多的过敏问题，如哮喘和湿疹。

吸吮问题

奶瓶喂养的宝宝可能拒绝吸吮妈妈的奶头，易出现乳头错觉而导致母乳喂养的失败。

避免乳汁不足

泌乳量不能满足自己宝宝的需要，会出现母乳不足症状，如体重增长迟缓、脱水、低血糖、大小便量少等。每一位妈妈的奶量是根据自己宝宝的需要而变异的，因此没法确定以奶量判断泌乳多少的具体指征。

增加乳汁的方法主要是让宝宝早吸吮、勤吸吮、按需哺乳，这是促进乳汁产生和分泌最有效的方法。同时应保证妈妈有充足的休息和足够的营养，因乳汁中的各种营养物质都来自妈妈，因此妈妈应注意饮食营养，多吃汤类食物，如排骨汤、鸡汤、鱼汤等。还要注意休息，这有利于乳汁的分泌，并保证乳汁的质量。另外，乳汁的多少和妈妈的情绪也很有关系，妈妈情绪好、精神愉快，乳汁分泌就多，当乳汁分泌不足时，不要着急，要有信心，坚持母乳喂养，乳汁就会由少到多，满足宝宝的需要。

利用膳食改善产后乳汁不足

母乳是宝宝最珍贵的营养食品，有的妈妈产后乳汁不足，我国民间有许多方法，利用膳食帮助催乳，这里列举常用的比较有效的催乳食谱，供参考。

丝瓜鲫鱼汤：活鲫鱼500克，处理干净，背上剖十字花刀。两面略煎后，烹黄酒，加清水、姜、葱等，小火焖炖20分钟。丝瓜200克，洗净切片，投入鱼汤，旺火煮至汤呈乳白色后加盐，3分钟后即可起锅。具益气健脾、清热解毒、通调乳汁之功。如根据口味和习惯，将丝瓜换成豆芽，效果一样。

清炖乌鸡：乌鸡肉1000克，洗净切碎，与葱、姜、盐、酒适量拌匀，上铺党参15克、黄芪25克，枸杞子15克，隔水蒸20分钟即可。主治产后虚弱，乳汁不足。

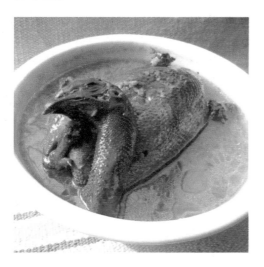

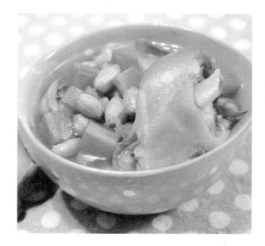

花生炖猪蹄：猪蹄2个，洗净，用刀划口。花生200克，盐、葱、姜、黄酒适量，加清水用武火烧沸后，再用文火熬至烂熟。对阴虚少乳者有效。

芪肝汤：猪肝500克，切片洗净，加黄芪60克，放水适量同煮。烧沸后加黄酒、盐等调料，用小火煮30分钟。适宜气血不足之少乳者。

溜炒黄花猪腰：猪腰子500克，剖开，去筋膜臊腺，洗净，切片。起油锅，待油至九成热时放姜、葱、蒜及腰花爆炒片刻。猪腰熟透变色时，加黄花菜50克及盐、糖适量，煸炒片刻，加水、生粉芡勾芡，加味精即成。有补肾通乳作用。

章鱼猪蹄汤：将章鱼150克洗净，切成鱼片；将猪蹄1只切成6～8块，与章鱼片一起放入锅中。加水淹没，用旺火炖至熟透。肉汤同吃，服5～7次可见明显效果。

鲫鱼炖猪蹄：将鲫鱼500克去鳞、内脏，猪蹄一只切成6～8块，一起放入锅中，加水炖至熟透，肉汤同吃。

鲶鱼煮鸡蛋：取鲶鱼净肉，鸡蛋2个煮熟剥壳。将鱼、蛋放入清水中同煮至鱼熟透，吃鱼肉、鸡蛋，喝汤。

鲜虾炖猪蹄：将鲜虾（50克）洗净去壳，猪蹄1只切成6～8块，放入砂锅内用清水旺火炖熟，加入黄酒，肉汤同吃，服5～7次见效。皮肤过敏者忌用此方。

花生汤：取花生仁100克煮汤喝，每日1～2次，连服3～5日可见效。

哺乳期的妈妈每天饮食一般应包括：粮食500～700克，蛋类200克（4个），肉类200～250克，豆制品50～100克，牛奶250克，汤水1000～1500毫升，蔬菜500克（其中绿叶菜不少于250克）。

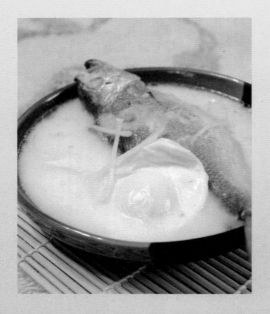

🥛 奶胀的应对办法

即将来奶时，更多的血液流向乳房，并使周围的一些乳腺组织膨胀。这些都将导致奶胀。在这段时间，产妇可能会觉得胸部十分肿胀、敏感、发热、有肿块、胀得很不舒服，有时乳房会胀到腋窝的位置。但大多数产妇仅感到乳房胀，此时称为乳房充盈，是来奶时的正常表现，不属于奶胀的范畴。开奶后产妇应尽量多喂奶而将乳房排空。如果喂哺不能缓解胀感，则应将乳汁挤出。如果不能经常及时排空乳房，可导致奶胀的发生。

发生奶胀后应该继续让宝宝吸吮乳房，吸吮时将足够的乳房含入宝宝口中，并且首先吸吮胀痛较重的一侧。如果宝宝因某种原因不肯吸奶，则将奶挤出。

及时进行乳房按摩，按摩时应将肿块轻轻地向乳头方向按摩，促使乳管畅通。

喂奶前进行乳房热敷，喂奶后进行乳房冷敷，有助于乳房的排空。有时热水淋浴或热水澡，可使乳汁从乳房流出，这样让乳房变软，使得宝宝能够吸吮。

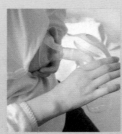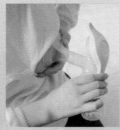

乳房胀痛的应对办法

如果奶胀得不到及时处理，乳汁不能由乳房排出时，就会产生乳腺管阻塞。乳房部分的腺管有时被浓稠的乳汁堵住，可形成乳腺肿块，乳腺疼痛，此时称为乳腺管阻塞。

如果未能及时使其通畅，肿胀的乳房也可能发生感染，此时，乳房变得肿痛，同时伴有全身发热，这就是乳腺炎。

如果阻塞的乳管发生了感染，或如果乳腺炎未能及早治疗，那么，受感染的乳腺组织化脓，形成充满脓液的包块，触摸可感到有波动感，这就是乳腺脓肿。

发生乳腺胀痛后应该继续让宝宝吸吮乳房，吸吮时将足够的乳房含入宝宝口中，并且首先吸吮胀痛较重的一侧。如果宝宝因某种原因不肯吸奶，则将奶挤出。

及时进行乳房按摩，按摩时应将肿块轻轻地向乳头方向按摩，促使乳管畅通。

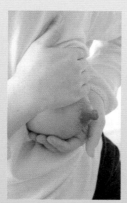
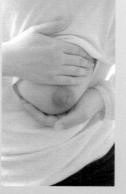

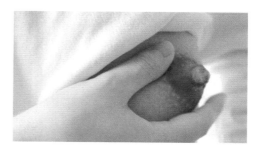

及时进行乳房湿敷，将一块毛巾在温水中润湿后敷在乳房上，以缓解疼痛，一天可敷几次。

乳房感染发生后应将乳汁排尽。如果乳汁瘀积在乳房中，即使用抗生素及其他方法也是无效的，没必要让乳房"休息"。鼓励妈妈继续让宝宝吸奶，此时，母乳喂养仍然是安全的。如果妈妈不想在发炎的乳房上哺乳或因为疼痛不能坚持，则必须将奶水挤出或用吸奶器吸出，如果不及时将奶水排出，将导致感染扩散。

乳房脓肿一旦形成，应及时去医院进行切开引流术。

乳头痛

乳头痛最常见的原因是宝宝吸吮不当，宝宝没有把足够的乳晕部分含入口内，而仅仅吸吮乳头顶部。

乳头疼痛可引起一系列的问题：导致妈妈减少喂哺次数，并缩短每次喂哺时间。导致宝宝吸吮不到足够的奶水，减少对吸吮的兴趣。乳房得不到及时的排空，可导致泌乳量减少。

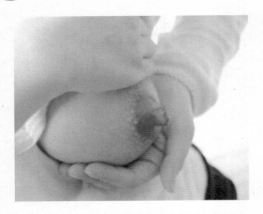

发生了乳头疼痛首先应该检查乳头皮肤表面是否受损，如果有损伤应积极处理。

检查乳房是否有念珠菌感染的征象。检查宝宝是否患有鹅口疮，宝宝口内的鹅口疮会引起妈妈乳头痛，如果有应积极处理。

纠正宝宝的吸吮部位。大多数情况下，这样做后，疼痛很快会停止。不必让宝宝停止吸乳或让乳房休息。

坚持频繁的喂奶，必要时进行挤奶或用吸奶器吸奶。

乳房不必一天内进行多次清洗，喂奶前后也不需要进行常规清洗，这会将乳房皮肤的天然油脂洗去，更容易引起疼痛。清洗时不要用肥皂，或者用毛巾用力搓。

不必在乳头上涂药膏或其他药物，这样并不会有助于减轻疼痛，有时反而加重疼痛。

喂奶后用手挤出一点奶，涂在乳头和乳晕上，这样会促进其痊愈。

乳头异常

乳头异常包括乳头平坦、凹陷、过大或过小，这些都会影响乳汁的排出和正常哺乳的进行。如有乳头平坦、凹陷，在妊娠中期以后即应开始纠正，用手法将乳头拔出，反复进行可以纠正这种异常，使其正常哺乳。确实不能纠正者，可用乳头罩放在乳头上，宝宝经乳头罩上的乳头吸吮。乳头过大或过小也可用乳头罩辅助哺乳。

乳头太短

有些女性认为，自己的乳头太短而不能喂奶。其实，"休息"时乳头的长度并不重要，关键在于宝宝应将足够的乳头与乳晕拉出在其口内形成"奶头"。许多看上去扁平或短的乳头经较好地牵拉后并不引起哺乳困难。许多较短的乳头在孕期可发育得较好，在产后经宝宝的吸吮和牵拉更有所改善。

有时，当想把乳头拉出时，乳头反而陷得更深，这是乳头内陷，真正的乳头内陷是难于治疗的，但这种情况很少见。

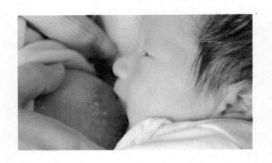

乳头皲裂

乳头皲裂好发于初产妇，一般是由于宝宝含接乳头的姿势不正确所致，应该让宝宝含入乳头及大部分乳晕，而不是仅仅含住乳头。有乳头皲裂者可以继续喂奶，但要先喂健康的一侧或较轻的一侧，然后再喂患病的一侧或较重的一侧。喂奶后要用乳汁擦乳头，以保护乳头皮肤，皲裂严重者可用乳头罩哺乳，或用吸乳器将乳汁吸出，以免影响乳汁分泌。

乳房漏奶的原因

在没有宝宝吸吮的情况下，乳液自动排出，称为漏奶，经常发现在分娩后前几个星期内，在到了喂奶时间时漏奶尤为明显。有时妈妈想到或看到可爱的宝宝时便会漏奶。漏奶常常让在外工作的妈妈感到非常麻烦与窘困。

漏奶无特殊的治疗方法，通常几星期后，当乳房变软时它会自然停止。

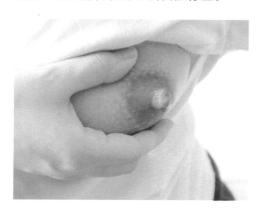

产后调配食疗药膳

饮食在产后生活中占有非常重要的地位。食疗药膳除了滋补身体外，还有预防和治疗疾病的目的，中医主张药食同源，一些很普通的食物也可以入药，创新出了很多种药膳。食疗药膳治疗方法一般分三种，补法、泻法和调法。补法是针对人体正气不足所产生的虚证而采取的，称虚则补之；泻法是针对邪气过盛而产生的实证而采用的治疗方法，称实则泻之；调法是因为人体阴阳平衡失调而采取的调整阴阳的治疗方法。常见的补法：当归羊肉补产后血虚；泻法：山楂消积食，薏米祛湿；调法：阳虚者食羊肉助阳，阴虚者食百合、银耳养阴。

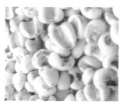
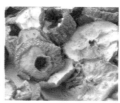

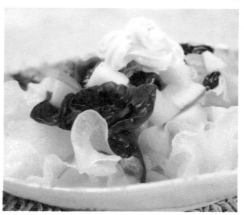

合理安排哺乳期膳食很重要

由于乳母要分泌乳汁、喂养宝宝，所消耗的热量与各种营养素较多，因此乳母在选择食物时，要合理调配膳食，做到品种多样、数量充足、营养价值高，以保证宝宝与乳母都能获得足够的营养。

哺乳期的营养非常重要，妈妈要逐步补充由于妊娠、分娩所耗损的营养储备，要分泌乳汁，还要承担哺育宝宝的重担，因此在这个时期充足的营养是非常重要的。母乳含有的营养成分对宝宝来说是最理想的食品，能满足4～6个月内宝宝生长发育的需要，并与其消化能力相适应。如果乳母营养不足，不但影响母体健康，并因降低乳汁质量而影响宝宝的生长发育。因此，合理膳食对乳母是非常重要的。

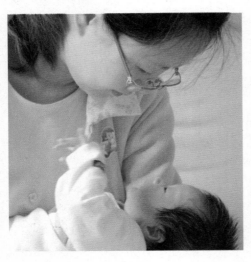

如何做到合理安排哺乳期膳食

应该尽量做到食物种类齐全，不要偏食，数量要相应的增加，以保证能够摄入足够的营养素。除了吃主食、谷类食物，副食应该多样化，一日以4～5餐为宜。乳母膳食中的主食不能单一，更不能只吃精白米、面，应该粗细粮搭配，每天食用一定量粗粮，并适当调配些杂粮、燕麦、小米、赤小豆、绿豆等。这样做可保证各种营养素的供给，还可使蛋白质起到互补作用，提高蛋白质的营养价值。

供给充足的优质蛋白质。动物性食品，如鸡蛋、禽肉类、鱼类等可提供优质蛋白质，宜多食用。乳母每天摄入的蛋白质应保证有1/3以上来自动物性食品。大豆类食品能提供质量较好的蛋白质和钙质，也应充分利用，尤其对于受经济条件限制者多摄入豆类及其制品，以补充蛋白质。

多吃含钙丰富的食品。乳母钙的需要量大，需要特别注意补充。乳及乳制品（如牛奶、酸奶等）含钙量最高，并且易于吸收利用。小鱼、小虾含钙丰富，可以连骨带壳食用。深绿色蔬菜、豆类也可提供一定数量的钙。

为了预防贫血，应多摄入含铁高的食物，如动物的肝脏、肉类、鱼类、某

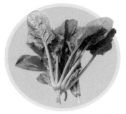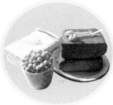

些蔬菜（如油菜、菠菜等）、大豆及其制品等。

摄入足够的新鲜蔬菜、水果和海藻类。新鲜蔬菜和水果含有多种维生素、无机盐、纤维素、果胶、有机酸等成分，海藻类还可以供给适量的碘。这些食物可增加食欲，防止便秘，促进泌乳，是乳母每日膳食中不可缺少的食物，每天要保证供应500克以上。乳母还要多选用绿叶蔬菜。

少吃盐和腌渍食品、刺激性大的食品（如某些香辛料）、污染食品。妈妈吸烟、饮酒、喝咖啡或长期服用某些药物，可通过乳汁影响宝宝的健康，特别需要加以注意。

注意烹调方法。对于动物性食品，如畜、禽、鱼类的烹调方法以煮为最好，少用油炸。需要特别注意经常食用一些汤汁以利泌乳，如鸡、鸭、鱼、肉汤，或用豆类及其制品和蔬菜制成的茶汤等，这样既可以增加营养，还能补充水分，促进乳汁分泌。烹调蔬菜时，注意尽量减少维生素C等水溶性维生素的损失。

产后回奶的方法

产后因病或其他原因不能喂奶时，可采取以下方法退奶。在乳汁未大量分泌前，口服乙烯雌酚5毫克，每天3次，连服5天，因有些人服药后常感头昏、恶心，所以最好在饭后服用。同时可服用维生素B₆、维生素B₁，每次10毫克，每天3次，可减轻症状。也可用炒麦芽50～100克水煎服，每天一剂，连服3天。如果乳房已经胀痛，奶已经下来了，可以用芒硝5毫克分两个布包敷在乳房上，再用乳罩或布带紧束固定，每天更换一次，3～5天后便可消除奶胀，在退奶期间还应少喝些汤水，不要挤奶或给宝宝喂奶。

宝宝拒绝吃奶

宝宝拒绝吃奶一般来说都是一个较为严重的问题，可能与下列原因有关：喂养方法、喂养技巧不当。

如果没有以上两方面的原因，很可能是宝宝生病了，如果宝宝除了拒乳外，还有其他的症状，如呕吐、腹泻、嗜睡、黄疸或痉挛，应将宝宝及时送往医院。

宝宝体重增长不足

宝宝可能病了或不正常

宝宝可能得了肺部、尿路或其他部位的感染，也可能心脏有先天缺陷，或智力障碍。如果宝宝有病，应给予及时治疗。

妈妈喂奶次数过少

每天喂哺次数少于6次，是奶水不足的常见原因。一些妈妈一天仅喂奶1～2次，夜里则不喂奶，也有一些妈妈想以延长喂奶间隔时间来积蓄更多的奶。

有些宝宝并不经常吵着要吃奶，妈妈就认为宝宝一切"正常"，而事实上并没有得到足够的奶。有时，这些"正常"的宝宝存在神经性或其他方面的问题，而造成了喂养的困难。

宝宝吸吮时间不够

一些宝宝仅吸吮了几秒就睡着了，尤其当宝宝吃奶时穿着过多，这种情况就更容易发生。但过一会儿，宝宝又会因为饥饿而惊醒、哭闹。

妈妈营养不良

真正营养不良的妈妈比营养良好的妈妈产生的乳汁较少且所含的脂肪量少。宝宝可能因生长需要超过乳汁供应，而较一般的宝宝提早几周停止增重。同时，为刺激产生足够的乳汁，这些宝宝可能比营养好的妈妈的宝宝吸吮得更频繁。

哺乳期不能吃的药

因为哺乳，妈妈服用的药物可以通过血液到达乳汁中，对宝宝产生不同的影响，所以乳母服药时要特别注意药物说明，哺乳期禁忌药物有：抗癌药物、溴化物、可卡因、氯霉素、水杨酸钠（大量）、灭滴灵。如果必须使用时这些药物，应停止哺乳。

另外，还有些药物应尽量避免使用，如麻黄素、利眠宁、安定、氯噻酮、避孕药（含雌激素）、呋喃坦丁、苯巴比妥（大量）、双氢克尿噻。

产后应忌用的中药

产后用药一个关键的问题是注意对乳汁分泌的影响，在产后一定要忌用大黄，因为该药不仅会引起盆腔充血，阴道流血增加，还会进入乳汁中，使乳汁变黄，宝宝吃了会造成腹泻。此外，炒麦芽、逍遥散、薄荷也有回奶作用，产妇也要忌用。

新生儿护理

宝宝健康吗

宝宝是否健康，出生时常常采用Apgar评分来判断，从5个方面评分，每项2分，即呼吸要规律、心率要正常（120～140次／分）、皮肤颜色粉红、咽喉反射敏感、肌张力好，则为满分，只要评分在8分以上均为正常，评分4～7分则为轻度缺氧，评分小于3分为重度缺氧。Apgar评分要评两次，宝宝出生1分钟评一次，表示宝宝在妈妈体内的状况，如评分低需即立即抢救；出生5分钟评一次，表示抢救的效果，同时也可间接反映宝宝健康的指标。再结合给宝宝进行简单而可行的体格检查，排除先天性畸形，重点是先天愚型、脑积水、脊柱裂、唇腭裂、心脏病、外生殖器畸形。

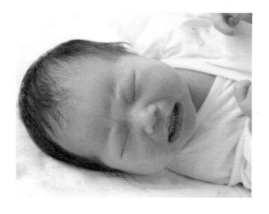

宝宝出生后医护人员通常会做的工作

宝宝出生后，首先，助产士要给他清理呼吸道，擦去口鼻中的黏液，再用吸管吸出呼吸道中的黏液，接着刺激宝宝哭，待宝宝大声啼哭后，处理脐带。做完这些事后，擦净宝宝身上的胎脂，在病历上打宝宝足底印及妈妈的拇指印，接着量宝宝的身长、体重，之后给宝宝系上标有宝宝性别、体重、出生时间、妈妈姓名和床号的手腕带，包好宝宝再系上标有同样标记的包被腰带。同时要对宝宝进行评分（Apgar评分），根据宝宝的呼吸、心率、肌张力、咽喉反射及皮肤颜色进行评分，以确定宝宝是否有窒息及窒息程度。之后医生给新生儿做首次体格检查。主要发现有无明显的先天畸形。评价婴儿一般情况，预计进一步的观察项目。首次检查以听诊心肺情况，观察肌肉张力和检查面部、口腔、肛门和四肢有否畸形为重点。然后包好，帮助新妈妈进行早期吸吮。

宝宝生活必需品

连衣裤2～3件

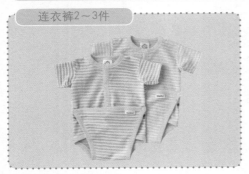

围兜、肚兜各3～5件

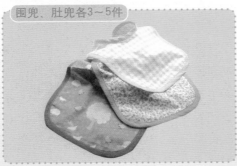

奶瓶3个

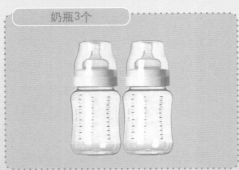

婴儿床1张

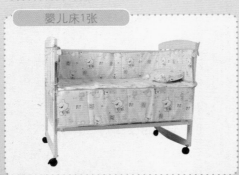

外套1～2件

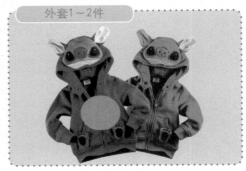

帽子1～2顶

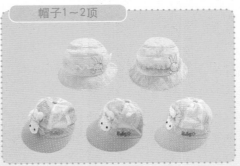

奶嘴3个

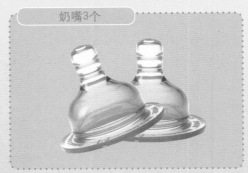

床褥2套

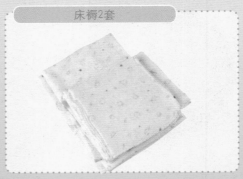

奶瓶刷

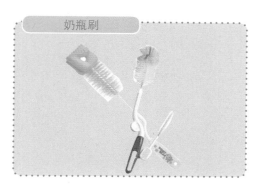

消毒锅

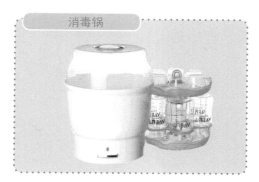

婴儿香皂

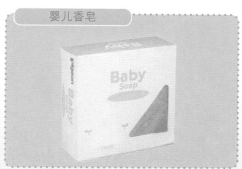

沐浴乳

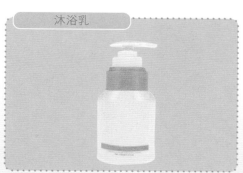

洗发精

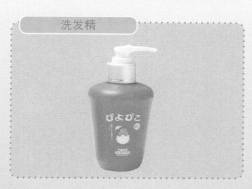

润肤霜

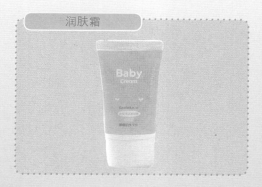

爽身粉

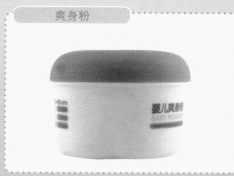

痱子粉

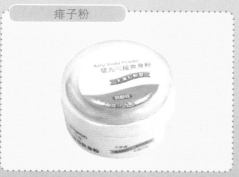

包被2～3条

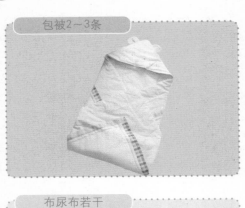

大浴巾2～3条

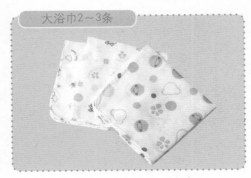

布尿布若干

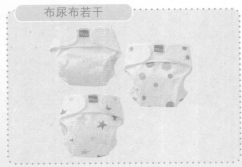

纸尿裤若干

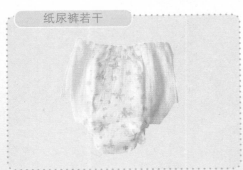

体温计1个

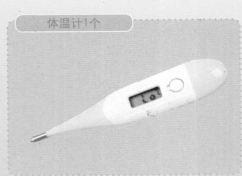

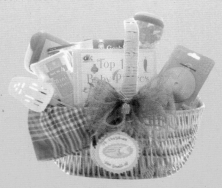

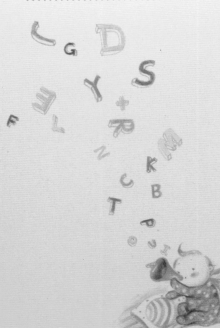

抱宝宝的方法

宝宝的降生，给年轻的妈妈、爸爸带来了无比喜悦，然而看着新生的小宝宝身体软绵绵的，不知怎么抱，无从下手。现在教你们几种抱宝宝的方法。

怀抱法：将宝宝的头部直接托起，放入肘窝处，这只手掌托住宝宝的外侧小屁股，另一只手掌托起内侧小屁股，将宝宝抱起即可，这种方法是最常用的抱法。

坐抱法：用一只手掌托住宝宝的头部，另一只手掌托起宝宝的小腿部，将宝宝的小屁股放在双腿上，使宝宝与妈妈面对面，上部身体与妈妈的腿部成一定角度，但不要太直立。

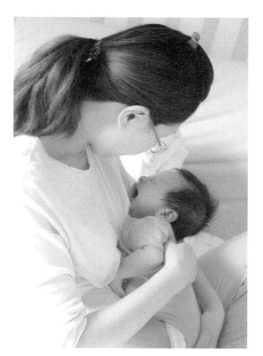

夹抱法：这种抱法用于洗头时。用一手掌托起宝宝的头部，另一只手掌托起宝宝的双腿；将宝宝夹在腋下，托住头部的这只手的肘部，可夹住宝宝的小屁股（借助髋关节的力量），另一只手为宝宝洗头或做其他护理。

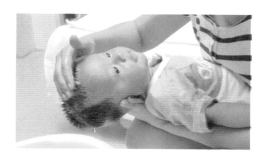

直抱法：用于吃奶后给宝宝排胃内的气体。双臂搂抱宝宝，一只手托起宝宝的头颈部，另一只手托住宝宝的小屁股，使宝宝直立，趴在你的肩上，然后由托头的手轻拍宝宝的背部。

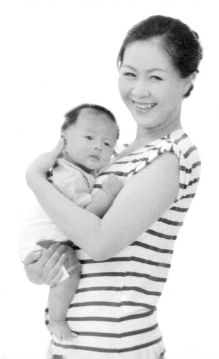

给宝宝换尿布的讲究

新生儿尿液浓缩程度低，所以排尿次数多，故要多准备点尿布，至少要准备15～20套，尿布要柔软，吸水性好、耐洗的棉布最好。最好用白布，因为容易看清宝宝大小便的颜色、性状等。现在市场上有一次性纸尿裤，固然既方便，又卫生，但价格高，又容易引起宝宝红臀，只适宜于旅行、外出或夜间短时用。

给宝宝换尿布要定时勤换，因宝宝皮肤较嫩，长时间受到尿或大便的刺激就会形成红臀，特别是刚出生后，一般2～3小时观察一次，因宝宝胎便往往在24小时内排出，故每次换尿布时要观察有无尿和胎便，此间换尿布均采用宝宝仰卧式换法。

在换尿布前将干净的尿布、尿布桶、泡在温水中的湿毛巾或纱布等准备好，有条件者准备护肤柔湿巾，以备更换尿布时使用。

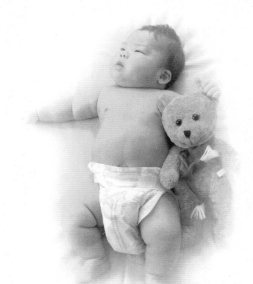

宝宝取仰卧姿势，取出尿布的前端（会阴部），观察有无尿、便，右手提起宝宝的双足，抽出尿布的后端（腰骶部），如有大便，先用尿布前端干燥部分自前向后擦去胎便，再用温水毛巾、纱布或护肤柔湿巾擦洗臀部，然后拿一块折叠好且预热的尿布一端放到宝宝腰骶部，放下宝宝腿，将尿布另一端放到宝宝下腹会阴部即可。

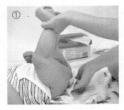
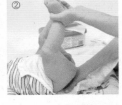
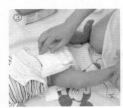
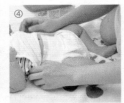
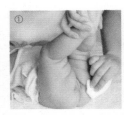
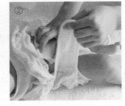
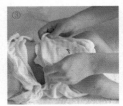
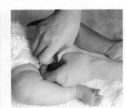

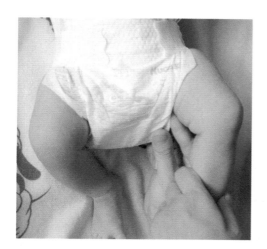

尿布用胯裆间宽大为宜，不要太宽，以免压迫宝宝的腿部或影响宝宝腿的运动。如果用一次性纸尿裤，胶带不要箍得太紧。在宝宝换尿布的过程前、中、后给宝宝抚触，亲吻宝宝，或与宝宝交谈，使宝宝感到亲切与愉快。

宝宝脐部有少量出血是否正常

宝宝脐带于出生1周后开始脱落，在脱落前可能脐部有少量出血或渗液，这都是正常的现象，只要出血不多，不必担心，每天给宝宝洗完澡后，用棉签蘸75％酒精擦干宝宝脐部，保持宝宝脐部干燥即可。如果出血量多，立即用无菌或干净纱布压住脐部，尽快到医院就诊处理；如果渗液偏多，可以在擦完酒精后洒一些脐带粉；如果脐周发红、渗液呈脓性时，除脐部护理外，应给予抗菌素。

新生儿要经常洗澡

新生儿皮肤较嫩，受到轻微的外力就可引起损伤，而其皮肤的防御功能不够完善，表面又经常有排出的皮脂、汗液、皮屑等和空气中的灰尘、细菌所污染，或护理不当会引起皮肤褶折处糜烂，均可引起继发细菌感染，且新生儿皮下富含血管，屏障作用又低，故一旦感染又易引起败血症。所以新生儿的皮肤护理非常重要。洗澡是新生儿皮肤护理中一个简单、方便、有效的方法，洗澡能清洁皮肤、维护皮肤的健康；温水澡能溶解皮脂、松弛皮肤、扩张皮肤毛细血管、促进代谢产物的排出。因此，新生儿应该经常洗澡。

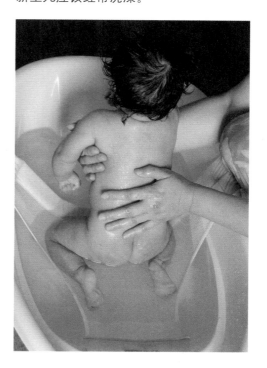

给新生儿洗澡的方法

新生儿出生后第二天就可开始洗澡，一般每天洗一次澡。夏天出生的新生儿，因出汗多，可多洗几次。洗澡前将水温、室温调节好，脱去新生儿衣服，轻轻放入澡盆水内，呈仰卧位，洗者用左手握住新生儿头部枕后，托出水面，用拇指和中指分别向前轻按住右、左侧耳屏使之盖住耳孔，以防水流入耳内，然后右手用柔软的毛巾洗头，洗干净后用毛巾擦干。接着依次清洗头颈、腋窝、肘弯、手心、前胸、腹部。最后洗腹股沟、大腿、腋窝皱褶处、脚等。洗完后，用左手前臂托住新生儿胸前，手掌托住新生儿右侧腋窝处固定，使之

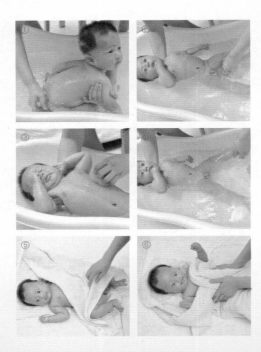

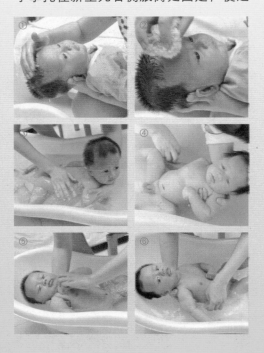

呈前倾的姿势，然后清洗背部及臀部和臀沟。全部洗完后再翻至仰卧位，左手托住头颈部，右手抓住脚踝部拎出水面，放至一块预先准备好的干燥的大毛巾毯上，并包起来轻轻擦干。在皮肤皱褶处扑上爽身粉保持局部干燥。如果脐残端未脱落者，用棉签蘸75%医用酒精清洁，以防脐部感染。用干棉签清理耳孔和耳屏内侧面。全部做完后，给新生儿穿上新衣服。

洗澡时应注意保持室温在26℃～28℃，水温在38℃～40℃；每次洗澡的时间安排在喂奶前1～2小时，以免引起吐奶；选用的肥皂要对皮肤刺激小的婴儿专用肥皂。

婴儿游泳的好处

婴儿游泳是根据最新的理论开展的一项对婴儿早期保健活动，是指在出生12个月内的婴儿在专用安全保护措施下，由经过专门培训的人员操作和看护下进行的一项特定的、阶段性的人类水中早期保健活动，分为有次序、有部位、有技巧的婴儿水中抚触、被动游泳操和自主泳动两部分。适用于：(1) 足月正常分娩的剖宫产儿、顺产儿（出生当天至出生后12个月）；(2) 孕32～36周出生的早产儿、低体重儿。

宝宝游泳不仅好玩，对宝宝的生长发育也有好处。

宝宝出生后离开了妈妈，失去原来生存在羊水中的感觉，游泳可以帮助他感觉到回母体内的环境，从而消除"孤独"、"焦虑"、"恐惧"等不良情绪。

婴儿在生长发育中除"口部"的饥渴外，尚有肌肤、骨骼、关节、肌肉、情感等的"饥渴"，必须得到满足，现代婴儿游泳正满足了婴儿的这些需求。

通过以水为介质的皮肤接触及各个关节大幅度的自主活动和被动游泳操活动，同时可以温柔和自然地刺激婴儿的视、温、嗅、触觉，尤其是平衡觉的刺激与适应。

对婴儿特定部位皮肤、肢体、关节、骨骼进行主动和被动的活动与刺激，并间接地促进五脏六腑及各神经系统和发育。促进新生儿食物消化吸收，减弱应激反应，提高婴儿抗病能力。

既是使婴儿身心受到抚慰，引起全身（神经、内分泌、消化及免疫等系统）一系列的良性反应，从而促进婴儿身心的健康教育。促进婴儿正常睡眠节律的建立，减少不良睡眠习惯的形成，减少哭闹。另外，可能对宝宝早期的智力发育和情商的发育和提高有利。

需要到新生儿病房观察的宝宝

目前，我国产科广泛采用母乳喂养，宣传母婴同室，即妈妈跟宝宝24小时生活在一起，但总有一些宝宝因为医学原因需要暂时和妈妈分开，主要有以下几类宝宝需在新生儿室观察：

早产，胎龄＜37周；低体重儿或巨大儿，体重＜2500克，或＞4500克；患糖尿病、甲亢等内分泌疾病妈妈所生的宝宝；宝宝出生时有轻度及重度窒息；出现新生儿黄疸偏重的宝宝；有肺炎、呕吐综合征的宝宝。

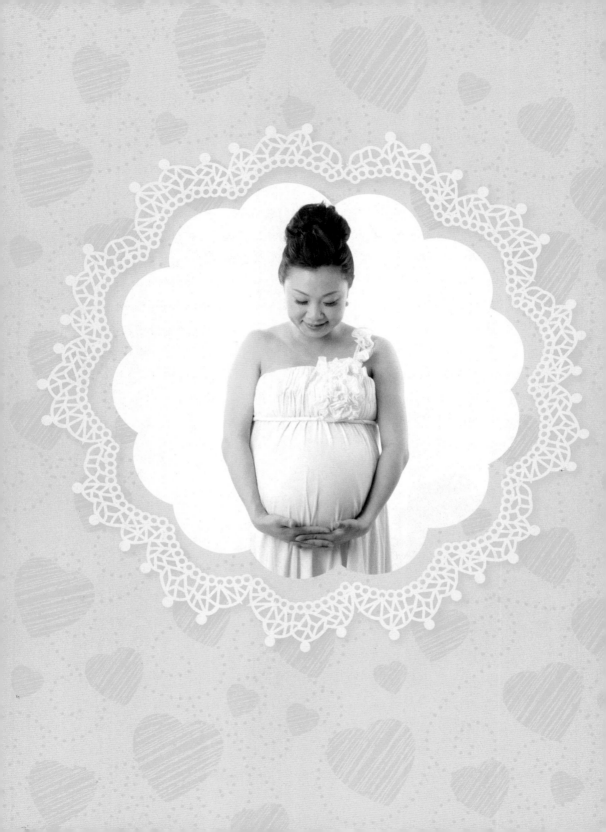